JN119386

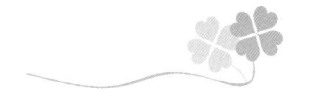

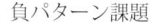

負パターン課題

11 Hz
10 Hz
9 Hz
8 Hz
7 Hz
6 Hz

周波数

単純弁別課題

11 Hz
10 Hz
9 Hz
8 Hz
7 Hz
6 Hz

1.2

1.1

1.0

0.9

−1,000　0　1,000　2,000　3,000　4,000　5,000　6,000　7,000　8,000　9,000　10,000

時間（ミリ秒）

第 4 章図 7　ウェーブレット解析の例（Sakimoto et al., 2013 より作成）

（注）　ラットの海馬から測定した深部脳波の時間的変動を示したもの。横軸は時間軸で 0 の時点で刺激が提示されている。上は負パターン課題（negative patterning task）のときのもので，下は単純弁別課題（simple discrimination task）のもの。負パターン課題のときに海馬 θ 波（hippocampal theta）の帯域である 6 〜 12 Hz のパワーが増大していることが視覚的に見て取れる。

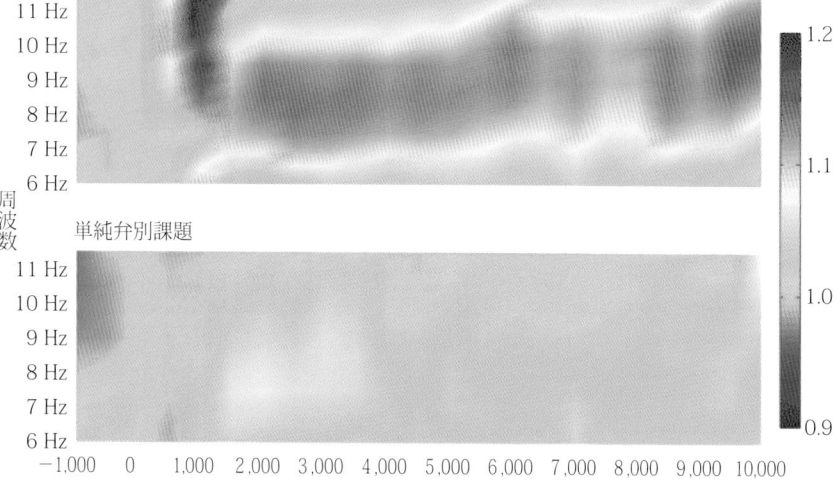

第 11 章図 4　修正ストループ検査

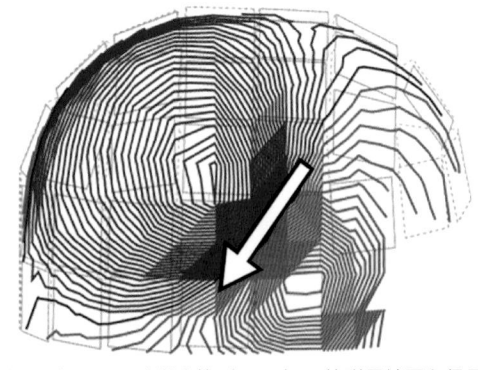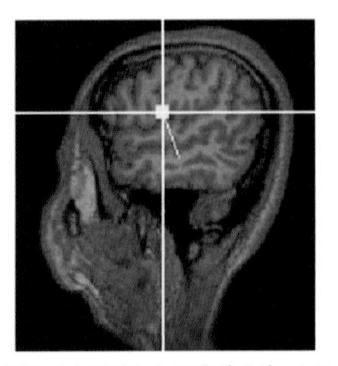

第 15 章図 16　聴覚応答（N1 m）の等磁界線図と信号源推定により計算した電流ダイポールを
個人の MRI に重ね合わせた図

公認心理師の基礎と実践 **10**

野島一彦・繁桝算男 監修

神経・生理心理学

梅田　聡 編

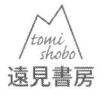

遠見書房

巻頭言

心理学・臨床心理学を学ぶすべての方へ

　公認心理師法が 2015 年 9 月に公布され，2017 年 9 月に施行されました。そして，本年度より経過措置による国家資格試験が始まります。同時に，公認心理師の養成カリキュラムが新大学 1 年生から始まります。

　現代日本には，3 万人を割ったとは言えまだまだ高止まりの自殺，過労死，うつ病の増加，メンタルヘルス不調，ひきこもり，虐待，家庭内暴力，犯罪被害者・加害者への対応，認知症，学校における不登校，いじめ，発達障害，学級崩壊などの諸問題の複雑化，被災者への対応，人間関係の希薄化など，さまざまな問題が存在しております。それらの問題の解決のために，私たち心理学・臨床心理学に携わる者に対する社会的な期待と要請はますます強まっています。また，心理学・臨床心理学はそのような負の状況を改善するだけではなく，より健康な心と体を作るため，よりよい家庭や職場を作るため，あるいは，より公正な社会を作るため，ますます必要とされる時代になっています。

　こうした社会状況に鑑み，心理学・臨床心理学に関する専門的知識および技術をもって，国民の心の健康の保持増進に寄与する心理専門職の国家資格化がスタートします。この公認心理師の養成は喫緊の非常に大きな課題です。

　そこで，私たち監修者は，ここに『公認心理師の基礎と実践』という名を冠したテキストのシリーズを刊行し，公認心理師を育てる一助にしたいと念願しました。

　このシリーズは，大学（学部）における公認心理師養成に必要な 25 科目のうち，「心理演習」，「心理実習」を除く 23 科目に対応した 23 巻からなります。私たち心理学者・心理臨床家たちが長年にわたり蓄えた知識と経験を，新しい時代を作るであろう人々に伝えることは使命であると考えます。そのエッセンスがこのシリーズに凝縮しています。

　このシリーズを通して，読者の皆さんが，公認心理師に必要な知識と技術を学び，国民の心の健康の保持増進に貢献していかれるよう強く願っています。

　2018 年 3 月吉日

　　　　　　　　　　　　　　監修者　野島一彦・繁桝算男

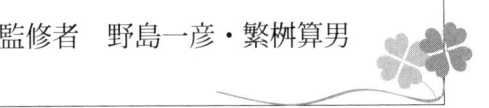

■ はじめに

　本書は，公認心理師カリキュラムにおける「神経・生理心理学」に対応させた内容を網羅している。この領域は，心理学の下位分野の中でも，学問としての発展が著しい領域であり，網羅すべき内容も幅広く，ボリューム感のあるテキストになっている。

　神経心理学と生理心理学は，歴史的にも異なった背景で発展を遂げてきた学問である。神経心理学は，脳損傷による心理・行動的な影響に焦点を当てる学問領域であり，必然的に患者を対象とした研究が多く，おもに医学分野で発展を遂げてきた。一方，生理心理学は，健常者や動物を対象として，中枢神経や自律神経の機能が心理や行動にどのような影響を及ぼすかに焦点を当てる学問領域である。そのため，さまざまな生理学的測定法を用いる点が特徴であり，おもに心理学・生理学・神経科学の分野で発展してきた。このような背景の違いがあるため，この2つの学問は比較的独立しており，対象とする「心の現象」が類似しているにもかかわらず，融合的な観点から議論されることは限定的であった。しかし，近年になり，この2つの学問は急速に距離感が狭まり，非常に有意義な議論が展開されつつある。その一方で明らかになってきたのは，それぞれの領域の基礎知識を十分に身につけておく必要があるということである。そうはいっても，両学問領域はそれぞれ習得すべき基礎知識の幅も広いため，初学者向けのテキストが出版されたとしても，単独の書籍になる場合がほとんどである。この度，公認心理師のカリキュラムの制約もあり，「神経・生理心理学」という枠組みで，その集大成を融合的，かつコンパクトにまとめられたのは，統合的な視点から基礎知識を身につけるという意味では，非常によい機会であったと考えている。

　本書は，それぞれの専門分野において高名な先生方に執筆を依頼し，非常にレベルの高い内容となっている。いずれの章も俯瞰的な観点から慎重に吟味されたうえで重要なトピックが選択されており，簡潔にまとめられていると同時に，豊かな内容を含んでいる。全体を見通すと，公認心理師養成のためのテキストとしての位置づけにとどまらず，当該領域の専門書の内容をも兼ね備えた書籍に仕上がっている。まず，本書の第1章から第4章では，脳や神経システムの基礎的な知識をカバーし，2つの学問の方法論についてまとめられている。それに続く，第5章から第11章までは，各論として，各心理的側面の障害と評価方法についてわかりやすく述べられている。取り上げた側面は，視覚・聴覚，体性感覚と運

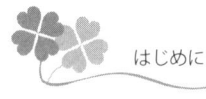

動，言語，情動，記憶，注意，遂行機能である。続く第 12 章では，これらの領域にまたがる神経疾患のタイプと障害について，第 13 章では，上記の障害を対象とした認知リハビリテーションの方法論について触れられている。第 14 章と第 15 章では，脳波および脳機能画像法（MRI, NIRS, PET, MEG）の方法論と当該領域における活用方法などについて，コンパクトにまとめられている。最後に，第 16 章では，自律神経のメカニズムと測定法，および第 17 章では，睡眠の生理学的機構について，その基礎的な知識が網羅されている。

　公認心理師の試験対策としては，関連情報を正確に覚えることが必要であり，その意味では，本書は範囲も広く内容も多いために，学習に時間を要する可能性は高い。しかしながら，本書の編集においてこだわった点は，試験対策としての勉学にとどまらず，それをきっかけとして，学問そのものに興味をもっていただきたかった点にある。公認心理師が活躍する臨床の現場では，臨床的なアセスメントや心理療法の技法に加え，精神疾患や神経疾患に関する基礎知識や，その背景にある神経科学的な理解が必要とされ，それに基づく対処方法の考案が求められる。そのような実践的かつ柔軟な対応には，臨床的な演習のみならず，十分な基礎知識を身につけておくことが必要不可欠である。本書がその手段として，少しでも役立てられるならば，編集者冥利に尽きる。最後に，ご多忙ななか，本書の執筆をお引き受けいただいた著者の先生方に深く感謝申し上げたい。

　2020 年 12 月

梅田　聡

■目　　次

公認心理師の基礎と実践

第 10 巻　神経・生理心理学

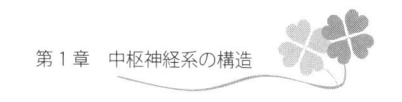

第1章

中枢神経系の構造

小嶋祥三

❛━ *Keywords*　大脳，間脳，中脳，橋，延髄，小脳，脊髄，前頭葉，頭頂葉，側頭葉，後頭葉，大脳辺縁系，大脳基底核

　中枢神経系は脳と脊髄よりなる。脳は前脳（大脳，間脳），中脳，菱脳（橋，小脳，延髄）に分けられる。一般に，中脳，橋，延髄を脳幹と呼ぶが，間脳（視床，視床下部）を含めることもある（図1）。

　脳の領域の呼び方に背側（上）-腹側（下），吻側（前）-尾側（後），内側（正中線に近い）-外側（正中線から遠い）がある。

I　大　　　脳

1．大脳皮質の大区分と機能

　ヒトの大脳の表面（大脳皮質）は溝，溝と溝の間の回よりなる。左右の脳半球の境（正中線）にある大脳縦裂は最大の脳溝である。その他に外側溝（シルヴィ

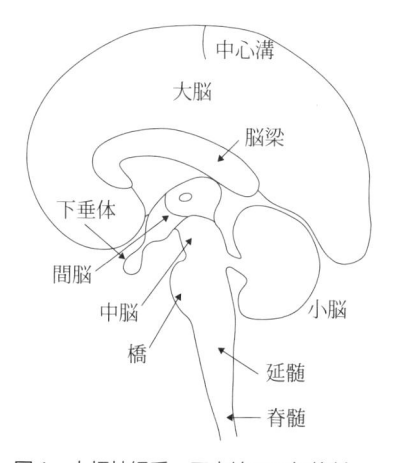

図1　中枢神経系。正中線での矢状断

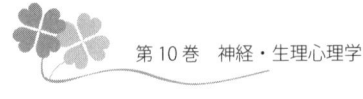

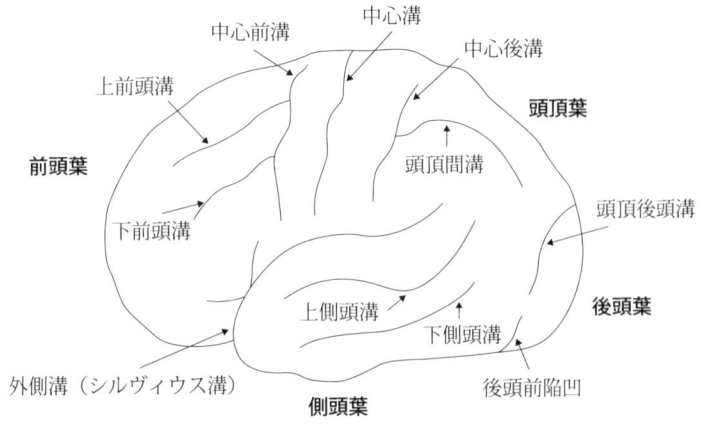

図2　大脳皮質を大きく4つに区分する溝と各領域における主要な溝

ウス溝），中心溝など次に述べる脳の区分に重要な溝がある。

　大脳皮質は大きく前頭葉，頭頂葉，側頭葉，後頭葉に分けられる。前頭葉と頭頂葉は中心溝によって分けられ，前頭葉，頭頂葉と側頭葉は外側溝によって分けられる。頭頂葉と後頭葉は頭頂後頭溝，側頭葉と後頭葉は後頭前陥凹によって分けられる。

　これら4つの領域の構造と機能を主要な溝，回に絡めて説明する（図2）。

①前頭葉

　中心溝の前にある領域を前頭葉という。中心溝と中心前溝の間が中心前回で，一次運動野がある。一次運動野には巨大なベッツ細胞があり，その軸索は皮質脊髄路（錐体路）を下行し，脊髄の運動ニューロンとシナプスし，筋を収縮させる。一次運動野には体部位が再現されている。下肢は内側部の大脳縦列の中にある。体幹部から上腕，そして広い手指の領域が下方に続く。また，その下方には顔，唇や舌など食物摂取や発声に関係する広い領域がある。

　一次運動野の前方には運動前野，補足運動野などの高次運動野がある。運動前野は外側面に，補足運動野は内側面にある。高次運動野は運動のプランニング，順序立て，開始，両手の運動の協調などに関係する。サルの研究では，運動前野は外部刺激に基づいて運動を行う場合に，補足運動野は自己のペースで，あるいは記憶に基づいて運動を行う場合に活性化するニューロンがある。なお，高次運動野の前方背側部に前頭眼野がある。高次運動野は次に述べる前頭前野からの影響を受ける。

　これらの高次運動野の前方に前頭連合野（前頭前野）がある。前頭前野には前後方向に走る上前頭溝と下前頭溝があり，3つの回，上前頭回，中前頭回，下前頭回に分けられる。ワーキングメモリ，注意，記憶など多くの認知制御（実行）機能に関わるのは背外側前頭前野で，おもに中，上前頭回の機能である。言語の生成に関係するブローカ（Broca）野は一次運動野の口の領域の前方，下前頭回の後部にある。

　前頭葉の内側部や底部，眼窩前頭皮質，腹内側前頭前野，前部帯状回は後述の大脳辺縁系，大脳基底核との関係が深く，情動や報酬などの調節を行う。眼窩前頭皮質は線条体と密接に連絡し，報酬，外部環境と報酬の関係などの認知に関わる。腹内側前頭前野はとくに情動の中心的組織である扁桃核との関係が問題になる。情動の制御やその失敗はこの2領域の関係から理解される。すなわち，腹内側前頭前野の機能が低下し，扁桃核を制御できなくなる場合，扁桃核の活性が強すぎて，腹内側前頭前野の制御が効かなくなる場合，などが考えられている。前部帯状回は行動のモニター，葛藤，注意，運動などいろいろな機能に関係する。前頭から頭頂部に続く内側面は，自己，他者の刺激の処理に関係する。

②頭頂葉

　中心溝と中心後溝の間を中心後回といい，一次体性感覚野がある。ここでも体部位の再現が見られる。二次体性感覚野は外側溝の中，頭頂弁蓋部にある。中心後回の後方には頭頂連合野があり，頭頂間溝により上頭頂小葉と下頭頂小葉に分けられる。上頭頂小葉には後述のブロードマン（Brodmann）の5野，7野があり，下頭頂小葉には前方に縁上回，後方に角回がある。頭頂連合野は前頭連合野とともに，認知制御機能をもつ（前頭−頭頂制御系）。

　頭頂連合野は前方の体性感覚野からの体性感覚情報，後方の後頭葉からの視覚情報，下方の側頭葉からの聴覚情報を受ける。体性感覚情報は視覚情報とともに，身体像や自己と環境の関係の理解などで重要な役割を果たす。視覚については後述する脳内視覚系の背側系の空間視，運動視の情報を受け，視覚のこの側面の高次視覚情報処理に関係する。さらに，前頭連合野とともに注意などの認知制御機能に関係する。聴覚情報では外側溝の上にある角回，縁上回が音声・言語情報の処理に関係する。

　頭頂連合野は運動機能にも関係する。運動前野と密に連絡し，体性感覚，視覚情報を利用した運動協応に関係する。縁上回はミラー・ニューロン・システムの一部であり，自他の運動の理解に関係し，また，角回は他者の運動の理解や運動

の意思に関係する。また，頭頂葉の内側面は，前頭葉の内側面とともに，後部帯状回，後膨大部皮質，楔前部など，自己や他者（社会）の機能に関係する。

③側頭葉

　側頭葉には前後方向に走る 2 本の溝，上側頭溝，下側頭溝がある。外側溝と上側頭溝の間が上側頭回，上側頭溝と下側頭溝の間が中側頭回，下側頭溝より下を下側頭回という。このほか，側頭葉の先端部を側頭極と呼ぶ。

　一次聴覚野は側頭葉，外側溝の中の横回にあるので，外からは見えない。一次聴覚野では音の周波数の再現が見られる。動物のような侵襲的な実験はできないので，fMRI，脳磁図 MEG のおおまかな研究では，低い周波数は一次聴覚野の前方，高い周波数は後方で受容されている。一次聴覚野の周辺には高次の聴覚野があり，複雑な音の処理に関係する。言語の受容に関係するウェルニッケ（Wernicke）野は聴覚野の外側，後方にあり，皮質表面に出ている。上側頭溝の中央部には上側頭回，中側頭回にまたがり，音声言語を受容する聴覚的語形領域がある。

　上側頭溝の後方部は顔の表情などを含む社会的な刺激に応答する。とくに，頭頂葉との隣接部は側頭頭頂接合部と呼ばれ，「心の理論」に関係する社会脳の重要な領域である。

　側頭葉の下部および底部は後頭葉の一次視覚野から前方に続く高次の視覚領野で，形や色の情報を受ける腹側系に属する。後頭葉の一次視覚野のニューロンは刺激の傾きなど要素に反応するが，前方に行くに従って，全体的なまとまり（たとえば，側頭葉底部の紡錘状回では顔）に反応する。

④後頭葉

　後頭葉の最後部，鳥距溝の上下に一次視覚野があり，網膜が再現されている。視野でいうと，左視野は右一次視覚野，右視野は左一次視覚野に，上視野は鳥距溝の下部，下視野は鳥距溝の上部に，中心視野は鳥距溝の後方で脳表面近く，周辺視野は鳥距溝の前方の内部に再現されている。一次視覚野に続き高次の視覚野が二次，三次 /VP 野，四次，五次視覚野がある。すでに述べたように，運動視，空間視に関わる背側系が一次，二次，三次，五次視覚野から頭頂葉に向かい，形態視，色彩視に関わる腹側系が一次，二次視覚野，VP 野，四次視覚野から下側頭葉に向かい，高次の視覚情報処理が実現されている（図 3）。

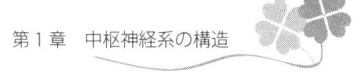

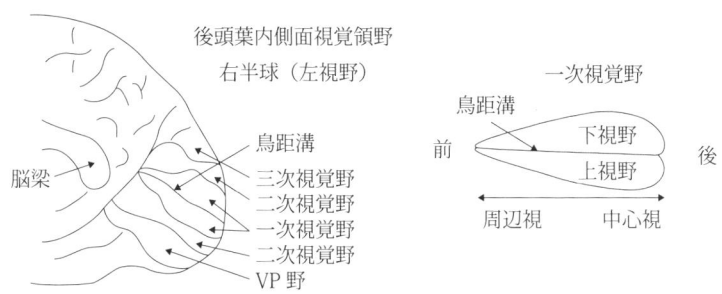

図3　後頭葉の初期視覚領野（左）と一次視覚野の網膜再現（右）

図4　ブロードマンの脳区分。外側面（左）と内側面（右）

2．大脳皮質の細胞構築とブロードマンの脳区分

　大脳皮質ではニューロンが集まる灰白質が皮質表面にあり，神経線維が通っている白質がその下にある。

　また，大脳皮質の灰白質は一般に6層構造をもつが，層は異なる機能を担っている。神経細胞の分布は層によって異なり，それは脳の領域によって異なる。この細胞構築の違いに基づく脳の区分がある。ブロードマンの領域番号（BA）が脳画像研究等ではしばしば使われる。BA 4（ブロードマンの4野）は一次運動野，BA 3，1，2（3，1，2野）は一次体性感覚野，角回，縁上回はそれぞれ BA 39，BA 40（39野，40野）である。BA 41，42（41，42野）は一次聴覚野，BA 17（17野）は一次視覚野，左半球の BA 44（44野）はブローカ野のある領域，左半球の BA 22（22野）はウェルニッケ野のある領域である。ただ，ブロードマンの領域と回が完全に重なるわけではないことには注意する必要がある。このように，一次運動野は中心前回にあるが，そこは4野とも呼ばれている（図4）。

　なお，層構造により，新（等）皮質（前頭葉，頭頂葉，側頭葉，後頭葉），中間皮質（帯状回，海馬傍回，島皮質，眼窩前頭皮質など），不等皮質（海馬体，梨状葉など）に分けられる。系統発生的には新（等）皮質が新しく，発生の過程で少なくも一度は 6 層の構造をもつ。中間皮質の眼窩前頭皮質は 5 層と 6 層が混在している。系統発生的に古い不等皮質の海馬体では，歯状回は 3 層，海馬は 4，5 層である。

3．大脳辺縁系と大脳基底核

①大脳辺縁系

　皮質下の領域には大脳辺縁系や大脳基底核がある。大脳辺縁系は大脳の中間皮質，不等皮質，間脳の一部組織よりなり，機能的な概念である。大脳辺縁系はパペッツ（Papez）の回路，ヤコブレフ（Yakovlev）の回路を構成する組織よりなる。パペッツの回路は海馬体→乳頭体→視床前核→帯状回→海馬体により構成され，一方，ヤコブレフの回路は側頭葉前部→扁桃体→視床背内側核→眼窩前頭皮質→鉤状回→側頭葉前部により構成されている。このほかに視床下部，中脳の一部が辺縁系に含まれる。パペッツの回路は当初は情動に関係する回路と考えられていたが，記憶との関係が強いことがわかっている。ヤコブレフの回路は情動が関係する回路である。

　両回路でとくに重要なのは海馬体と扁桃体である。海馬体が記憶に関係することに関しては，この領域の切除により新しいエピソード記憶を作ることができなくなった H. M. 氏の有名な症例がある。海馬体は歯状回，海馬，海馬台，嗅内皮質よりなるが，周辺の内側側頭葉の組織，海馬傍皮質，周嗅皮質とともにエピソード記憶の記銘に重要な役割を演じる。エピソード記憶を構成するさまざまな刺激は海馬傍皮質（where），周嗅皮質（what）から嗅内皮質に入り，歯状回，海馬へ向かう。海馬でさまざまな刺激が統合（bind）され，記憶が形成される。そして，海馬台から嗅内皮質を経て，感覚関連領野へ転送される（図 5 左）。

　扁桃体の損傷により情動にさまざまな問題が出る。情動的な刺激は感覚受容器から視床に向かう。この情報は分析がなされていない大雑把なものである。視床から扁桃体の外側核にこの情報が送られ，基底核群を経て中心核に送られる。中心核からの出力は分界条などを経て視床下部へ送られ，骨格筋反応，自律反応，内分泌反応を引き起こす。これにより，素早い緊急的な応答が可能になる。また，この情報は視床から感覚野，連合野へ送られ，対象が分析される。そして内側側頭葉の記憶系で照合され，その刺激についての情動判断が行われる。これらの分

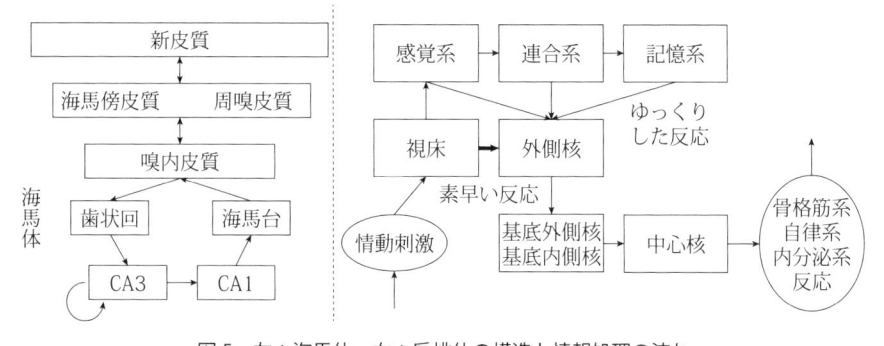

図 5　左：海馬体，右：扁桃体の構造と情報処理の流れ

析結果はやはり外側核を経て，基底核，中心核に行き，速度は遅いものの，適切で，適応的な情動反応を生じさせる（図 5 右）。

②大脳基底核

　大脳基底核は大脳，間脳，中脳にまたがる領域である。線条体，淡蒼球，扁桃体（大脳），視床下核（間脳），黒質（中脳）などにより構成されている。この中で扁桃体は機能的に大脳辺縁系の主要な組織と考えられている。線条体には尾状核，被殻（背側線条体），側坐核（腹側線条体）があるが，淡蒼球とともに，視床下核，黒質と強い結びつきがあり，運動の制御や報酬，動機づけ，学習に関係する。

　入力部の線条体（尾状核，被殻），出力部（淡蒼球内節，黒質網様部），両者の間にある介在部（淡蒼球外節，視床下核），それに調整部（黒質緻密部）がある。大脳皮質からの情報は入力部が受けるが，それは介在部を介して出力部へ伝えられる。出力部からは脳幹へ行き，運動の制御に関係する。一方，出力部の一部は視床を介して大脳皮質に戻り，運動の調節に関与する（図 6）。

　大脳基底核の出力は抑制性である。この出力部に対して入力部から直接的に脱抑制的な影響を与える系と，介在部を介して間接的に抑制をさらに強める抑制強化の系がある。出力対象に対して，それぞれアクセルとブレーキとの役割を果たしている。黒質緻密部のドーパミン細胞の調節系は直接系には D1 レセプターを介して促進的に，間接系には D2 レセプターを介して抑制的に働く傾向がある。出力部のニューロンの自発活動は一般に高く，つねに抑制しているのが基本である。脱抑制でその抑制が外れ，運動が出現する。

　大脳基底核の障害では運動の亢進と低下が起こる。パーキンソン病は黒質緻密

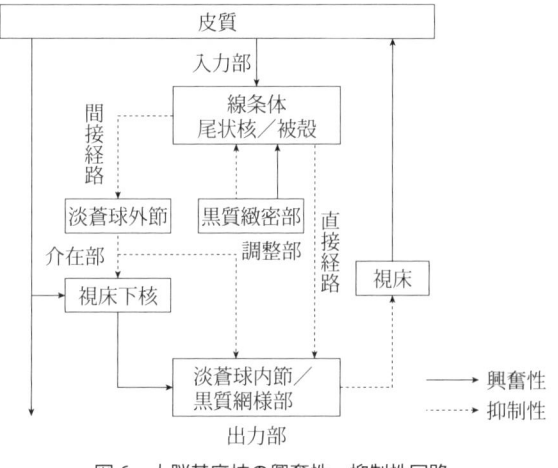

図6　大脳基底核の興奮性，抑制性回路

部のニューロンの変性で，線条体のドーパミンが減少することによって生じる。運動の低下がおもな症状である。一方，運動の亢進ではダンスを行うような行動が見られるハンチントン舞踏病があり，線条体のニューロンの変性で生じる。

■ II　間脳（視床，視床下部など）

間脳は視床，視床上部（松果体，手綱核など），視床下部，視床腹部（視床下核）よりなる。

1．視　　床

視床は脳の領域間を結ぶ中継的な機能をもっている。視床の核は大きく特殊投射系と非特殊投射系に分かれる。前者の一次上行性中継系では，視覚では外側膝状体が網膜からの情報を一次視覚野へ送り，聴覚では内側膝状体が聴覚情報を一次聴覚野へ中継する。体性感覚に関しては，後腹側核群が一次体性感覚野へ情報を送る。二次上行性中継系では，運動機能に関して，外側，前，内側の腹側核が小脳，大脳基底核からの情報を皮質の運動関連領野へ中継する。また，視床下部，大脳辺縁系と関係する前核がある。このほかに，連合系の核としては頭頂葉，視覚皮質と連絡があり，視覚的注意に関係する枕核，前頭前野や大脳辺縁系と関係する背内側核などがある。非特殊投射系は機能的に脳幹網様体の延長と考えられ，正中線核，髄板内核，網様核などからなる。

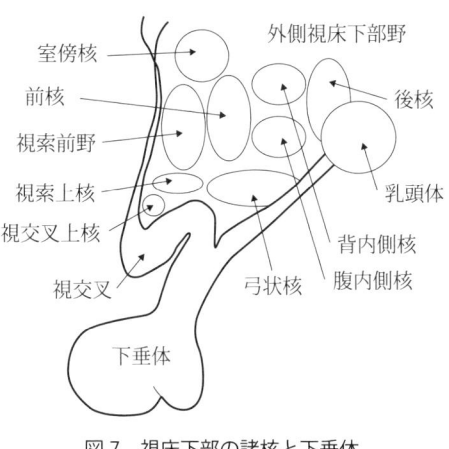

図7 視床下部の諸核と下垂体

２．視床下部

　視床下部は視床の下にある。その下にある下垂体とも連絡し，自律神経，内分泌制御の中枢である。睡眠，覚醒，体温維持，摂食，摂水，性行動，情動など，個体と種の維持に必要な中枢がある。

　前方部から核とおもな機能について述べる。視索前野は下垂体前葉から分泌される黄体形成ホルモン，卵胞刺激ホルモンを制御する性腺刺激ホルモン放出ホルモンを分泌する。性行動，体温調節にも関係する。視交叉上核は睡眠，覚醒などの日周期活動に関係する。室傍核は下垂体前葉のストレスに関連する副腎皮質刺激ホルモンの分泌を制御する副腎皮質刺激ホルモン放出ホルモンを分泌する。また，愛情ホルモンと呼ばれ，性行動や分娩，乳腺に関係するオキシトシンを産生し，下垂体後葉に送る。前核は臓器の活性化や新陳代謝に関係する甲状腺刺激ホルモンを制御する甲状腺刺激ホルモン放出ホルモンを分泌する。視索上核は体内の水分を調節する抗利尿ホルモンであるバソプレッシンを産生し，下垂体後葉へ送る。弓状核は下垂体前葉の成長ホルモンの分泌を制御する成長ホルモン放出ホルモンを分泌する。また，弓状核は摂食の促進，抑制に関わる。腹内側核には飽食中枢があり，損傷により過食が起こる。背内側核，外側視床下部野には摂食中枢があると考えられ，電気刺激で摂食行動が起こる。飽食中枢と摂食中枢は拮抗的な関係にある。これらの領域は恐れ，怒りなど情動にも関係する。後核は体温調節などに関係する。乳頭体はパペッツの回路の構成要素であり，記憶などに関係する。

なお，視床下部は大脳辺縁系と共同して，個体，種の維持行動，内分泌制御を適応的に行うと考えられている（図7）。

■ Ⅲ　中脳，橋，延髄

中脳，橋，延髄は前脳と脊髄を結ぶ領域である。前脳から下行する線維，抹消と脊髄から上行する線維が走り，それらの中継核もある。これらの領域は覚醒，睡眠，呼吸，心臓調節，血管運動，咀嚼，嚥下，嘔吐など基本的な生命維持の中枢がある。

1．中　　脳

中脳は上部から中脳蓋，被蓋，大脳脚に分けられる。また，中心部には中脳水道があり，第3脳室と第4脳室を結んでいる。その周囲に中心灰白質がある。

中脳蓋には上丘，下丘があり，それぞれ視覚，聴覚情報を受ける。視覚情報は上丘から外側膝状体へ向かう。聴覚情報は下丘から内側膝状体へ向かう。被蓋には内側毛帯があり，体性感覚情報が上行し，視床の後腹側核群に向かう。また，被蓋には運動機能に関係する赤核がある。また，神経伝達物質ドーパミン作動性ニューロンが黒質緻密部，腹側被蓋野にあり，線状体や前頭前野に投射する。運動や動機づけ，報酬，したがって学習との関係が注目されている。中脳から（吻側部），橋，延髄に（尾側部）分布する縫線核群にはセロトニン・ニューロンがあり，大脳皮質に広く投射する。吻側部は睡眠・覚醒，注意やストレスに関係する。脳から直接出る末梢神経である脳神経は 12 対あるが，嗅神経，視神経を除いて，中脳，橋，延髄から出ている。中脳からは眼球運動に関係する動眼神経，滑車神経が出ており，その核がある。大脳脚には錐体路（皮質脊髄路）などの線維が通っている（図8）。

2．橋と延髄

橋とそれに続く延髄は第4脳室の下部にあり，上行，下行する多くの線維の通路になる。中脳の大脳脚に続いて，橋，延髄の腹側部を錐体路が下行する。錐体路は延髄で交差する（錐体交叉）。それゆえ，右手は左半球の運動野が制御する。運動関連の赤核脊髄路も下行する。橋小脳路が大脳と小脳を連絡する。上行する脊髄視床路，内側毛帯，外側毛帯などがある。橋には上オリーブ複合体があり，おもに対側の蝸牛神経核からの聴覚情報を外側毛帯を介して下丘に伝える。体性

	感覚（入力）	運動（出力）
Ⅰ．嗅神経	嗅覚	
Ⅱ．視神経	視覚	
Ⅲ．動眼神経		眼球運動，瞳孔縮小
Ⅳ．滑車神経		眼球運動
Ⅴ．三叉神経	顔面感覚	咀嚼運動
Ⅵ．外転神経		眼球運動
Ⅶ．顔面神経	味覚	顔面運動，唾液分泌
Ⅷ．内耳神経	聴覚，平衡感覚	
Ⅸ．舌咽神経	味覚	嚥下運動，唾液分泌
Ⅹ．迷走神経	内臓感覚	嚥下運動，内臓運動
Ⅺ．副神経		頸部運動
Ⅻ．舌下神経		舌の運動

	脳神経	神経伝達物質
中脳	Ⅲ，Ⅳ	ドーパミン 黒質緻密部 腹側被蓋野
橋	Ⅴ，Ⅵ Ⅶ，Ⅷ	ノルアドレナリン 青斑核
延髄	Ⅸ，Ⅹ Ⅺ，Ⅻ	セロトニン 中脳から延髄に広がる縫線核群

図8　脳幹部の脳神経と伝達物質の核

感覚は延髄で神経を乗り換え交差し，内側毛帯を上行する。

　橋と延髄にある尾側の縫線核群のセロトニン・ニューロンは歩行，呼吸，咀嚼や嚥下など摂食行動に関係する。また，橋にはノルアドレナリン・ニューロンを含む青斑核があり，他の脳領域に広く投射する。覚醒，注意，ストレスなどに関係する。脳神経としては，橋からは三叉神経，外転神経，顔面神経が，また，橋から延髄にかけては内耳（蝸牛，前庭）神経が，延髄からは舌咽神経，迷走神経，副神経，舌下神経が出ており，その神経核がある。これらの脳神経は迷走神経を除き，顔面，頭部の感覚，運動機能と関係する。

Ⅳ　小　　脳

　小脳は運動の調節に関係すると考えられている。小脳はその構造の一様性と5種類の細胞，入出力の少なさ（入力は苔上線維，登上線維，出力はプルキンエ細胞の軸索）から詳細な研究が進められてきた（図9）。

　小脳は4つの領域に大別される。外側にある小脳半球，内側部にある小脳虫部，両者の間の中間部，それに片葉である。プルキンエ細胞の出力を受ける小脳核は小脳の内部にあり，この3つの領域に対応して外側核，内側核，中位核がある。内側核の出力は下降性で脊髄方向に向かうが，外側核，中位核の出力は赤核を介

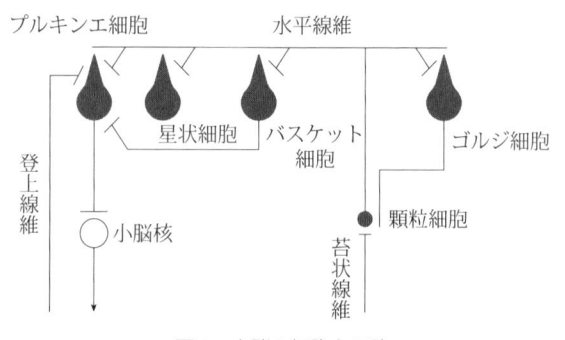

図9　小脳の細胞と回路

して下降するものと，視床を介して一次運動野や運動前野へと上行するものがある。

　小脳の機能は大雑把に片葉が眼球運動制御，虫部が体幹運動制御，中間部が末梢運動制御，外側の半球部が運動の開始，プラン，タイミングに関係すると考えられている。小脳はその構造の単純さから運動制御の工学的，計算論的なアプローチとの連携が図られ，前庭動眼反射の調節の研究などが発展した。

　小脳は運動の調節に関係する。その損傷により以下の症状が出る。運動の大きさを調節できない（推尺異常）。複数の筋の協調がとれない。系列的な動作が個別的になり，滑らかに行えない。運動の速度調節がうまくできない。運動が目標で停止せず，何度も修正する。ものをつかもうとするときに震えが起こり，上手につかめない。眼球運動，歩行，発話に特徴的な異常が生じる。指－鼻テストでこれらの症状のあるものが見られる。最近の脳画像研究は小脳が高次の認知機能にも関係することを示した。

■V　脊　　髄

　ヒトの脊髄は頚髄，胸髄，腰髄，仙髄，尾髄よりなり，31 の分節に分かれている。脊髄は H 字型をした灰白質を白質が取り囲んでいる。灰白質は前角，側角，後角，白質は前索，側索，後索よりなる。頭部より下の機能に関係する脊髄神経には運動性，感覚性のものがある。大脳皮質運動野などより錐体路を下行した軸索は前角にある運動ニューロンとシナプスし，運動ニューロンの軸索は前索，前根を通って，末梢の支配する筋に向かう。一方，末梢の感覚器からの情報は後根，後索，後角に達し，そこにある感覚ニューロンとシナプスし，感覚ニューロンの

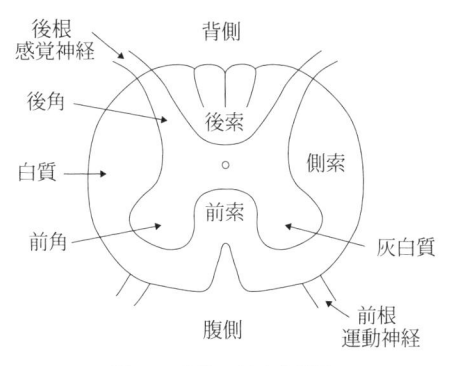

後根
感覚神経

背側

後角

後索

白質

側索

。

前索

前角

灰白質

腹側

前根
運動神経

図 10　脊髄の基本的構造

軸索は後索を上行し，内側毛帯となり視床に向かう。また一部は，脊髄内で交差して，対側の側索を上行し，脊髄視床路，脊髄毛帯となり視床に向かう（図 10）。

◆学習チェック
☐　大脳皮質の大区分とその主要な機能を理解した。
☐　ブロードマン 4 野（BA 4）と 17 野（BA 17）の領域名と機能を理解した。
☐　海馬と扁桃核の主要な機能を理解した。

より深めるための推薦図書
　Gazzaniga, M. S. et al.（2018）*Cognitive Neuroscience The Biology of the Mind*, 5th Edition. Norton.
　カールソン Carlson, N. R., 泰羅雅登・中村克樹監訳（2013）神経科学テキスト―脳と行動 第 4 版. 丸善出版.
　ブルーム Bloom, F. E. et al., 久保田競監訳（1987）脳の探検 上・下. 講談社.

第 2 章

神経システムの基礎

一谷幸男

Keywords　ニューロン，静止膜電位，イオンチャネル，活動電位，シナプス，神経伝達物質，神経伝達物質受容体

Ⅰ　神経系の細胞——ニューロンの構造

　神経系の役割は，外的・内的環境，つまり外界やみずからの身体の状況を把握し，それに働きかけることであり，そのための情報を伝えることである。したがって，神経系は情報を伝えるために適した構造と仕組みを有している。また，ヒトのような高度に進化・複雑化した動物では，環境の変化に対して自動的に反応するだけでなく，過去の経験を記憶し，それに基づいて判断し，行動することができる。これらを神経系が制御している。

　神経系の基本単位は，神経細胞またはニューロンと呼ばれる細胞である。感覚ニューロンは各種の感覚器官から環境の情報を集め，中枢神経系（脳と脊髄）に伝える。一方運動ニューロンは，筋の収縮による運動や腺の活動を制御する。その間に位置するのが介在ニューロンである。これらが回路を形成して，知覚，学習，記憶，言語，思考，判断，情動のような各種の心理機能を果たすことになる。この章では，まずニューロンの構造とニューロン内における情報の伝わり方（伝導）について説明し，次に 1 つのニューロンを越えて別のニューロンに情報が伝わる仕組み（伝達）を述べたあと，代表的な神経伝達物質と受容体を概観する。神経系の情報が伝わる仕組みは，伝導と伝達の繰り返しともいえる。

　ニューロンの基本的な構造を模式的に示すのが図 1 である。細胞体とそこから出る多数の突起から成る。細胞体は 1 つの核を有し，そこにはデオキシリボ核酸（DNA）があって遺伝子情報が書き込まれている。突起には 2 種類あり，樹状突起と呼ばれる多数の樹木状の突起は先端で細かく分岐し，表面には多くの棘（きょく）が並んでいる。その細胞における情報の受け手の部分，つまりアンテナに

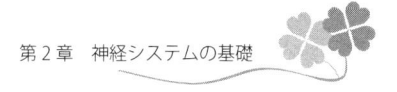

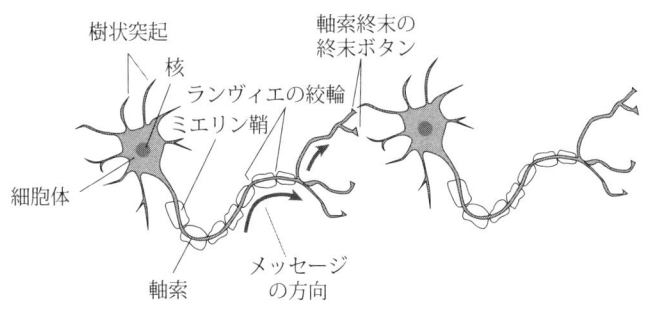

図1　ニューロンの構造を示す模式図（Nolen-Hoeksema et al., 2014 より作成）

（注）　矢印は神経インパルスの方向を示す。

相当する。また細長い軸索突起（またはたんに軸索）があり，細胞が興奮すると
その信号（活動電位，後述）が軸索を通じて一方向に伝わり，末端部にある軸索
終末（またはシナプス終末）へと向かう。軸索は1本であるが，途中で分岐する
こともあり（側枝という），末端で次のニューロンに近づく場所では細かく枝分か
れして，最後はボタン状に膨らむので終末ボタンと呼ばれる。それらは次のニュ
ーロンの突起や細胞体，あるいは筋，腺に近接して終わることになる。

　多くのニューロンの軸索の周りでは，ミエリン鞘と呼ばれる髄鞘が絶縁組織と
して軸索を被っている。しかし一定の間隔で髄鞘がなくなり，そのくびれをラン
ヴィエの絞輪という。髄鞘があることとそれが絞輪の部分で途切れることにより，
軸索を伝わる信号の速度が著しく増す。これを跳躍伝導という（後述）。このよう
な有髄線維に対して，ミエリン鞘を有しない軸索は無髄線維と呼ばれる。

　ニューロンの細胞体の大きさは，$5 \sim 50 \mu m$ 程度（$1 \mu m$ は $10^{-6} m$）であり，
肉眼では見えない。大脳皮質一次運動野の大型の細胞は，直径 $50 \mu m$ 近くもあ
り，脊髄へと軸索を伸ばす。ニューロンの軸索の長さは長短さまざまであり，人
体の中で一番長いものは1m以上にもなる。たとえば，脊髄の腰髄前角にある運
動ニューロンは，足のつま先（足指）部まで軸索を伸ばしている。ヒトの中枢神
経系では，いったん損傷されたニューロンの再生・増殖は生後は見られず，ニュ
ーロンの数は増えないというのが原則である。それゆえ，神経系の生後の発達は
主として，突起の伸張と髄鞘の形成に基づくものである。海馬歯状回など一部の
領域では，成人においても細胞新生が生じることが見出されたが，最近では海馬
の神経新生は出生後数年で急速に低下することも報告され，議論がなされている。

　情報を伝えるという機能においては主役は神経細胞であるが，神経系のもう1
つの構成要素としてグリア細胞（神経膠細胞とも）が存在し，いろいろな形で神

経細胞の働きを支える役割をしている。グリア細胞には数種類があり，機能も多岐にわたる。星状グリア（アストロサイト）は物理的にニューロンを支持し，栄養物質の供給，ニューロンと血管の間のやりとり，貪食作用を果たしている。ニューロンの活動にはエネルギーが必要であり，脳への血液供給が不可欠である。しかし血管に入った物質がすべて脳へ達するというのではなく，中枢神経系は血液－脳関門（略称 B.B.B.）という機構で保護されており，血液中の有害物質が脳へ侵入するのを防いでいる。これにも星状グリアが関わっている。ミクログリアは脳の損傷部位で増殖し，老廃物や毒物を除去するとともに，微生物の侵入に対し防御機能を果たす。さらに，中枢神経系では乏突起グリア（オリゴデンドロサイト）が，末梢神経系ではシュワン細胞がミエリン鞘形成を担っている。

II　ニューロン内の情報の伝わり方 ——神経インパルスの発生と伝導

1. 静止膜電位とは

　ニューロンは 1 つの細胞であり，細胞は脂質二重層でできた細胞膜により細胞外と隔てられている。ニューロンの内側と外側にきわめて細い電極を置くと，その間の電位差を測ることができる。これを膜電位という。ニューロンが活動していない状態では，内側が約 − 70 mV になっているが，これを「分極」した状態であるといい，その電位のことを静止膜電位と呼ぶ（図 2）。膜電位が静止膜電位よりプラス方向に変化するのを膜の興奮，マイナス方向に変化することを抑制という。興奮性の膜電位変化は，− 70 mV に分極した状態を元にして考えると，± 0 mV（電位差なしの状態）へと少し電位が近づくという意味で脱分極，抑制性の膜電位変化は分極がさらに進むことになるので過分極と呼ぶ。

　なぜ外側に比べて内側がマイナスの電位になるかは，負に荷電したタンパク質が細胞内に存在することが主たる理由であるが，細胞膜の内と外でイオンの分布を等しくしようとする力（濃度勾配による動き，つまり拡散の力）と，同じ符号の電荷をもった粒子は反発し，異なった符号の電荷をもった粒子は引き合う力（電気的勾配による動き，つまり静電圧の力）のバランスに基づいている。膜電位の変化を生じさせるのは，ニューロンの内外を行き来するナトリウムイオン（Na^+），カリウムイオン（K^+），カルシウムイオン（Ca^{2+}），塩素イオン（Cl^-）などである。ニューロンの膜の表面には選択的透過性をもつ，イオンチャネルという構造が埋め込まれており，膜は特定のイオンを通過させやすくなっている。静止状態

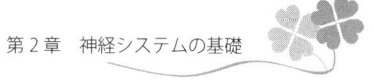

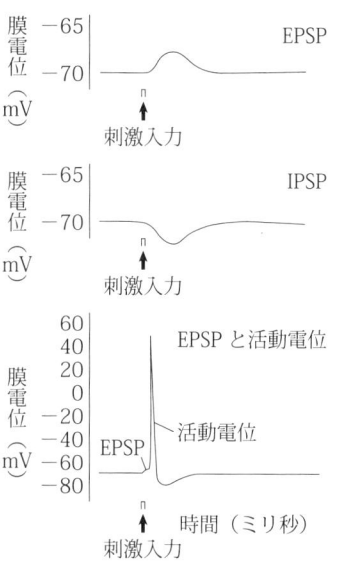

図 2　静止膜電位と活動電位の発生（Pinel, 2006 より作成）

（注）　静止膜電位（約 −70 mV）の状態に刺激入力があると，興奮性シナプス後電位（EPSP：
　　　上段），または抑制性シナプス後電位（IPSP：中段）が発生する。EPSP が閾値を超えると，
　　　一過性の急激な電位変化である活動電位（インパルス）が発生する（下段）。

ではナトリウムチャネルが閉じていてほとんど透過できず，K^+ はそれよりも透過性がはるかに高い。また Cl^- は，かなり自由に膜内外を行き来できる。

　もう 1 つ重要な働きをする構造があり，イオンポンプと呼ばれるものである。これによって別の力が働き，イオンの濃度勾配に逆らって膜を横切ってイオンを能動輸送することになる。それにはエネルギーが必要である。ナトリウム – カリウムポンプは，持続的に細胞の内側の Na^+ を外へ押し出し，外側の K^+ を内へと交換する。静止膜の状態ではナトリウムチャネルが閉じているので，膜の Na^+ に対する透過性は低く，ポンプは細胞内の Na^+ 濃度を効率的に低く保ち，K^+ 濃度を高く保つことができる。このようにして，静止状態では，Na^+ や Cl^- は細胞外の濃度が高く，一方で K^+ は細胞内の濃度が高いのである。

　K^+ の濃度が細胞の内側で高いこと，Cl^- の濃度が外側で高いことは，どちらのイオンについても濃度勾配と電気的勾配の 2 つの力が釣り合った状態といえる。しかし注目すべきことは，このように静止状態では，Na^+ に対して 2 つの力，つまり濃度勾配による拡散の力と電気的勾配による静電圧の力は，いずれもナトリウムを細胞内に引き込もうとしていることである。つまり，いったんナトリウム

の透過性が急に高くなると，拡散の力と静電圧の力の両方で細胞外のイオンが細胞の中へ一気に流入するような，いわば準備状態になっているのである。

2．神経インパルスの発生

　ところが，細胞外からの情報が次々に細胞体に達すると（後述する神経伝達物質と受容体の働きによる），膜の電位が局所的に$-70\,mV$よりも正の方向や負の方向へ動くことになる（それぞれ，脱分極と過分極）。この変化は一時的・局所的なもので，静止状態に戻ることもある。もしその総和が，ある一定の値（興奮の閾値）を越えて正の方向へ変化（脱分極）すると，状態が急激に変わり，活動電位と呼ばれる一過性の大きなプラス方向の膜電位変化，つまり神経インパルスが発生する（図 2）。インパルスの発生は，細胞の "発火" とも表現される。閾値を超えたとき，膜の表面にあるナトリウムチャネルが開くことにより細胞外のNa^+が一気に流入し（膜電位依存性イオンチャネル），$\pm 0\,mV$を超えて上昇して，そのまま$+30 \sim 40\,mV$まで達する。細胞内が外に比して正に帯電しているこの部分を，オーバーシュートという。その時点でナトリウムチャネルが閉じる仕組みになっており，もう 1 つのカリウムチャネルはというと，それよりも感度が低くてゆっくり開きはじめ，かつ閉じるのがゆっくりであるので，今度は細胞内のK^+が細胞外に出されることになる。なぜなら，最初はK^+の濃度勾配によって外へ出ようとし，次には活動電位がピークに達した時点では電気勾配のためにK^+が外へ出ようとするからであり，その結果静止膜電位よりもさらに低いレベルにまで下降する。一過性に静止膜電位を下回る状態をアンダーシュートという。そして再び元の静止膜電位に戻る。この過程がわずか 1 ～ 2 ミリ秒の間に生じる。

　ニューロンの活動電位発火頻度には限界があり，いったん活動電位が発生すると，ナトリウムチャネルが閉じている間は，次の活動電位は起こらない（絶対不応期）。その後さらに数ミリ秒の間には，閾値に至るような脱分極が生じるには通常よりも大きな電流が必要な状態となる（相対不応期）。不応期があることは，活動電位が細胞体から始まって軸索終末の方へ一方向のみに伝播するために重要である。活動電位がそこまで伝わってきた経路上ではしばらく不応状態になっているため，逆戻りしないのである。

3．神経インパルスの伝導

　活動電位は通常，細胞体の中でも軸索の始まる部位（軸索小丘，起始円錐）で発生する。樹状突起や神経細胞体の膜には電位依存性のイオンチャネルが少なく，

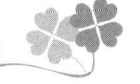

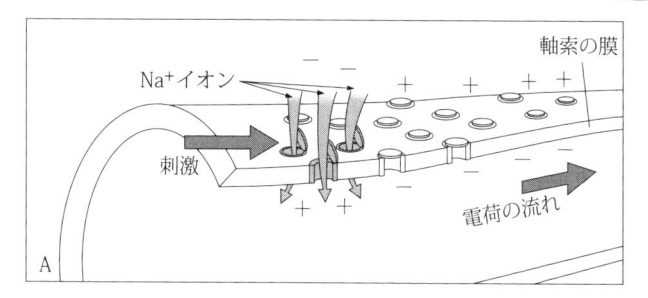

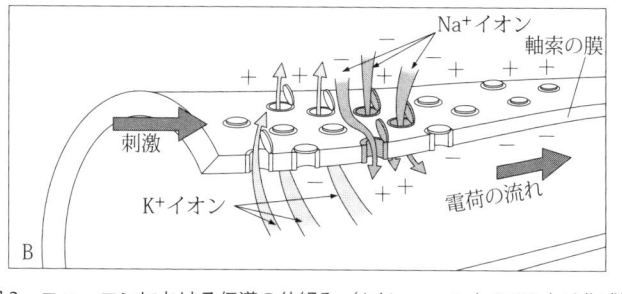

図 3　ニューロンにおける伝導の仕組み（Atkinson et al., 2000 より作成）

（注）（A）活動電位が発生すると細胞膜のナトリウムチャネルが開き，Na$^+$が軸索内に入ることで正の電荷をもたらす。（B）軸索の一箇所で活動電位が生じた後，その場所ではナトリウムチャネルが閉じ，軸索に沿って次の場所でナトリウムチャネルが開く。ナトリウムチャネルが閉じるとき，カリウムチャネルが開き，K$^+$が軸索外に出ることで正の電荷を外にもたらす。

軸索小丘の部分に膜電位変化に反応するナトリウムチャネルやカリウムチャネルの密度が高いからである。

　軸索にも同じように膜電位依存性のナトリウムチャネル，カリウムチャネルが存在する。そのため活動電位が起こると，内向きの Na$^+$電流はすぐ末端側の膜部分を脱分極させる。この部分の膜電位が閾値に達すると，その近くのナトリウムチャネルは電位の変化を感知して開き，今度は隣接した部位で Na$^+$が一気に流入する。同様の脱分極過程が軸索に沿って繰り返されることになる。これが神経インパルスの伝導と呼ばれる現象である（図 3）。

　1 つのニューロンは単一の活動電位を発生させると，それが減衰することなく軸索終末まで伝わる。細胞体の軸索起始部で再び膜の電位が閾値に達すると，同じような振幅の新たな活動電位が発生する。ニューロンの活動は活動電位が起こるか，起こらないかのいずれかであり，起これはいつも同じ大きさ（振幅）の電位と同じ速度（時間経過）である。これを全か無か（all or none）の法則と呼ぶ。つまりニューロンは，電位の大きさによってそれを引き起こした刺激の強さを伝

えるわけではなく，いったん局所電位が閾値に達すれば，活動電位がその発生の頻度とパターン（リズム）を変化させることで反応し，情報を伝える。

　軸索を伝わっていく活動電位の速度は，軸索がミエリン鞘（前述）に覆われているか否かによって影響される。有髄線維では，ランヴィエの絞輪によって軸索が露出して，細胞外液と接している場所でのみ Na^+ の流入と活動電位が生じる。したがって，活動電位が次々と跳んでいくように伝播することになり，ポンプが働くためのエネルギーが節約できるとともに，伝導速度が飛躍的に増す。跳躍伝導と呼ばれるこの仕組みで，伝導速度は 100 倍にもなるといわれる。

■ III　ニューロン間の情報伝達——シナプスで生じること

1．神経伝達物質の放出と受容体

　細胞体で発生した活動電位は軸索に沿って伝わり，やがて軸索終末（終末ボタン）に達する。1 つのニューロン（送り手）の軸索は次のニューロン（受け手）の細胞体や樹状突起のすぐそばまで伸びるが，ヒトの神経系では通常は直接に接するのではなく，ニューロンとニューロンの間には 20 〜 50 ナノメートル（nm，1 nm は 10^{-9} m）のきわめて小さな隙間がある。このような接合部の構造をシナプス，そこにある間隙をシナプス間隙という（図 4）。また，シナプスにおいて向かい合っている 2 つのニューロンのうち，情報の送り手側をシナプス前ニューロン（またはシナプス前膜），受け手側をシナプス後ニューロン（シナプス後膜）という。

　送り手側ニューロンの終末ボタンに達した活動電位の信号は，終末部にあるシナプス小胞を刺激することになる。シナプス小胞には，その細胞内で合成された神経伝達物質（ニューロトランスミッター）が貯蔵されている。軸索終末の終末ボタンの膜が活動電位によって脱分極すると，この部分の膜に存在しているカルシウムチャネルが開き（膜電位依存性カルシウムチャネル），細胞外にある Ca^{2+} が内部に流入する。これによって，シナプス小胞はシナプス前膜の部分に融合し，融合孔を開く。そしてその中に貯蔵されていた伝達物質を，シナプス間隙中へ放出する。

　神経伝達物質が細胞の外，つまりシナプス間隙中に出ると，細胞外液中を遊離・拡散していく。しかし，シナプス前膜は後膜のきわめて近くであり，向かい合ったシナプス後部の膜の表面には受容体（レセプター）と呼ばれるタンパク質が存在する。神経伝達物質が受容体の結合部位に結合すると，神経伝達物質依存性の

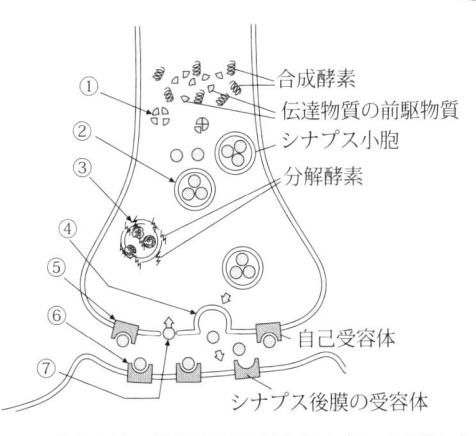

図4　シナプスにおける情報伝達の仕組みを示す模式図（Pinel, 2006 より作成）

（注）　上部がシナプス前部，下部がシナプス後部を示し，その2つのニューロン間にシナプス間
　　　隙がある。①神経伝達物質が細胞内で酵素によって合成され，②シナプス小胞内に貯蔵され
　　　る。③小胞から漏れた神経伝達物質は，分解酵素で分解される。④活動電位が軸索終末（シ
　　　ナプス前部）に達すると小胞が前膜に融合し，神経伝達物質が間隙中に放出される。⑤放出
　　　された神経伝達物質が自己受容体に結合し，さらなる放出を抑制する。⑥放出された神経伝
　　　達物質がシナプス後部の膜表面にある受容体に結合し，後部ニューロンの興奮や抑制が起こ
　　　る。⑦放出された神経伝達物質が，再取り込みや分解酵素によって不活性化される。

イオンチャネルが開く。特定のイオンがシナプス後膜の細胞内に入ってくること
で，あるいはまた細胞外へ出ていくことによって，その部分の局所的な膜電位変
化を生じる。これがシナプス後電位である。神経伝達物質と受容体の結合部位は
「カギとカギ穴」の関係にたとえられるように，各伝達物質はそれに対応した受容
体にしか結合できない。しかし，伝達物質と受容体は1：1の対応があるわけで
はなく，1つの伝達物質に対して複数の受容体（サブタイプという）が見つかっ
ている。神経伝達物質には後述のように多くの種類があり（表1），神経系のいろ
いろな部位で異なる神経伝達物質が異なる役割を果たしている。

　ところで，結合部位に結合する化学物質は「リガンド」と呼ばれ，神経伝達物
質は生体内で作られる内因性のリガンドということになる。しかし，自然界にあ
る他の物質もリガンドとして働くことが可能であり，たとえば治療薬として投与
されるモルヒネが強力な鎮痛作用を及ぼす理由は，植物から抽出された成分が神
経系のオピエート受容体にリガンドとして結合し，体内で痛みの抑制に関係して
いる回路の神経伝達を著しく促進するためである。生体内では，内因性のリガン
ドであるエンドルフィンやエンケファリンが発見されている（表1）。

表 1　おもな神経伝達物質，神経調節物質とその分類

アセチルコリン		アセチルコリン
モノアミン類	カテコールアミン	ドーパミン，ノルアドレナリン，アドレナリン
	インドールアミン	セロトニン
	イミダゾールアミン	ヒスタミン
アミノ酸類	興奮性アミノ酸	グルタミン酸，アスパラギン酸
	抑制性アミノ酸	ガンマアミノ酪酸（GABA），グリシン
神経ペプチド	視床下部ホルモン	副腎皮質刺激ホルモン放出因子（CRF），甲状腺刺激ホルモン放出ホルモン（TRH），ソマトスタチン
	下垂体ホルモン	バソプレッシン，オキシトシン，副腎皮質刺激ホルモン（ACTH）
	脳腸管ペプチド	コレシストキニン（CCK），血管作動性腸管ペプチド（VIP）
	オピオイドペプチド	エンドルフィン，エンケファリン
その他	脂質	アナンダマイド
	水溶性気体	一酸化窒素

2．神経伝達物質受容体の 2 つの種類

　神経伝達物質がどのようにシナプス後膜に電位変化をもたらすかについて，イオンチャネルが開く方式は 2 種類ある。第 1 は，受容体それ自身がイオン（Na^+，K^+，Cl^-，Ca^{2+}）の通り路であるイオンチャネルを内蔵しているものである。神経伝達物質がイオンチャンネルを形成するタンパク質に直接結合し，すぐにイオンチャネルが開く。イオン透過型受容体，またはイオンチャネル型受容体と呼ばれる。その結果，イオンの種類に応じて，速やかに興奮性・抑制性のシナプス後電位が生じる。第 2 に，間接的なチャネルの開き方は代謝調節型受容体，またはG タンパク質共役型受容体と呼ばれるタイプであり，受容体それ自身はチャネルを有していない。リガンドが結合すると受容体が膜に付着した別のタンパク質であるG タンパク質を活性化し，それが膜に沿って移動してイオンチャネルに結合して効果を発揮する。さらに，イオンチャネルを開くのではなく，G タンパク質が特定の酵素を活性化し，一連の反応を細胞内で引き起こし，ニューロンの機能を変化させる場合もある。つまり，神経伝達物質（これが一次メッセンジャー）から始まって，さまざまな段階の二次メッセンジャーと呼ばれる物質が関わるもので，二次メッセンジャーの例としては，サイクリック AMP，イノシトール三リ

ン酸（IP_3）などがある。このタイプの受容体ではGタンパク質の構造変化から始まって，酵素またはイオンチャネルの活性化，二次メッセンジャーの濃度変化というような順で生じる，長い連鎖反応によって情報を伝える。それゆえ，イオンチャネル型と比べてシナプス後部の細胞のより広い範囲に影響を与えるが，作用は遅いことになる。

　シナプス後部に脱分極（興奮性シナプス後電位：EPSP）をもたらし，細胞興奮の閾値に達しやすくさせる場合を興奮性シナプスといい，逆に過分極（抑制性シナプス後電位：IPSP）をもたらし，活動電位を生じにくくする場合を抑制性シナプスと呼んでいる。代表例を挙げると，グルタミン酸はグルタミン酸受容体と結合してシナプス後部を興奮させるので興奮性伝達物質，ガンマアミノ酪酸（GABAと略される）はGABA受容体と結合してシナプス後部を過分極させるので抑制性伝達物質である（表1）。

　神経伝達物質受容体はシナプス後部だけではなく，シナプス前ニューロンの軸索終末の膜表面にも存在する。これはシナプス前膜から放出される神経伝達物質に対して感受性を示し，伝達物質を放出したのと同じニューロンがその情報を受け取ることになるので，自己受容体と呼ばれる。みずからの細胞が放出する伝達物質が過剰になることに対して抑制をかけ，放出のフィードバック機構として働いている。

3．シナプス後電位の加重

　シナプス後電位は短時間で終わる。なぜなら，神経伝達物質は再取り込みによってシナプス間隙から除去され，シナプス前部の細胞内に戻るからである。再取り込みには，シナプス前部の終末ボタンに存在しているトランスポータというタンパク質が関わっている。もう1つは酵素による不活性化のためである。神経伝達物質によってはシナプス間隙中で酵素によって分解され，伝達物質としての作用が終結する。

　1つのシナプス入力による膜電位の変化は小さいものであるが，1つのニューロンは細胞体表面や樹状突起に多くのシナプス入力部位をもち，複数のニューロン（送り手）からの情報を受け取るので，多くの興奮性入力や抑制性入力が入ってくる。受け取った入力の加算の総和が全体として閾値に達すると，そのニューロンの活動電位が軸索起始部に発生することになる（図5）。加算の一種として，同時に複数のシナプスが活動すれば空間的加重が生じる。つまり，細胞体表面のいくつかの箇所で同時に局所的な興奮性の膜電位が生じると，その細胞全体の興

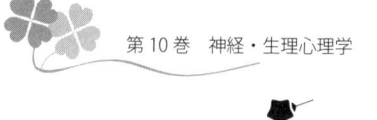

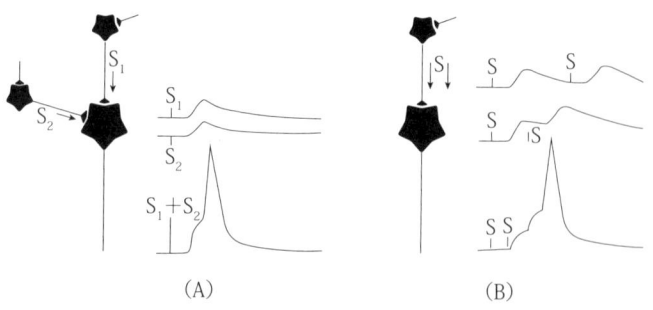

(A)　　　　　　　　　　(B)

図 5　興奮性シナプス後電位（EPSP）の空間的加重（A）と時間的加重（B）（時実，1969 を改変して作成）

（注）　S_1 と S_2 は別々の細胞からの同時の刺激入力を，S は同じ細胞からの連続的な刺激入力を示す。

奮が高まる。あるいは，興奮性と抑制性の膜電位が同時に生じると，相殺されてしまう。また別の加算として，同じ場所で短時間のうちに繰り返し活動すれば，時間的加重が起こりうる。たとえば興奮性の膜電位が生じて，まだ静止膜電位まで戻らないうちに次の興奮性入力があるとすると，脱分極する程度が大きくなり，活動電位の閾値に達しやすくなる。このようにして，ニューロンの発火頻度は樹状突起や細胞体における，興奮性シナプスと抑制性シナプスの活動の度合いによって決まる。

　以上のように，シナプス部位で生じる過程をまとめると，①細胞体で発生した活動電位の軸索終末への到達とシナプス前部での Ca^{2+} の流入，②シナプス小胞の膜への移動・融合と神経伝達物質のシナプス間隙中への放出，③拡散後のシナプス後部受容体への結合とシナプス後ニューロンの活動変化（シナプス後電位の発生），④神経伝達物質のシナプス前部への再取り込みや分解となる。

Ⅳ　各種の神経伝達物質とその受容体

　ある生理作用をもつ化学物質が本当に神経系で伝達物質として働いていると認められるための基準として，①神経終末部での局在，②細胞内で合成されること（その物質の合成酵素があること），③軸索終末部に貯蔵されること，④軸索終末から放出されること，⑤シナプス後部に特異的な受容体があること，⑥再取り込みや分解などその物質を除去する構造があることが，条件として求められる。神経伝達を修飾するであろうと推測される物質を含めると，神経伝達物質の数は数十種類に上る。古くから神経伝達物質と認められているものとしてはアセチルコ

リン，モノアミン類，アミノ酸類があり，さらには神経伝達に関与すると考えられる多くのペプチド（神経ペプチド）がある。これらの物質は脳内に広く普遍的に分布するわけではなく，それぞれが特有の分布を示す。

　各神経伝達物質を細胞内で合成・放出し，伝達のために用いる細胞のことを“作動性”ニューロンと呼ぶ。たとえば，ドーパミンを神経伝達物質とするものをドーパミン作動性ニューロンと呼ぶ。各神経伝達物質作動性ニューロンの脳内における分布，すなわち脳のどこに神経細胞体がまとまって局在し，どこへ軸索を伸ばし（投射経路），どこへ達するか（投射先）は，心理機能や行動の神経基盤を理解するうえで重要である。同じ神経伝達物質を有する細胞群が複数の異なる部位に存在して，別々の機能をもっているということも頻繁である。主要な神経伝達物質系は以下の通りである（表1）。

1．アセチルコリン

　最初に発見された神経伝達物質で末梢神経系の神経−筋接合部や，自律神経系のシナプスにおいて重要な役割を果たしている。脳でも特定の神経核に分布し，睡眠，学習，記憶機能との関連が深い。記憶機能の著しい障害が見られるアルツハイマー型認知症では，前脳基底部のアセチルコリンニューロンの脱落が認められる。アセチルコリンはコリンとアセチル補酵素Aから，コリンアセチル転移酵素（ChAT）によって生合成される。そして，アセチルコリンエステラーゼ（AChE）によって分解される。アセチルコリンの受容体には，ニコチン性受容体（イオンチャネル型）とムスカリン性受容体（代謝調節型）の2種類がある。もちろん生体内では，アセチルコリンが伝達物質としてこれらの受容体に結合するのであるが，選択的によく反応する薬物（外因性リガンド）によって，受容体が分類されている。

2．モノアミン類

　細胞体がおもに脳幹における少数の神経核に存在し，その軸索を脳の他の領域に送って分布している。カテコールアミンには，ドーパミン，ノルアドレナリン（ノルエピネフリンと同義），アドレナリン（エピネフリンと同義）の3種があり，いずれもチロシン（アミノ酸の一種）から，第1段階としてチロシン水酸化酵素（TH）によりLドーパができ，さらに別の酵素により，ドーパミン，ノルアドレナリン，そしてアドレナリンが順に合成される。ドーパミンにはD_1〜D_5受容体のサブタイプがある。ノルアドレナリンの受容体はアドレナリンと共通で，α受

容体とβ受容体がある。すべてのドーパミン受容体，アドレナリン受容体が代謝調節型である。パーキンソン病は，黒質－線条体ドーパミン神経系の細胞死によって運動障害が生じる疾患である。また統合失調症は，ドーパミン D_2 受容体の活動亢進（過活動）に起因すると考えられ，多くの抗精神病薬（統合失調症治療薬）は，この受容体の活性を抑える作用がある。ドーパミンはまた，注意，学習，動機づけ，薬物の強化効果等，多くの心理機能に重要な働きを有する。ノルアドレナリン・ニューロンの最大の神経核である青斑核は脳幹の橋に存在し，その軸索は脳全体に広く分布する。

　一方，インドールアミンであるセロトニン（5HT）は，アミノ酸の一種であるトリプトファンから合成される。ほとんどが脳幹の正中部にある縫線核群に細胞体をもつ。セロトニン・ニューロンの受容体は多種にわたり（$5HT_1$ ～ $5HT_7$ 受容体），$5HT_3$ 受容体がイオンチャネル型であるのを除き，その他は代謝調節型である。気分の調節，情動，睡眠と覚醒などに関わる。抗うつ薬として頻用される選択的セロトニン再取り込み阻害薬（SSRI）という薬物は，セロトニン・ニューロンの軸索終末でシナプスに放出されたセロトニンの再取り込みを抑制することによって，シナプス間隙中のセロトニンのレベルを安定化する作用がある。

3．アミノ酸類

　アミノ酸作動性ニューロンの神経伝達物質は，グルタミン酸，アスパラギン酸，グリシン，ガンマアミノ酪酸（GABA）がある。グルタミン酸は中枢神経系で最も普遍的な興奮性神経伝達物質であり，GABA は最も一般的な抑制性神経伝達物質である。これらは，脳内における大部分の神経伝達を担っているとされる。グルタミン酸受容体には，イオンチャネル型と代謝調節型があり，前者のうちの1つである N メチル D アスパラギン酸（NMDA）受容体は，シナプスの可塑性をもたらすような特徴を備えていることから，記憶・学習の基盤としてとくに注目されている。GABA は，グルタミン酸からグルタミン酸脱炭酸酵素（GAD）によって合成される。GABA の受容体には，塩素イオンを通過させるイオンチャネル型の GABAA 受容体と，代謝調節型の GABAB 受容体がある。

4．神経ペプチド

　ペプチドとはアミノ酸がペプチド結合により結合したもので大きな分子であるが，多くの種類が神経調節物質としてニューロンから放出され，神経伝達に関わっている。またその受容体も同定されている。神経ペプチドの受容体は，いずれ

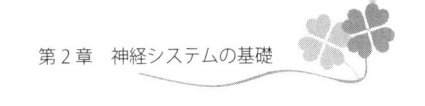

もGタンパク質共役の代謝調節型である。

5．その他

　脂質分子である内因性カンナビノイド（大麻様物質）は，シナプス後部の細胞から放出され，シナプス前部の神経終末にあるカンナビノイド受容体に結合することが知られている。通常の情報伝達とは逆の方向に（シナプス後部から前部へ）作用する，逆行性メッセンジャーであり，シナプス前部からの伝達物質の放出量を制御していると考えられる。さらにまた，水溶性気体（ガス状分子）として一酸化窒素や一酸化炭素が，シナプス後部から前部のニューロンへ情報の伝達を行っているという知見もあり，研究が進んでいる。

◆学習チェック
- □　ニューロンの構造を理解した。
- □　神経インパルスの発生と伝導を理解した。
- □　シナプスの構造を理解した。
- □　ニューロン間の情報伝達の仕組みを説明できる。
- □　代表的な神経伝達物質の例を挙げることができる。

より深めるための推薦図書
　　ベアー Bear, M. F.・コノーズ Connors, B. W.・パラディーソ Paradiso, M. A.，加藤宏司ら監訳（2007）神経科学―脳の探求．西村書店．
　　カールソン Carlson, N. R.，泰羅雅登・中村克樹監訳（2013）神経科学テキスト―脳と行動 第4版．丸善出版．

　　文　　　献
Atkinson, R. L. et al.（2000）*Hilgard's Introduction to Psychology*, 13th Edition. Harcourt College Publishers.
Nolen-Hoeksema, S. et al.（2014）*Atkinson & Hilgard's Introduction to Psychology*, 16th Edition. Cengage Learning.
Pinel, J. P. J.（2006）*Biopsychology*, 6th Edition. Pearson Education.
時実利彦（1969）目でみる脳―その構造と機能．東京大学出版会．

第 3 章

神経心理学の方法論

緑川　晶

☛ *Keywords*　臨床神経心理学，高次脳機能障害，症例研究，神経心理学的検査，テスト・バッテリー，エビデンス・レベル

I　はじめに

1．神経心理学とは

　神経心理学（neuropsychology）は，脳の構造と心の働きの相関を知ろうとする学問（山鳥，1985），あるいは脳に損傷や疾患が生じた後の高次機能の状態を研究する学問（Finger, 1994）である。広義には，動物実験や分離脳あるいは健常者を対象とした実験心理学的研究を含むことがあるため，これらを実験神経心理学（experimental neuropsychology）と称し，脳に障害がある患者の評価やその改善に焦点を当てた立場を臨床神経心理学（clinical neuropsychology）ということもある。また，ほぼ同じ概念であるが立場や領域によって大脳病理学，行動神経学，あるいは高次脳機能障害学と表現されることもある。

2．神経心理学の歴史

　神経心理学の原点は，左半球の前頭葉下部に損傷があり発話障害が生じた患者の観察を通じて左半球と言語機能との関係性を示したブローカ Broca, P. の 1861年と 1865 年の報告である。その後，ウェルニッケ Wernicke, C. が，理解障害が生じる第二言語領域を見出したことによって，脳の特定の領域が特定の機能を司るという機能局在論や，皮質それぞれの機能の連合によって高次機能が生じるという皮質連合説が提唱され，今日の神経心理学の礎となっている。これ以降，脳の病気やケガによって生じた症状の分析と，患者さんが亡くなった後，解剖によって確認される脳の障害領域との関連づけから，脳の機能と領域についての知見が積み重ねられていった。

　長い間，神経心理学の役割は，脳の損傷や疾患がある患者に対して各種の評価を行い，そこで示される機能的な低下が器質的な変化によって生じたものか否かを判定したり，原因となる病巣（責任病巣）を推定したりすることにあった。たとえば，人物の同定が困難（相貌失認）になった患者の多くが左上の四分盲を伴うということであれば，相貌認知能力が右半球の後頭側頭葉に関連すると考えられるし，左半身麻痺に左半側空間無視を伴うことが多いのであれば，右半球と方向性の注意機能が関連すると推察できる。このような知見が蓄積されることによって，神経心理学的検査を実施するだけでも，各種認知機能の責任領域をある程度までは推定することが可能となった。ただ，最終的に症状と脳領域との対応づけには，患者さんが亡くなった後に脳を解剖して調べる剖検の手続きが必要であった。しかし，1970年代から登場したCTスキャンや，その後に製品化されたMRIやその応用であるfMRIの普及によって，剖検まで待つことなく，生きたままの脳の形態やその機能を詳細に描き出すことができるようになった。その結果，日本の神経心理学の第一人者であった杉下守弘氏は，「（神経心理学の手法は）症状から，これはどこがどう損傷されているのだろうかと，いろいろな検査を重ねて謎解きをしていくわけです。そこが脳損傷研究の面白いところだったわけですが，近年，MRIの精度が非常にあがって，たいていの脳損傷が目で見てわかるようになってしまった。それで，これはもう脳損傷の研究は終わりだなとおもったわけです」（立花，1996）と述べたように，神経心理学の役割に対して悲観的な見方をされることもあった。神経心理学はまた，医療的な役割だけではなく，科学としても脳研究の王道であったが，2000年代以降に興隆を見せた機能的脳画像（fMRI）研究の発展により，その役割も日陰に追いやられることとなった。2011年にニュージーランドにて開催された国際神経心理学会において，"Neuropsychology is Redundant in the Age of Neuroimaging"（「神経心理学は，神経画像の時代において不必要である」）と題したディベートセッションが企画されたこともそのことを物語っている。

　たしかに損傷領域の推定という役割は終焉を迎えたのは事実だが，MRIでいくら脳の詳細な損傷部位が描き出されたとしても，脳の形態や機能には個人差があるため，障害された部位によってどのような機能障害が生じたのかを知るためには，神経心理学的検査を用いて実際に評価するしかない。また，fMRIなどの機能画像で得られた知見と損傷患者で得られた知見は必ずしも一致しないこともあり，脳科学（神経科学）としても神経心理学によるアプローチは，欠かすことができないものである。

3．日本での神経心理学の展開

　21世紀に入ってから日本では神経心理学の分野において大きな動きが生じた。それまで脳の損傷によって周囲が対応に苦慮する一方で，身体の麻痺や失語症などに比べて社会的な支援が乏しかった外傷性脳損傷患者の家族会など当事者団体の働きかけにより，厚生労働省が「高次脳機能障害支援モデル事業」と題した取り組みを2001年度から5年間にわたって実施することとなった[注1]。これを契機に，高次脳機能障害の診断基準ガイドラインの策定や支援の枠組みが形づくられることとなった。このことによって，マスメディアにも高次脳機能障害という用語が取り上げられる機会が増えたことで，一般の人々の関心を集めることとなったし，学術的には，日本失語症学会が「日本高次脳機能障害学会」となり，会員数の大幅な増加にもつながった。このように「高次脳機能障害」と括ることによって，神経心理学的な症状がある人々を支援する枠組みがようやくできあがることとなった。ただ，高次脳機能障害が取り上げられた経緯から，学術的な定義と行政的な定義との間での解離が生じ，学術的には高次脳機能障害には失語・失行・失認の他に，記憶障害や注意障害など多様な症状が含まれているが，行政的な診断基準は「1. 脳の器質的病変の原因となる事故による受傷や疾病の発症の事実が確認されている。2. 現在，日常生活または社会生活に制約があり，その主たる原因が記憶障害，注意障害，遂行機能障害，社会的行動障害などの認知障害である」（国立障害者リハビリテーションセンター，2008）というように，失語・失行・失認は含まれていない。

4．医療としての神経心理学

　医療としての神経心理学である臨床神経心理学は，脳の損傷や病気によって個人がどのようになるのかに焦点を当てた心理学の一領域であり，そのような人々の評価や診断，治療を行っている（Holtz, 2010）。イギリスやアメリカ，オーストラリアでは，臨床神経心理学を専門に担う心理学の専門職（Clinical Neuropsychologist）が存在する。また，アメリカでは博士の学位や現場でのインターン（1年），学位取得後の就労（ポスドク）（2年）など高度の専門知識と

注1）　同じ脳の損傷でも，麻痺や視覚や聴覚の障害，あるいは失語症などがあると身体障害者手帳の対象となり，福祉的な支援を受けることができたが，それ以外の症状では支援を受けることが難しかった。現在では高次脳機能障害に該当する場合には，精神障害者保健福祉手帳（いわゆる精神障害者手帳）を取得し，精神障害者に対する制度やサービスを利用することが可能である。

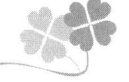

経験が求められ，その上で試験を受けてライセンスを取得し，患者の対応にあたっている。一方，日本では，臨床心理士などの心理職がその役割を担い，リハビリテーション科をはじめとして（日本リハビリテーション医学会，2006; 阿部，2006），脳外科，精神科，神経内科，小児科などで活躍している（松井，2009）が，今後は，公認心理師がこのような役割を担っていくと考えられる。

■ II　神経心理学の研究手法

1．神経心理学における基本的な概念

①二重解離の原理

　脳の特定の領域と機能の局在を考えるにあたって必要な前提条件が二重解離である（図 1）。たとえば a という機能と b という機能がそれぞれ領域 A と B に局在していることを証明するためには，領域 A が損傷されたときに機能 a は障害されるが機能 b は保たれ，その逆に領域 B が損傷されたときに機能 b は障害されるが機能 a は保たれていることが証明されることで，領域 A には機能 a が局在し，領域 B には機能 b が局在すると見なすことができる。

②離　　断

　脳の特定の領域に局在された機能（中枢）を前提としたうえで，その直接的な障害ではなく，中枢と中枢との間のネットワーク（神経線維）の障害を想定した考え方である。脳内で生じる最大の離断は脳梁の離断（脳梁離断）である。

③巣症状とびまん性症状

　脳出血や脳梗塞などが原因で脳の特定の領域が損傷されることで，機能の限局的な障害が生じることがある。このような限局的な病変によって生じた機能低下を巣症状と呼ぶ。前述したように神経心理学はこのような巣症状の検討から発展してきたが一方で，交通事故などによって生じる頭部外傷やアルツハイマー病などの認知症（変性疾患）では損傷や病変の影響がびまん性に脳全体に及ぶため，巣症状とは異なる形で障害が現れることが知られている。影響が白質を中心とした場合には，情報処理速度の低下や注意障害などネットワークとしての障害が見られる。なお，認知症でも，緩徐進行性失語症（primary progressive aphasia: PPA）や意味性認知症（semantic dementia）など特定の認知システムに特化した症状を示すことがある。

領域Aの損傷　　　　　　　　　領域Bの損傷

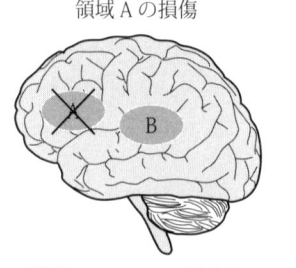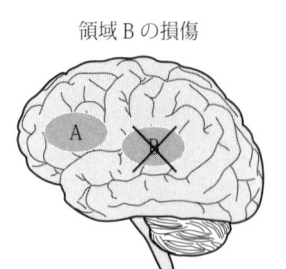

機能a　→　×（障害）　　　　　機能a　→　○（保存）
機能b　→　○（保存）　　　　　機能b　→　×（障害）

機能aは領域Aに局在し，機能bは領域Bに局在する。

図1　二重解離の原理

④認知神経心理学

　認知心理学の認知モデルを用いて神経心理学的な症状を理解，あるいは理解したことをリハビリテーションに応用しようとする考え方であり，脳の局在よりは機能的な障害の分析・整理に力点が置かれている。たとえば意味性認知症の患者では，「海老」を「カイロウ」というように，漢字（とくに熟字訓）を読むときに読み誤ることが知られている。これは読みシステムの中でも，意味システムに特化した障害が生じていると考えられている。

2．研究手法

　森（2002）は神経心理学の研究手法を表1にまとめている。この中でも最も神経心理学を特徴づける研究手法が観察研究であり，なかでも症例研究である。観察研究とは，通常の診療の中で行う評価によって見出された知見や，過去の診療記録などをもとに分析する手法であり，一般的な診療やリハビリテーションの枠組みで行われる。一方，介入研究とは，被験者に変化をもたらすことを前提（予想）とした研究であり，薬物やリハビリテーションの効果判定などが含まれる。

　古くはブローカの報告がそうであり，ヒトの神経機能の研究は症例H. M. に代表されるように多くの症例研究をもとに発展してきた。一方で近年はエビデンス・レベルの観点から，症例研究の信頼性は低く位置づけられている[注2]。しかしたった1人の患者であっても，脳に障害を負ったことで得られる情報は，通常の状態からは得られない情報であり，ヒトやその認知機能についての多くの知見を得ることができるし，その後に発展させる研究の仮説を生成する契機にもなる。ただ

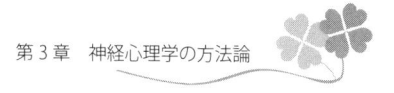

表 1　神経心理学的研究の種類（森，2002）

観察研究	単一症例研究	孤立性の病変，純粋な／新奇な症状 珍しい病巣，珍しい症状
	症例集積研究	相関研究 症例対照研究 コホート研究
介入研究	単一症例，症例集積	
	症例対照研究	
	ランダム化比較試験	

し，単一症例において観察された現象は複合的な事象の産物でもあるため，生成された仮説を過度に一般化することは禁物であり，その後の多数例や機能画像研究などによって補うことが必要である。ここでは観察研究について，それぞれの研究手法の特徴を紹介する。

注2)　表2のように，得られた結果としての証拠の強さ（エビデンス）には複数の段階がある。たとえば，ある病気に対する薬の効果を調べようとしたときに，服薬を希望した患者さんに薬を投与し，希望しなかった患者さんには投与しなかったなど，被験者に偏りがあると，薬の効果かどうか疑わしくなる。そのため望ましい研究手法としては，投与群と非投与群（偽薬）を無差別に割り振る「ランダム化比較試験（RCT）」（エビデンス・レベルⅡ）が望まれるが，それでも何らかのバイアスが入り混む可能性があるため，複数のRCT研究を統合して統計解析を行うメタアナリシス（エビデンス・レベルⅠ）がより望ましい研究結果であると考えられている。一方で，一人の患者に対する結果のみの研究は，症例報告（エビデンス・レベルⅤ）であり記述報告として，証拠の強さとしては下位に位置している。薬の効果だけではなく，症状の分析なども同様と見なされており，一流の学術誌においても，このような症例研究は掲載されにくくなっている。

表 2　エビデンス・レベルの例（国立研究開発法人国立がん研究センターがん対策情報センター，2017）

Ⅰ	システマティック・レビュー／ RCT のメタアナリシス
Ⅱ	1 つ以上のランダム化比較試験による
Ⅲ	非ランダム化比較試験による
Ⅳa	分析疫学的研究（コホート研究）
Ⅳb	分析疫学的研究（症例対照研究，横断研究）
Ⅴ	記述研究（症例報告やケース・シリーズ）
Ⅵ	患者データに基づかない，専門委員会や専門家個人の意見

①単一症例研究（single case study）──孤立性の病変，純粋な／新奇な症状

　孤立性の病変とは，限局した小さな脳の病変のことである。とくに虚血性疾患（脳梗塞）の場合に限局的な病変が生じることがある。たとえば，運動盲の症状を示したドイツ人の女性は，非常に珍しい両側の側頭後頭葉病変の患者であった（Zihl et al., 1983, 1991）。この患者は，静止した物体を見ることは可能であったが，発症後は動きの知覚が困難で，ビンからコップに水を注ぐことも，道を 1 人で横断することもできない状態であった。一側病変では生じないが，偶然にこの患者は孤立性の病変が両側に生じたことで，このような非常に珍しい症状を示すこととなった。動物実験などの結果とも合致することから，単一症例であっても説得力があり，その後も影響力のある単一症例研究である。

　症状を示す病変は偶然に生じるものであり，このように孤立性の珍しい病巣によって生じた症状は，貴重な情報をもたらしてくれる。ただ，脳の局在には個人差があることから，これまで報告がなかったが，○○病変によって新たな症状が確認された，としても単なる個人差の問題かもしれない。たとえば，左頭頂葉病変で失書が生じるという知見が得られているなかで，ある患者において「右の限局性病変で純粋失書が認められた」としよう。これは報告する価値があるであろうか。おそらくは半球機能の個人差に起因すると考えられ，これだけでは新奇な症状とはいえないであろう。

　失語症には読み書きの障害を伴うが，まれに失語症状や書字の障害（失書）を伴わずに読みの障害（失読）のみを示すことがあり，純粋失読と呼ばれている。このような他の合併症状を伴わずに特定の症状のみを示す場合が純粋症状であり，純粋失読の他に純粋失書などの表現がある。とくにこれまで報告されていないようなまれな症状の場合に，症例報告として報告されることがある。たとえば，筆者らは後頭頭頂葉が萎縮する認知症（posterior cortical atrophy: PCA）において，症状の進行とともに検査場面では見えの全般的な障害が確認される一方で，家族からは，「家で自転車に乗っている」「卓球を楽しんでいる」などの矛盾する行動が報告されていた。そこで，静止したテニスボールをつかませたり，飛来するテニスボールをつかませたりする課題を行ったところ，静止したボールは認識することが著しく困難であったが，飛来するボールに対しては，障害を感じさせないほどスムーズに捕捉することが可能であった。このような検討を重ねて，先ほどの運動盲の患者と解離した症状を示す症例を報告した（Midorikawa et al., 2008）。

②単一症例研究（single case study）――珍しい病巣，珍しい症状

　ウルヴァッハ・ビーテ病（Urbach-Wiethe disease）は遺伝性の疾患で皮膚の特徴的な所見の他に，情動を司る脳の扁桃体に限局性の病変を有することがある。この疾患は発症頻度がきわめて少ないこともあるが，疾患そのものは以前から知られていた。このような患者に対して，アドルフらは，表情認知課題を実施したところ，恐怖表情の選択的な障害を呈することを明らかにした（Adolphs et al., 1994）。たんに珍しい病巣に出会うだけではなく，他の研究から得られた知見に基づいた仮説演繹的に研究を進めることによって，単一症例であっても非常に強力な結果を示すことができる実例である。

　科学的なメカニズムはまだ明らかではないが，珍しい症状からは，私たちの想像力をかき立てられることがある。筆者らは，頭部外傷後しばらく経ってから絵を描くようになり，1 年も経たない間に巧緻性や表現方法が格段に変化した症例を経験したことがある（Midorikawa et al., 2014）。それまで絵を描く習慣がなかったにもかかわらず，これほどまでの作風の大幅な変化は，ヒトの脳が有する潜在的な能力やその可塑性に対して示唆を与えてくれる。

③症例集積研究

　ある症状を記述するにあたって，単一の症例よりも類似の複数症例を集めて記述する方が説得力があり，類似点や相違点から考察を進めることも可能である。たとえば，先述した PCA は 1988 年にベンソンらが類似の 5 症例をまとめて提唱した概念である（Benson et al., 1988）。大脳後方の萎縮とともにゲルストマン症候群，バリント症候群，超皮質性感覚性失語などの大脳後方の認知機能低下を示す一方で，一般的な認知症の患者で確認される記憶障害や病識の低下が見られないなどの共通の特徴を示す 5 症例から，これまで注目されることがない新たな疾患概念と考えられた。しかしその後の分析から，背景病理が複数あることや，症状も一様ではないことから，1 つの疾患概念としてまとめることに対する疑念ももたれたが，多くの認知症の患者とは異なる訴えを示すことがあることからも（緑川，2015），臨床的には意義のある概念である。その後，いくつかの臨床的な診断基準も策定され，現在までに 300 件以上の研究が行われていることからも，わずか 5 症例ではあるが，このように新奇な着眼点をもって報告された症例集積研究は，単一症例研究よりも大きな影響力をもつ研究となる。

　注意しなくてはならないのは，このような形で集積された症例は，研究者のバイアスによって歪められている可能性があるという点である。最初に出会った症

表 3　日本で利用可能な代表的な神経心理学的検査

スクリーニング検査	Mini-Mental State Examination（MMSE）[1] 改訂長谷川式簡易知能評価スケール（HDS-R） 国立精研式スクリーニング・テスト（精研式） Alzheimer's Disease Assessment Scale（ADAS） Montreal Cognitive Assessment（MoCA）
知的機能の評価	WAIS- IV成人知能検査 レーヴン色彩マトリックス検査（RCPM） コース立方体組み合わせ検査
記憶機能の評価	WMS-R 記憶検査 ベントン視覚記銘力検査 リバーミード行動記憶検査（RBMT） 標準言語性対連合学習検査（S-PA）
言語機能の評価	WAB 失語症検査 標準失語症検査（SLTA）
遂行／注意機能の評価	標準注意検査法（CAT） 遂行機能障害症候群の行動評価（BADS） ウィスコンシンカード分類検査（WCST）[2]

(注)　1：日本では MMSE-J が販売されている。
　　　2：日本では慶應版 WCST が利用されることが多い。

例での発見やそこで生成された仮説に基づいて，類似の患者に目が向くが，仮説に合わない患者には目が向かなくなるかもしれない。また，それまで気づかなかった現象が 2 例目や 3 例目に出会ったことで気づき，過去の類似した症例に目が向くかもしれないが，研究者の興味や関心に基づいた記憶のフィルターによって選別されているかもしれない。そのような意味で，法則性にまでたどり着くためには，より多くの研究の蓄積や，異なったアプローチでの研究も必要である。

3．観察研究の進め方

　神経心理学における観察研究は，一般的な診療情報や画像情報に加えて，神経心理学的検査に基づいて行われる。
　神経心理学的検査には，表 3 にあるように複数あり，その用途もさまざまである。実施する検査の選定方法には大きく 2 種類あり，1 つは，あらかじめテスト・バッテリーを構成し，顕在的・潜在的な機能障害を悉皆的に検索するアプローチ。もう 1 つは，面接や脳画像などから得られた情報に基づく仮説検証型のアプローチである（Crawford, 1996）。

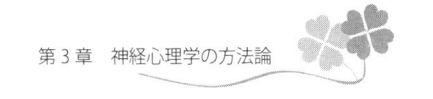

①テスト・バッテリーによるアプローチ

　テスト・バッテリーは，あらかじめ複数のテストを組み合わせて患者の障害像の総合的な把握を目指す手続きのことである。海外では The Halstead-Reitan Neuropsychological Test Battery（Reitan et al., 1993）のように，あらかじめ構造化されたバッテリーとして販売されているが，日本では施設ごとにバッテリーを構成して運用されているのが現状である。あらかじめ構成されたバッテリーを用いることによって，主訴として現れない障害も見逃さない代わりに，必要以上の時間がかかり，患者に過度の負担が生じてしまうデメリットもある。

②仮説検証型アプローチ

　仮説検証型のアプローチは，患者との面接や病巣などの事前情報から経験的・文献的に推定される臨床的な仮説を検証するために検査を取捨選択し評価を進める手続きである。たとえば，画像所見で前頭葉に病変を認める場合には前頭葉検査を中心に選定し，面接やスクリーニング検査で患者が刺激の見えにくさを感じさせるような振る舞いを示したら視野や無視の有無の確認を行うという具合である。このように仮説を生成し，適切な課題を選択（場合によっては作成）するという作業は，神経心理学的検査の醍醐味でもあるが，その他の障害を見過ごしてしまう恐れもある（Crawford, 1996）。また，仮説の生成やそれによる検査項目の選択において検査者の力量に大きく影響されてしまう。

Ⅲ　神経心理学の将来像

　先述したように，神経心理学の役割は歴史的には病巣診断としての役割が大きかったが，画像診断法の発展とともにその役割は大きく変わることとなった。その後もさまざまな画像解析法が開発されてきたが，対象となる人々がもつ機能（能力）を把握するためには，実際に人が対象者の評価を行い，そこで示される行動の観察や結果の分析が大切であり，心理学を背景に専門性が発揮される場でもある。とくに近年では認知症患者の診断・治療が急速に進展しているが，そこでの診断の核となるのが神経心理学的検査である（American Psychiatric Association, 2013）。将来的に機械やシステムがさらに発展しようが，このような人と人との間で繰り広げられる関係性は，今後も大きく変わることはないであろう。日本では，公認心理師がその一端を担っていくであろうが，現状では多くの問題を有していており（山下，2017），今後は臨床だけではなく基礎心理学の領域からも参

画することが求められている。

◆学習チェック
□　臨床医学／神経科学の双方における神経心理学の役割について説明できる。
□　症例研究のメリット／デメリットを説明できる。
□　神経心理学的検査の進め方について説明できる。

より深めるための推薦図書
　　緑川晶・山口加代子・三村將編（2018）臨床神経心理学．医歯薬出版．
　　河内十郎（2013）神経心理学—高次脳機能研究の現状と問題点．培風館．
　　山鳥重（1985）神経心理学入門．医学書院．

文　　　献

阿部順子（2006）心理士が行う認知リハ—名古屋リハの実践から．高次脳機能研究（旧 失語症研究），**26**(3): 283-289.

Adolphs, R., Tranel, D., Damasio, H. & Damasio, A. R.（1994）Impaired recognition of emotion in facial expressions following bilateral damage to the human amygdala. *Nature*, **372**(6507), 669-672.

American Psychiatric Association（2013）*DSM-5. Diagnostic and Statistical Manual of Mental Disorders*. American Psychiatric Association.

Benson, D., Davis, R. & Snyder, B.（1988）Posterior cortical atrophy. *Archives of Neurology*, 7(3), 193-203.

Crawford, J. R.（1996）Assessment. In: J. G. Beaumont, P. M. Kenealy & M. J. C. Rogers (Eds.): *The Blackwell Dictionary of Neuropsychology* (pp. 108-116). Blackwell.

Finger, S.（1994）History of neuropsychology. In: D. Zaidel (Ed.): *Neuropsychology* (pp. 1-28). Elsevier.

Holtz, J. L.（2010）*Applied Clinical Neuropsychology: An Introduction*. Springer Publishing Company.

国立研究開発法人国立がん研究センターがん対策情報センター（2017）ガイドラインとは．

国立障害者リハビリテーションセンター（2008）高次脳機能障害者支援の手引き．http://www.rehab.go.jp/application/files/3915/1668/9968/3_1_01_.pdf

松井三枝（2009）臨床神経心理学の現場と神経心理学．In：保利島・丹野義彦編：医療心理学を学ぶ人のために（pp. 59-75）．世界思想社．

緑川晶（2015）【アルツハイマー病の多様性】Posterior cortical atrophy（PCA）とアルツハイマー病．老年精神医学雑誌，**26**(8): 859-866.

Midorikawa, A. & Kawamura, M.（2014）The emergence of artistic ability following traumatic brain injury. *Neurocase*, 21; 90-94.

Midorikawa, A., Nakamura, K., Nagao, T. & Kawamura, M.（2008）Residual perception of moving objects: Dissociation of moving and static objects in a case of posterior cortical atrophy. *European Neurology*, **59**(3-4), 152-158.

森悦朗（2002）神経科学としての神経心理学，医学の中の神経心理学．神経心理学，**18**: 2-9.

日本リハビリテーション医学会（2006）リハビリテーション診療に求められる臨床心理業務担当者に関するアンケート調査結果．リハビリテーション医学，**43**(12): 808-813.

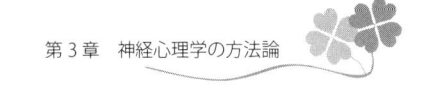

Reitan, R. M. & Wolfson, D.（1993）*The Halstead-Reitan Neuropsychological Test Battery: Theory and Clinical Interpretation*. Neuropsychology Press.

立花隆（1996）脳を極める―脳研究最前線．朝日新聞出版社.

山鳥重（1985）神経心理学入門．医学書院.

山下光（2017）心理学者から見た神経心理学的評価．認知神経科学，19(3-4): 125-132.

Zihl, J., Von Cramon, D. & Mai, N.（1983）Selective disturbance of movement vision after bilateral brain damage. *Brain*, 106(2), 313-340.

Zihl, J., Von Cramon, D., Mai, N. & Schmid, C. H.（1991）Disturbance of movement vision after bilateral posterior brain damage: Further evidence and follow up observations. *Brain*, 114(5), 2235-2252.

第4章

生理心理学の方法論

坂田省吾

Keywords　行動指標，生理指標，独立変数と従属変数，動物実験，観察測定法，刺激法，損傷・破壊法

Ⅰ　生理心理学と精神生理学

1．独立変数と従属変数

　生理心理学と精神生理学とは一つにまとめられることがある。精神生理学を心理生理学と呼ぶこともある。日本生理心理学会ではどちらの分野の研究者も含んでいるので，実質上それほど問題はないが，学問的には独立変数と従属変数の関係が逆になっていると見なすことができる（図1）。生理心理学では生理的な操作が心理的な行動にどのように影響するのかを見るのであり，脳をはじめとする身体的操作が学習や行動にどのように影響を及ぼすのかを測定している。たとえば，神経伝達物質のアセチルコリンの受容体阻害剤であるスコポラミンを注射すると，注射する前まではできていた迷路課題ができなくなったりする。脳への操作とは電気刺激であったり，脳損傷であったり，あるいはスコポラミンの注射のような薬物投与による影響を見ることである。これを実験的に行おうとすると動物実験にならざるをえないので，一般的には生理心理学の研究は動物実験研究と見なされている。一方，精神生理学では心理的変数を操作することで生理的な指標がどのように変化するのかを測定している。たとえば心理的にリラックスできる状態に置いたとき，あるいは逆にストレスフルな課題を実行させたりすることで，その状態のときの心拍数や血圧の変化を測定する等が挙げられる。

2．統制条件の重要性

　生理指標と心理指標を独立変数にするのか従属変数にするのかの操作の違いによる生理心理学と精神生理学の違いを述べたが，どちらにしても重要なのは生理

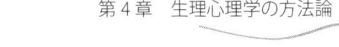

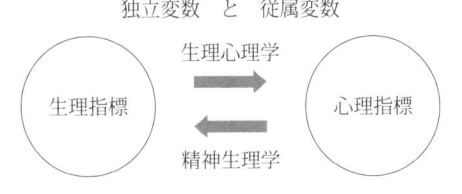

独立変数　と　従属変数

生理心理学

生理指標　　　　　　　　　心理指標

精神生理学

従属変数　と　独立変数
の関係が逆

図1　生理心理学と精神生理学の説明

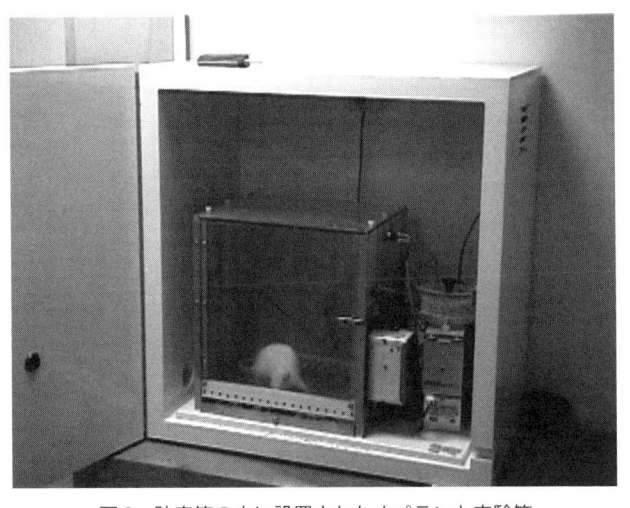

図2　防音箱の中に設置されたオペラント実験箱

指標と心理指標の安定的な測定である。独立変数として何も操作していないとき
の安静時のそれぞれの指標が，実験においては一番重要である。言葉を換えれば，
実験条件よりも統制条件の方が重要である。いわゆる統制条件（コントロール条
件）と呼んでいるが，何も影響されていないときの自然な測定が一番難しい。最
近では何も活動していないときの状態をデフォルト・モードと呼び，そのときの
脳活動研究を指してデフォルト・モード・ネットワーク（default mode network:
DMN）研究と分類して注目が集まっている。DMN は何もない状態だと考えられ
ていたが，研究が進むにつれて「ひらめき」のような活動を作り出すのに非常に
重要であると考えられるようになってきた（苧阪，2013）。外的刺激としては何
も操作をしていなくても，内的に思考するようなことが刺激となって影響が出る。
独立変数操作によるすべての実験条件操作は，この統制条件と比較することにな
るが，統制条件が安定していないと比較する意味がなくなる。ヒトの生理指標を

測定しているときに実験者（測定者）が何もないところでクスッと笑うだけで測定されている被験者（実験参加者）のその指標は間違いなく変動する。

　動物実験においては，防音箱の中にオペラント実験箱を設置して可能な限り外的な刺激を統制するようにしている（図2）。1分間，2分間，あるいは3分間の安定した安静状態を測定することは非常に大変で，実験者が一番苦労する難しいことなのである。それでも測定回数を増やすことで変動をならすことはできる。方法論的には平均をとることで変動幅を抑えることができる。

■ II　さまざまな指標

1．行動指標の測定

　ここで述べている心理指標とは主観的な心理指標のことではなく，客観的に測定できる行動指標のことである。混乱を避けるために以後は行動指標と表現する。独立変数として操作するにしても，従属変数として測定するにしても行動指標はきわめて重要である。動物実験においては課題成績の指標としての正反応率や反応時間が多く用いられる。課題の設定は実験の目的に応じてさまざまな計画が可能であるが，行動指標としては正反応率と反応時間に集約することができる。正反応率は，その反対の指標である誤反応率で表現することもある。反応時間もどの時点からの時間を指標として用いるかによって，その意味するところで使い分けをすることができる。また，学習課題を毎日のセッションで繰り返すことでその成績の向上を見れば，そのグラフは学習曲線を表すことになる。反応時間の短縮の経過を見ることができれば，これも同様に学習の側面を示していることになる。この他に目に見えない変数としてサーカディアン・リズムの影響がある。毎日同じ時刻に実験を実施しないと実験時刻の影響を受けて課題成績が変動する。これはヒトを含めた動物実験に共通する注意事項である。当然のことながら覚醒レベルの変動により行動指標も変動する。

①ラットの刺激弁別実験例

　行動指標の例として，ラットにおける単純な刺激弁別実験を考えてみよう。もちろん毎日同じ時刻に実験を実施することでサーカディアン・リズム変動の剰余変数は除外する。剰余変数とは，独立変数以外に従属変数に影響を及ぼしている変数のことである。隔離されたオペラント実験箱（図2）を用いることで，被験体のラットが刺激を弁別することができるようになる。訓練を繰り返すことで何

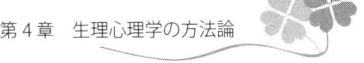

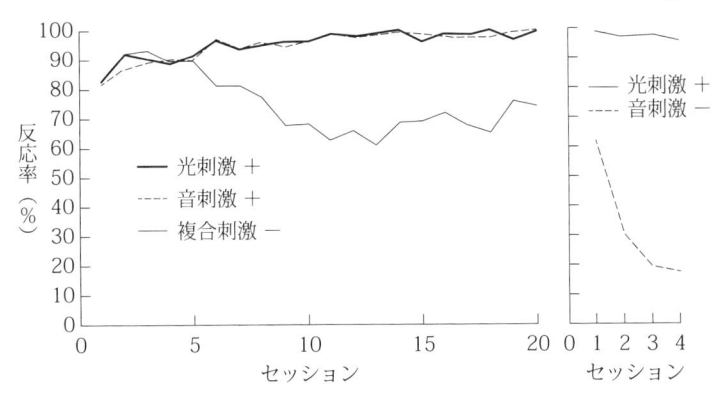

図 3　光刺激と音刺激を用いた負パターン課題 20 セッションまでの平均反応率とその後の光と音の単純弁別課題 4 セッションの学習曲線の例

（注）　＋では強化子が提示され，−では強化子が提示されない。

セッションで刺激弁別ができるようになるのか，それを測定することができる。音刺激と光刺激を用いた具体例を紹介する。オペラント箱のレバー押し反応を行動指標として，予備訓練としてレバー押し反応を学習させたラットに，音刺激提示時にレバー押し反応をすれば強化され，音刺激が提示されていないときにレバー押し反応をしても強化されない条件を繰り返す。強化されるとは，強化子を提示することであり，通常は動因操作として空腹状態にしたラットにとっての餌の提示が強化子になる。毎日の訓練セッションを実施するとラットは音刺激提示時のみに反応をして，それ以外ではレバー押し反応をしなくなる。空腹状態の度合いも剰余変数になる。とくにサーカディアン・リズム変動はこれらの生理的状態をよく反映している。

　レバー押し反応を行動指標として測定すると，刺激提示の ON と OFF で明らかな反応率の差が観察される。単純弁別課題はその名の通り単純で簡単な課題なので 5 セッションから 10 セッションも訓練すればラットはこの弁別が可能になることが知られている。音刺激を光刺激に変更しても同様の手続きで光刺激に対する単純な刺激弁別が可能となる。また，音刺激と光刺激の 2 つの刺激の単純弁別課題（simple discrimination task）であれば，たとえば光刺激を S$^+$，音刺激を S$^-$とすることで，光刺激提示時にレバー押し反応をすれば強化子が提示されるが，音刺激提示時にレバー押し反応をしても強化子の提示がないことで，反応率の差が生じる。これらの例は単純な刺激弁別実験の例であるので，実験設定および行動測定は容易である（図 3 右）。

②ラットの負パターン課題の実験例

　もう一段難しい課題の例として負パターン課題（negative patterning task）が挙げられる。これは音刺激と光刺激の単独提示時にはどちらも強化され（S$^+$），音刺激と光刺激の複合刺激提示時には強化されない（S$^-$）という複雑な課題である。単一の刺激がS$^+$でその組み合わせの複合刺激がS$^-$になる構造であり，ラットにとってはこの学習の習得は20セッション以上の訓練を必要とする難しい課題である。大脳辺縁系の海馬の働きが必要な課題として報告されている（Sutherland et al., 1989）。行動指標としての学習曲線を描くと，単純弁別課題では短いセッション数で弁別率の上昇が見られるが，負パターン課題では長いセッションの経過と緩やかな弁別率の上昇，あるいはときには上昇と下降を繰り返すジグザグ波形を示しながら全体としてゆっくりと上昇を描く学習曲線となる。負パターン課題では音と光刺激のS$^+$では高い反応率を維持するが，S$^-$の複合刺激では学習が進むと反応率が下降する（図3左；学習曲線）。学習が成立したかどうかは正反応率の学習基準を実験者があらかじめ定義しておくことで判断することができる。

③ラットの迷路課題の実験例

　薬理実験で多く用いられる迷路課題についても紹介しておく。ラット，マウスで多く用いられている迷路課題として，モリス水迷路と放射状迷路がある（図4，図5）。どちらも空間知覚の課題として装置外の手がかり使用を含めて検討することができる。図4の放射状迷路は8方向の放射状迷路であり，中心エリアがスタート地点である。8本のアームの先端に餌を入れる穴がある。学習が進むと動物は効率よくそれぞれのアームに一度だけ入り餌を得る。右回り，左回りのように順番に餌を獲得するように思うかもしれないが，実験データから明らかになっているのは，直前に入ったアームから135度の角度でのアームの選択が多く，空間知覚とワーキングメモリを必要とする課題であると見なされている（Olton, 1978）。水迷路では図5に示されているように，最初は周辺を回りでたらめに泳ぎ回る様子が観察されるが，水面下に隠された踏み台（プラットフォーム）を見つけることを繰り返すと，プールのどの位置から水に入れられてもまっすぐに踏み台のあるところに向かって泳いでいく様子が観察されるようになる。1日に4試行を毎日繰り返して学習曲線を得ることができる。このときの行動指標は水に入れられてから踏み台に行くまでの潜時である。遊泳軌跡を記録してその長さを指標とすることもできる。遊泳距離と経過時間は相関するので踏み台に到達するまでの潜時を指標にしても同じ結果になる。

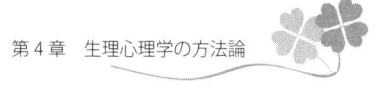

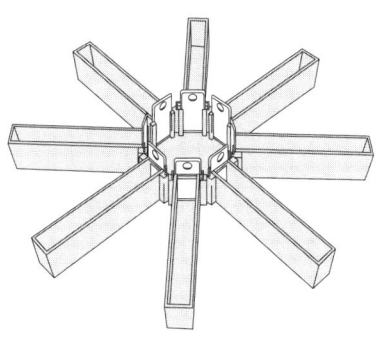

図 4　ラットの放射状迷路

隠れたプラットフォーム

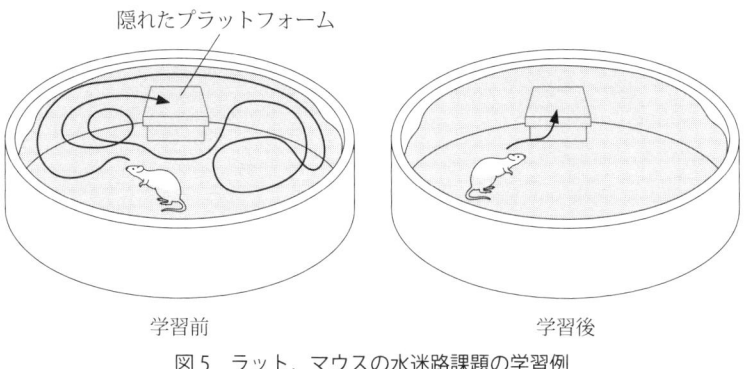

学習前　　　　　　　　　　　　　　学習後

図 5　ラット，マウスの水迷路課題の学習例

④古典的条件づけの例

　神経科学の実験で多く用いられる連合学習に恐怖条件づけがある。古典的条件づけの手法であるが，条件刺激（conditioned stimulus: CS）としての音と無条件刺激（unconditioned stimulus: US）としての電気ショックを組み合わせて対提示することを繰り返すと，CS である音刺激の提示のみで身構えるすくみ反応が観察されるようになる。CS‐US の対提示による古典的条件づけは取り扱いが簡単で CS と US の刺激操作が容易であるので，多くの実験が行われている。古典的条件づけは受動的な反応を見る条件づけになるが，先に紹介した刺激弁別のオペラント条件づけは能動的な行動に対する条件づけと分類される。

2．生理指標の測定

　生理指標としては神経系の活動指標と生体の循環器系の活動指標の 2 つに大別される（表 1）。神経系の活動指標として動物実験においては直接ニューロン

表1　神経系と循環器系の活動指標

神経系活動	シングル・ユニット マルチプル・ユニット フィールド・ポテンシャル 脳波：周波数分析，ウェーブレット解析 　　　　誘発電位，事象関連電位 中枢神経系の血流量変化　→　PET, fMRI 　　　　　　　代謝変化　→　NIRS
循環器系活動	心拍数 血圧 体温 代謝 ホルモン分泌

の活動を測定することが多く行われる。ニューロンの活動レベルもシングル・ユニット（single unit），マルチプル・ユニット（multiple units）のような神経発火の電位変化測定から場の電位変化を見るフィールド・ポテンシャル（field potential: FP）の測定までミクロからマクロへのレベルの違いがある。FP は脳波（electroencephalography: EEG）と同じ扱いになる。皮質脳波の測定であればヒトの研究と動物研究の比較も可能となる。ヒトの皮質脳波測定では頭皮上の電極配置が国際 10-20 法に従って行われる。

　動物の脳波測定では深部脳波を含めて測定したい脳部位に直接電極を挿入して記録する。ラットの脳地図（Paxinos et al., 1986）を参照して測定したい部位の三次元座標に従って電極を入れる。たとえば，背側海馬 CA1 領域の脳波を測定したい場合には，座標として，（A-P：－ 3.6 mm；lateral：1.5 mm；D-V：2.5 mm）のように三次元のポイントを決めて脳定位固定装置を用いて電極を狙ったポイントに入れていく。ちなみに，座標の基準となる 0 点はブレグマにしていることが多い。ブレグマとは頭蓋骨の縫合の名前で，前の縫合をブレグマ，後ろの縫合をラムダ（λ）と呼んでいる。λ はその字の形のような縫合であり，人字縫合とも呼ばれる。

　すべての実験が終了した後には実際に狙った部位に電極が挿入されていたのかを脳切片を作成して確認する必要がある（図6）。この例の部位からは後述する海馬 θ 波を計測することができる。脳波の分析においては周波数分析や脳波帯域のパワー比較も可能である。さらに最近では多くの分析ソフトが無料で公開されているサイトがある。ウェーブレット（wavelet）変換を用いた MATLAB によるウェーブレット解析も多く行われており，時系列における各周波数帯域のパワー変

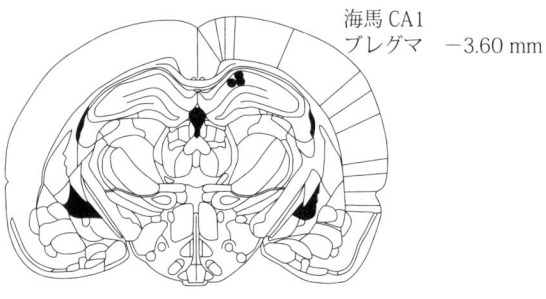

海馬 CA1
ブレグマ　−3.60 mm

図 6　ラットの脳の前額断面図（Paxinos et al., 1986 より作成）

（注）　●は海馬 CA1 に入れた 3 本の電極位置を示している。頭蓋骨の前の縫合をブレグマと呼び，そこを 0 点として前後を mm 単位で示している。この切片はブレグマから後ろに 3.6 mm である。

10-20 法　　　　　　　　　　10％法（拡張 10-20 法）

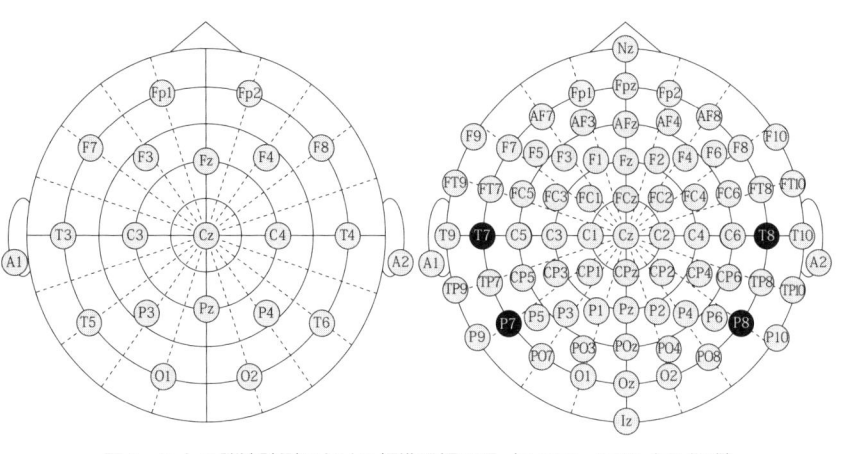

図 8　ヒトの脳波計測における標準電極配置（入戸野，2005 より作成）

動を視覚的に理解することができる（図 7；巻頭口絵）。

①脳波の分類

　ヒトでは国際 10-20 法に従って頭皮上に置いた電極から誘導した電位を増幅して計測することができる（図 8）。表 2 に分類したように δ（デルタ）波，θ（シータ）波，α（アルファ）波，β（ベータ）波，γ（ガンマ）波と呼ばれる。ヒトの脳波研究については第 14 章にくわしく解説されている。ラットからもヒトと同様の脳波を計測することができる。周波数帯域の分類も表 2 と同じである。脳波を指標して実験をするうえではヒトであるかラットであるかの被験体の違いは

表 2　脳波の周波数帯域による分類（阿部，2017）

δ（デルタ）波：0.5 〜 3 Hz（4 Hz 未満）
θ（シータ）波：4 〜 7 Hz（8 Hz 未満）
α（アルファ）波：8 〜 13 Hz（14 Hz 未満）
β（ベータ）波：14 〜 40 Hz
γ（ガンマ）波：40 Hz を超える周波数

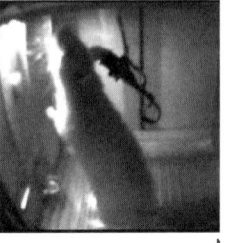

ラット
海馬 CA1

立ち上がり行動と
海馬 θ 波

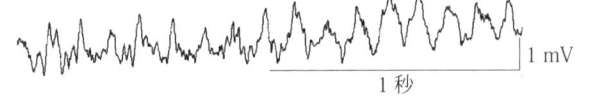

1 mV

1 秒

図 9　ラットの海馬 CA1 から測定した海馬 θ 波の例

（注）　負パターン課題遂行時のラットから記録した。音と光の複合刺激提示時にラットが後ろ肢
　　　で立ち上がり行動のときの海馬 θ 波。画像は実際の計測の様子。

問題にならない。ラットでは電極は頭皮ではなく直接脳皮質の上に置く。さらに
コーディングしたステンレス電極を用いて大脳辺縁系の海馬や線条体にも電極を
挿入して深部脳波を計測することができる。前部帯状皮質から計測した脳波の加
算平均法の分析により，ラットでもヒトの実験結果と同様にオドボール課題に対
して P3 様の波形が計測できることが明らかになっている（Hattori et al., 2010）。
背側海馬領域から測定される脳波はきれいな正弦波様の波形が計測されることが
あり，これはとくに海馬 θ 波と呼ばれている（図 9）。海馬 θ 波は最初にウサギの
海馬から計測されたものであり，ネコでもラットでも同様に行動とよく相関して
計測されることが明らかになっている。海馬 θ 波がウサギで計測された当初は 6
Hz 前後の周波数帯域であったので海馬から測定される θ 波ということで海馬 θ
波と呼ばれるようになった。研究で最もよく用いられているラットから計測され
る海馬 θ 波ではそのピーク周波数は 8 Hz 前後であり，α 帯域であるが，研究の
歴史的な流れから例外的にこれも海馬 θ 波と呼ばれている。

　図 10 は自由行動中のマウスの脳から測定したシングル・ユニット（図の下部）
と FP（図の上部）の例である。脳活動記録と古典的条件づけの手続きを用いた恐怖

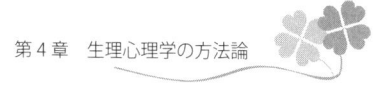

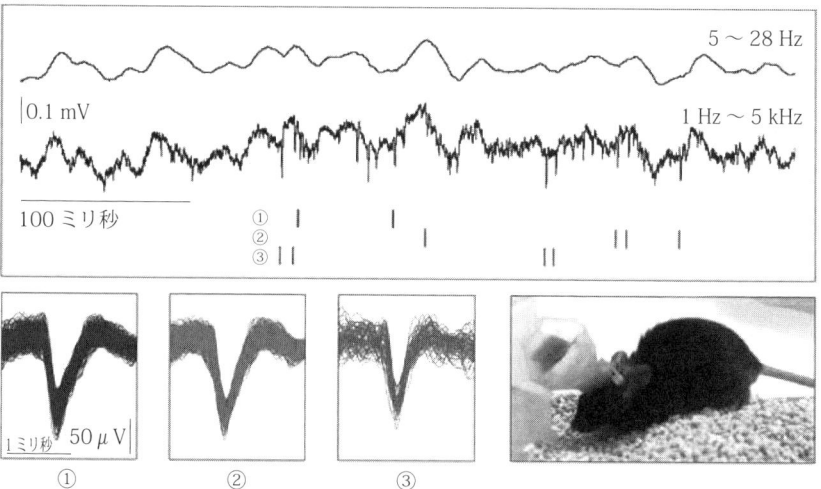

図10　シングル・ユニット記録とフィールド・ポテンシャル記録（https://www.sys-med.de/en/alliances/sysmedalcoholism/sp-11/ より作成）

（注）　①，②，③はそれぞれ単独のシングル・ユニット記録。

条件づけの実験をして，そのときの音刺激CSに対する誘発電位（evoked potential: EP）を測定したものが図11である。電気ショックと対提示される前の音刺激は恐怖を喚起する刺激ではなく，中性刺激としての物理的な音により惹起する電位成分しか見られないが，CS‐USの手続きを繰り返すことにより，音と電気ショックの間に連合が形成され，CSのみでUSと同じ効果をもつようになる。その結果，測定されるFPを何回も加算平均すると大きなEPが観察されるようになる。EPの平均加算回数は最低でも20回は必要であり，40回以上あればある程度の信頼をもって特徴的な波形を同定することができるようになる。感覚刺激により惹起される誘発電位として聴覚誘発電位や視覚誘発電位，触覚誘発電位と呼ばれる。さらに刺激に対して判断を求めるように実験を設定すると，求められる刺激が提示されたときに約300ミリ秒後に大きな陽性成分が観察されるようになる。これをとくにP300成分と呼ぶ。またそれが3番目の陽性成分であれば，P3成分とも呼ばれる（入戸野，2005）。

②循環器系の活動指標

　生理心理学の研究においては，一般に動物に弁別課題を行わせ，その課題遂行中の行動指標と生理指標を同時に計測して，生体内部で行われている情報処理過

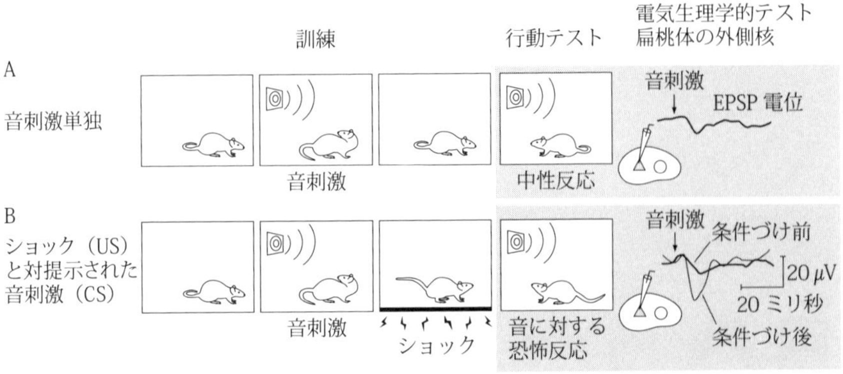

図11 恐怖条件づけと誘発電位の変化（Kandel et al., 2013 より作成）

(注) A：条件づけ前の音刺激によって惹起される誘発電位。この後，音－電撃の対提示時の繰り返しにより恐怖条件づけが行われた。B：恐怖条件づけ後に音刺激によって恐怖反応が生じて，音に惹起される誘発電位が恐怖条件づけ後に振幅が大きく変化している

程を探ろうとする方法が用いられる。その多くは脳内情報処理過程との関連から，課題提示時の脳波を記録し，加算平均処理による誘発電位や事象関連電位の分析，または周波数分析による脳内の優勢部位の推定などが行われる。また同時に，動物が実験場面で示す情動性を測定するものとして，血圧や心拍数，体温も重要な指標となる。血圧や心拍数，体温は，生体の自律神経の活動を推定するものとして，直接神経活動を計測するよりも，はるかに簡便な方法で測定可能な指標である（坂田，1996）。

　生理学や内科学の分野で，とくに循環系の機構解明や高血圧の治療を目的とする研究では，ラットを用いた研究では従来からもっぱら麻酔下での測定データが中心であった。しかしいまでは無麻酔下で血流量および血圧の連続測定が多く行われている。ヒトの循環器研究においてはラットも重要なモデル動物である。麻酔されている状態と無麻酔下では，生体の循環動態はまったく異なると言っても過言ではない（Kawaue et al., 1984）。動物における血流量の無麻酔下での連続測定には，高価な電磁流量計を用いて，電磁流量計プローブを埋め込む難度の高い手術が必要となる。それに比較して，心理学研究に用いられる指標としてのラットの血圧および心拍数の測定には，安価な血圧測定装置と大腿動脈にカニューレを直接挿入する簡単な手術で測定可能である（図12）。カニューレは皮下を通して背頸部から出して延長したカニューレと接続する。歪圧力計と動脈をつなぐカニューレ内には血液凝固阻止剤であるヘパリンを入れた生理食塩水を満たして使

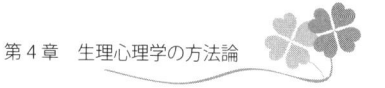

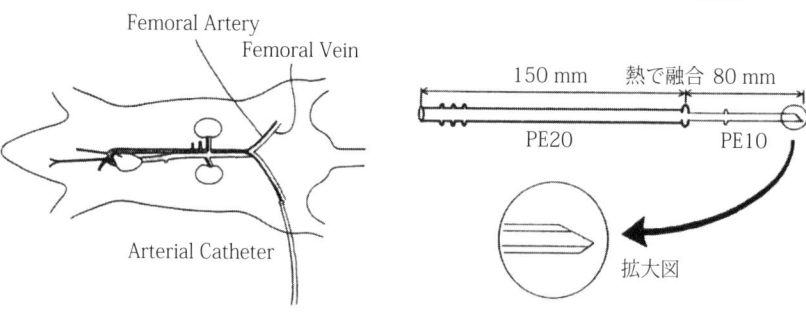

図12　ラットの血圧を測定する

（注）　左：右大腿動脈にカニューレを挿入する。右：使用するカニューレ。

用する。

　簡単に測定できるにもかかわらず日本の心理学分野における動物の血圧測定の論文は少ない。例としてラットの時間弁別課題中の血圧変動の測定方法を示した。生体の自律神経の指標としての血圧の重要性と，測定の容易さを理解することも重要である。時間弁別課題は，動物の時間弁別行動を研究する際に用いられる課題である。被験体は設定された時間が経過するのを待たなければ，報酬が与えられない。心拍数や血圧の変化はゆるやかな自律神経系の反応変化を観察するのに適した指標である（坂田，1996）。

III　生理心理学の3つの研究法

　生理心理学の方法論としては大きく3つに分類できる。それは観察測定法，刺激法，損傷・破壊法である。いずれの方法を用いるにしても重要なのは行動指標である。それぞれについて簡単に紹介する。

1．観察測定法

　実験条件において一番重要なのは統制条件であると述べたが，観察測定法はその統制条件の測定に相当する。実験的に独立変数を操作しなくても，自然条件の中ではいくつかの環境変数が変動する。行動指標も生理指標も自然の条件の中で観察測定していると，多くの測定結果から相関関係を見ることができる。観察測定法としては，行動指標，生理指標で述べた測定を安定的に活用すればよい。測定指標間の相関が得られたのであれば，次の段階としては変数の間の因果関係を追求していけばよいことになる。

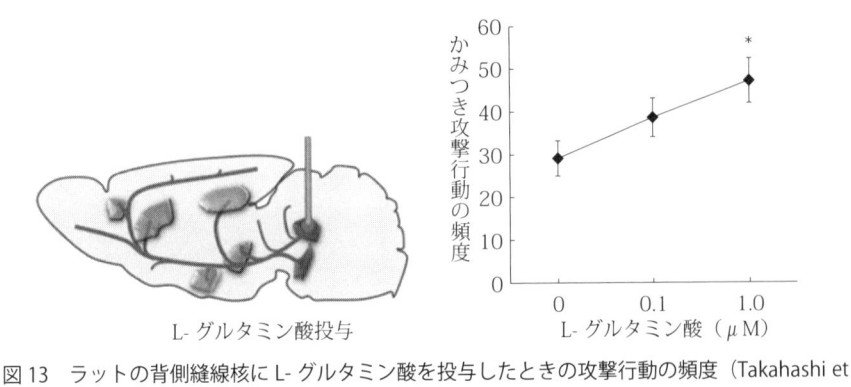

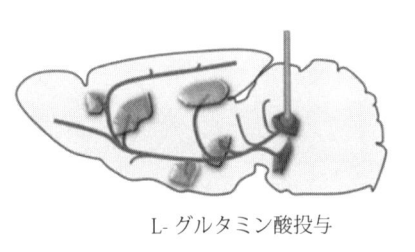

L- グルタミン酸投与

図13　ラットの背側縫線核に L- グルタミン酸を投与したときの攻撃行動の頻度（Takahashi et al., 2015 より作成）

（注）　L- グルタミン酸の投与濃度依存的に攻撃頻度が増えている。

2．刺激法

　刺激法は因果関係を検討するのに適している。脳のある部位を刺激することによって特定の行動が生じるのであれば，その部位の働きがその行動を生じさせていることになる。たとえば，図 13 に示したように，ラットの背側縫線核（dorsal raphe nucleus: DRN）に L- グルタミン酸を注入すると濃度依存的に攻撃行動の頻度が増加することが示されている（Takahashi et al., 2015）。これは脳を直接刺激することによって攻撃行動が変化したことを示しており，因果関係は明白である。従来の研究では脳内の特定部位に電極を入れておき，あるタイミングで電気刺激をすることで行動の変化を観察していた。典型的には，オールズら（Olds et al., 1954）で報告されているように，脳内自己刺激（intracranial self-stimulation: ICSS）と呼ばれる手法では，脳内の報酬系に電極を埋め込んでおき，ラットが自分でオペラント実験箱のレバーを押すことで脳内の電極に電気刺激が送られるようにしておくと，ラットは飲まず食わずの状態でひたすらレバー押し反応をすることが知られている。

　最近では脳内刺激の方法は光遺伝学（optogenetics）の手法が多く用いられる。これは特定の波長の光に反応して活性化するタンパク質を遺伝学的に細胞の中に組み込んでおくことで，光刺激を照射することでその神経細胞だけが興奮することを利用した手法である。特定の波長の光として，チャネルロドプシン 2 は青色光に反応し，ハロロドプシンは橙色光に，アーキオロドプシンは緑色光に特異的に反応する。ウィルスベクターを用いて遺伝子改変マウスに発現させたい光活性

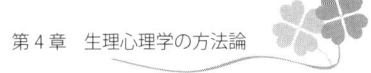

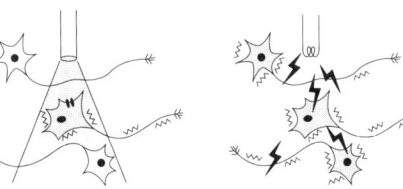

図14　オプトジェネティクスと従来の電気刺激（山中，2012より作成）

(注)　左：光遺伝学による光を用いた特定神経活動操作。右：従来の電気刺激による非特異的神
　　　経活動操作。

化タンパク質を組み込んでおく。従来の電気刺激の方法では刺激する電極位置に
依存してその近辺のニューロンも同時に刺激されて興奮が生じるが，オプトジェ
ネティクスを用いれば，特定の性質のニューロンだけを光の色により刺激できる
ようになった（図14）。これは画期的な方法であり，2010年の *Nature Methods*
で Method of the year に選ばれた。ダイセロス Deisseroth, K. の2005年の研究以
来，飛躍的に多く活用されるようになり，現在では日常的に使用される研究手法
になっている。将来的にはこの方法を治療にも応用できるようになると予想され
ている。

3.　損傷・破壊法

　伝統的な動物研究として，脳損傷，脳破壊の独立変数操作をして多くの実験研
究が行われてきた。臨床的な症状のモデル動物としてその症状が再現できれば，
原因となっている脳機能欠損の推定が可能となる。高次脳機能障害の研究のため
のモデル動物となる。

　脳の損傷法としては標的部位の切除，吸引除去をはじめ，電極を入れて過大電
流を流す，あるいは熱損傷を実施する等の方法がある。海馬損傷研究においては
カイニン酸による損傷や，イボテン酸投与による損傷研究が多く行われてきた。
ただし，その結果として同じ部位の損傷であってもカイニン酸を使うのか，イボ
テン酸を使うのかで異なる結果が報告されている。つまり単純な損傷効果だけで
はなく，周辺部位への影響も異なると考えられている。脳損傷の方法論について
は柳井ら（2008）に詳述してあるので参考になる。

　どの方法で損傷を引き起こすのかも含めて，臨床症状と同じ症状を損傷により
生じさせることは，病状のモデル作成になり，症状の原因解明と治療法の開発に
とって有用である。医学と直結する臨床領域研究においては損傷法の研究は重要

である。損傷研究においてはその後の損傷部位の確認が必要である。組織学的検索により，損傷範囲が確認できる。脳血管の閉塞によって脳虚血を引き起こし，結果的に脳損傷を作る方法も行われている。実験的には何分間の脳虚血がどの程度の障害を引き起こすのかも明らかにすることができる。記憶と関係している海馬領域は脳虚血による酸素不足が結果的に多くの細胞脱落を引き起こしていることもわかっている。高次脳機能障害の原因解明と治療のためにも損傷研究は重要である。

◆学習チェック
- □　生理指標について理解することができた。
- □　行動指標について理解することができた。
- □　独立変数と従属変数について説明することができる。
- □　統制群と実験群を用いた実験計画について説明することができる。
- □　生理心理学の方法に関して，観察測定法，刺激法，損傷・破壊法について説明することができる。

より深めるための推薦図書

　　堀忠雄・尾﨑久記監修，坂田省吾・山田冨美雄編（2017）生理心理学と精神生理学　第 1 巻：基礎. 北大路書房.

　　堀忠雄（2008）生理心理学. 培風館.

　　岡市広成編著（1995）行動の生理心理学. ソフィア.

文　　　献

阿部高志（2017）中枢活動 1―脳波. In：坂田省吾・山田冨美雄編：生理心理学と精神生理学　第 1 巻：基礎. 北大路書房.

Deisseroth, K. (2011) Optogenetics. *Nature Methods*, 8; 26-29.

Hattori, M., Onoda, K. & Sakata, S. (2010) Identification of rat P3-like processes in anterior cingulate cortex and hippocampus. *Neuroscience Letters*, 472; 43-46.

Kandel, E. R. & Siegelbaum, S. A.(2013)Cellular mechanisms of implicit memory storage and the biological basis of individuality, In: J. H. Schwartz, T. M. Jessell, S. A. Siegelbaum et al. (Eds.): *Principles of Neural Science*, 5th Edition. McGraw-Hill, pp. 1461-1486.

Kawaue, Y. & Iriuchijima, J. (1984) Changes in cardiac output and peripheral flows on pentobarbital anesthesia in the rat. *Japanese Journal of Physiology*, 34; 283-294.

入戸野宏（2005）心理学のための事象関連電位ガイドブック. 北大路書房.

Olds, J. & Milner, P. (1954) Positive reinforcement produced by electrical stimulation of septal area and other regions of rat brain. *Journal of Comparative and Physiological Psychology*, 47; 419-427.

Olton, D. S. (1978) Characteristics of spatial memory. In: S. H. Hülse, H. Fowler & W. K. Honig (Eds.): *Cognitive Aspects of Animal Behavior*. Lawrence Erlbaum, pp. 341-373.

苧阪満里子（2013）デフォルトモードネットワーク（DMN）から脳をみる. 生理心理学と精神

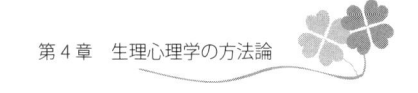

生理学，**31**; 1-3.

Paxinos, G. & Watson, C.（1986）*The Rat Brain in Stereotaxic Coordinates*, 2nd Edition. Academic Press.

坂田省吾（1996）時間弁別課題遂行中のラットの血圧連続測定．広島大学総合科学部紀要Ⅳ 理系編，**22**; 105-113.

Sakimoto, Y., Hattori, M., Takeda, K. et al.（2013）Hippocampal theta wave activity during configural and non-configural tasks in rats. *Experimental Brain Research*, **225**; 177-185.

Sutherland, R. J. & Rudy, J. W.（1989）Configural association theory: the role of the hippocampal formation in learning, memory, and amnesia. *Psychobiology*, **17**; 129-144.

Takahashi, A., Lee, R. X., Iwasato, T. et al.（2015）Glutamate input in the dorsal raphe nucleus as a determinant of escalated aggression in male mice. *Journal of Neuroscience*, **35**; 6452-6463.

柳井修一・岡市広成（2008）行動科学における生理心理学的手法の発展．生理心理学と精神生理学，**26**; 49-59.

山中章弘（2012）オプトジェネティクス（光遺伝学）を用いたインビボにおける特定神経細胞活動制御法．日本薬理学会誌，**140**; 280-284.

第5章

視覚・聴覚の障害と評価方法

鈴木匡子・軍司敦子

𐂷 *Keywords*　視覚性失認，視覚性注意，視覚失調，幻視，腹側／背側視覚路，音波，難聴，聴力検査

Ｉ　視覚・視覚性認知の障害と評価方法

　ヒトが外界から受け取る情報の中では，視覚情報が最も多い。脳のどのような部位でどのような視覚情報処理がされているかを知ることで，脳の損傷による多様な視覚症状を理解することができる。

1．視覚の神経基盤

　網膜から入った光刺激は，視神経，外側膝状体を経由して後頭葉の一次視覚野（V1）に入る（図1）。その間，神経束は視交叉で半交叉するため，左視野の刺激は右後頭葉へ，右視野の刺激は左後頭葉へ入ることになる。外側膝状体を経由する経路は膝状体視覚路と呼ばれ，意識される視覚受容に関係する。一方，網膜から視蓋前域，視床枕を経て高次視覚野に達する膝状体外視覚路は意識されない視覚受容に関連すると考えられているが，ヒトでは詳細は明らかでない。網膜には錐体細胞と桿体細胞があり，色認知に関わるのは錐体細胞である。どの波長の光線に感度が高い視物質をもつかによりL錐体（赤錐体），M錐体（緑錐体），S錐体（青錐体）の3種類に分けられる（鈴木，2010）。

　V1に入った信号は腹側路と背側路に分かれる（図2；Mishkin et al., 1983）。腹側視覚路は対象の認知に関わる経路で，視覚情報を意味や言語に結びつける。形態，色，質感などはそれぞれ独立した経路で処理され，それらを統合することにより対象が何であるかがわかる。一方，背側視覚路は対象に向かって働きかけるために視覚情報を活用する経路である。対象に注意を向け，その位置や動きを把握し，それに向かって手を伸ばし，対象をつかんだり，道具として使ったりする。

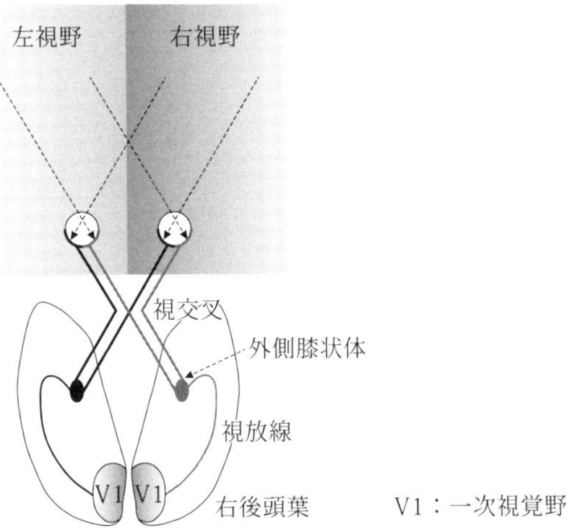

左視野　　右視野

視交叉

外側膝状体

視放線

V1 V1　右後頭葉　　　V1：一次視覚野

図1　網膜から一次視覚野までの経路

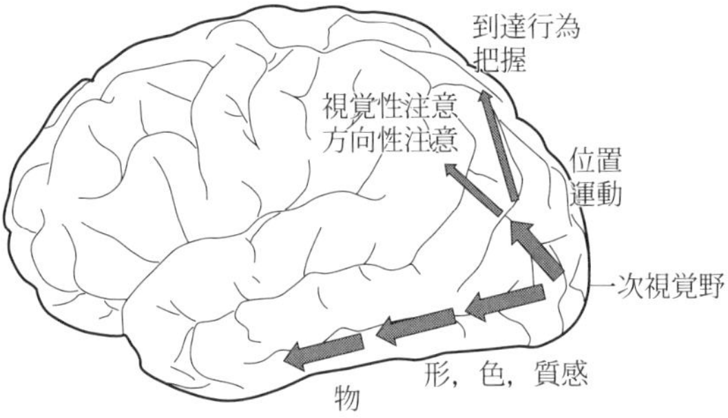

背側路：対象に向かって働きかける（Where/How）

到達行為
把握

視覚性注意
方向性注意

位置
運動

一次視覚野

物　　形，色，質感

腹側路：対象が何であるかを認知（What）

図2　腹側視覚路と背側視覚路

すなわち，視覚情報と体性感覚・行為を結びつける働きがある。背側路を，V1 から下頭頂小葉へ向かう腹背側路と，V1 から上頭頂小葉・頭頂間溝へ向かう背背側路に分ける説もある（Rizzolatti et al., 2003）。各視覚路は相互に連絡しながら機能しているものの，それぞれある程度独立して働いているため，損傷部位に応じて異なる症状を呈する。

2．視覚および視覚性認知の評価方法

　視覚および視覚性認知の機能とその障害を表1に示す。

表1　視覚・視覚性認知のおもな機能とその障害

	機能	機能障害による症状
基本的視機能	視力	視力低下，盲
	視野	視野障害（同名性半盲，四分盲など）
腹側路の機能	色の認知	大脳性色覚障害
	形から対象認知	視覚性失認
	顔の形から個人同定	相貌失認
	街並から場所同定	街並失認
背側路の機能	運動の認知	失運動視症
	視覚性注意	視覚性注意障害（背側型同時失認）
	到達運動	視覚失調（中心視野），視運動性失調（周辺視野）
	物品把握	preshaping の障害
	自己身体定位	自己身体定位障害

① 視力，コントラスト感度

　対象認知に必要な基本的視知覚をまず評価する。心理検査に用いる刺激は机上に提示することが多いため，ランドルト環を用いた近見視力表で視力を測定しておく。また，病態によって特定の空間周波数（単位長さあたりの明暗の縞パターンの数）の刺激の受容が悪くなることがあるため，必要に応じて空間周波数ごとのコントラスト感度（明暗の差の弁別能）を検査する。空間周波数が低いと縞の数は少なく，コントラストが低いと明暗の差の少ないぼんやりした縞となる。視力は高い空間周波数で高いコントラストをもつ刺激の弁別能を見ていることになる。

②視　　　野

　正面を固視した場合に視覚受容可能な範囲を視野という。診察時には対座法で，詳細はゴールドマン視野計（動的視野），ハンフリー視野計（静的視野）で測定する。

③立体視

　立体視はいろいろな手がかりにより得られる。両眼視差による立体視はステレオグラムで測定する。対象の形がわかっている場合の局所性立体視と，ランダムドットステレオグラムのように手がかりがない全体性立体視があり，その障害は

乖離することがある。Stereo Butterfly（Fly）Test（Stereo Optical Company, Inc.）には両者の検査が含まれる。

④色

高次視知覚検査の色認知検査は明らかな異常は検出できるが，より軽度の障害の検出には近似色の照合をする City University Colour Vision Test，色相順に並べ替えるパネル D-15 テスト，Farnsworth-Munsell 100 hue test を用いる（平山，2020）。100 hue test は刺激の数が多いため，注意障害や同時失認がある場合は困難である。石原式などの仮性同色表は，軽度の大脳性色覚障害は検出できない一方，同時失認など色覚障害以外の要因により誤ることがある。

⑤形　　態

形態が捉えられているかどうかは，同じ形を照合する，図形の模写をすることで確認できる。ただし，模写は形態認知だけでなく，構成機能も要するため，うまく模写できない場合はどの過程で障害されているかを検討する必要がある。ある図形を記憶から想起して描画できるのに，模写がうまくできない場合は，構成障害ではなく，形態認知障害によるものと考えられる。

⑥運　　　動

均一運動知覚（coherent motion perception）課題を用いる（平山，2020）。これはランダムな動きをする多数の点のうち，ある割合の点が一定方向に動くもので，一定方向に動く点が多くなるほど，運動方向は判断しやすくなる。

⑦視覚性注意

視覚性注意が保たれていると，ある程度広い範囲の視覚対象に注意を払いつつ，目標となる対象にも注意を向けて詳細に分析することができる。また，必要に応じて他の対象に注意を移すことができる。新聞の読みやトレールメーキング検査など，複雑な視覚対象の処理には視覚性注意の働きが必須である。

⑧到達運動

固視した物または周辺視野にある物に正確に到達できるかを左右の手で検討する。ペンなどの指標をしっかり見て片手で触る条件，正面を見たまま右視野，左視野に提示された指標を触る条件で行う。片手ずつ検討し，ずれの程度を観察す

る。

3．基本的視知覚の障害

①盲・視力低下

　網膜から一次視覚野に至るどの部位であっても，両側性に完全に損傷されれば盲となる。一次視覚野の両側性損傷による皮質盲は徐々に改善することがある。まず，光，動き，色などがわかるようになり，形態は遅れて回復する。高齢者の場合は，机上のものを見る際に眼鏡で矯正が必要な場合が多く，白内障，緑内障など眼疾患により視力が低下していることもあるため，心理検査に先立って視力を確認しておく。

②視野障害

　上述の視覚経路を反映して，部位により特徴的な視野障害を生じる。顔や眼球を自由に動かせる状況であれば，中心視野の保たれている同名性半盲では対象や環境の認知には大きな支障は見られない。重度の視野狭窄や中心視野を含む同名性半盲では，視覚刺激の一部しか受容されないため，対象認知に影響が出ることが多い。

③立体視の障害

　立体視は両眼視差だけでなく，陰影，重なり，大きさ，肌理勾配，運動視差などさまざまな手がかりで成立する。したがって，両眼視差による立体視が障害されても自覚されないことが多い。斜視などにより両眼視差による立体視が生来使えない人もいる。両眼視差による立体視の障害は頭頂葉損傷で見られ，やや右頭頂葉損傷で多いとされる。

4．腹側路の障害

　視覚性対象認知においては，線画のように形態のみから認知できる場合もあるが，実物や写真では色，質感，陰影なども手がかりとなる。上述のように形，色，質感，動きなどは異なる経路で処理されるため，限局した病巣ではそれぞれが単独で障害され，対象認知に影響することがある。

①形態認知の障害——視覚性失認

　視覚性失認は，形から対象が何であるかを認知できない状態である。対象の動

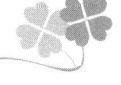

きの視覚性情報，対象を触る触覚性情報，対象の特徴的な音などの聴覚性情報からは対象を認知できる。たとえば，見ただけでは鉛筆とわからないのに，閉眼でつかんでみるとすぐに鉛筆とわかる。また，止まっているトンボはわからないが，飛び立つとその動きからトンボとわかることもある。

　視覚性失認はどの過程で障害されているかにより 3 型に分けられる。形そのものの認知が悪い知覚型視覚性失認，形を全体としてまとめあげられない統合型視覚性失認，形はわかるのにそれを意味に結びつけられない連合型視覚性失認である。3 型を区別するためには，対象を模写させてみることが有用である。まったく模写できなければ知覚型，部分ごとにかなり時間をかけて模写する場合は統合型，模写が容易にできる場合は連合型と考えられる。知覚型でも単純な図形の照合は可能なことから，視力低下とは区別される。左または両側後頭葉損傷により生じる。

　特殊な視覚性失認に相貌失認と街並失認があり，形態からよく知っているはずの顔や街並を同定できなくなる状態である。相貌失認ではヒトの顔であることはわかるが，それが誰の顔かがわからなくなる。声，歩容，しぐさ，髪型などからは顔を類推し，誰であるか同定することができる。同様に街並失認は建物や街並であることはわかるが，それがどこの街並かがわからなくなる。

　相貌失認は，顔の認知に関連する右紡錘状回の損傷に関連する。街並失認は右海馬傍回の損傷で生じることが多い。

②色認知の障害──大脳性色覚障害

　大脳性色覚障害は，色が認知できず，周囲がモノクロに見える状態である。軽度の場合は周囲が薄暗く，鮮やかな色がくすんで見える。両側または右紡錘状回損傷により生じる。日本人男性の約 5 ％に遺伝的な網膜錐体細胞の異常による先天性色覚障害があるため，注意が必要である。先天性色覚障害では色相配列検査の誤りに一定の傾向があることから，大脳性色覚障害とは区別できる。

5．背側路の障害

①運動視の障害──失運動視症

　失運動視症は対象の動きがわからなくなる状態で，動いているものが飛び飛びの静止像として認識される。動いているものが見えなくなる症例も知られている。まれな病態で，中側頭回後部損傷との関連が指摘されている。

②視覚性注意障害（背側型同時失認）

　視覚的に2つのものを同時に認識できない症状である。たとえば，スプーンとフォークが重なっている絵を見ても，その一方にしか気づかない。2つの円が重なっている場合に，重複部分だけを塗りつぶすことができない。日常生活では自分がすでに書いた字の上に重ねて字を書いてしまったりする。バリント症候群（Bálint syndrome）の1症状で，両側頭頂後頭葉病変で生じる（鈴木，2014）。

③視覚失調

　視覚，運動，体性感覚は保たれているのに，対象に手を伸ばして到達する際にずれてしまう状態である。周辺視野にある対象に対してずれる場合はataxie optique（日本語では視運動性失調として区別することがある）と呼ばれ，一側頭頂後頭葉病変で対側視野，対側手に強く出現する。すなわち，右病変では左視野左手＞左視野右手＞右視野左手＞右視野右手の順にずれが大きい。一方，対象を固視した状態でもずれる場合を optische Ataxie（視覚性失調）と呼び，両側頭頂後頭葉病変で生じる。optische Ataxie は精神性注視麻痺，視覚性注意障害（背側型同時失認）とともに，バリント症候群に含まれる。

④把握の障害

　物をつかもうと手を伸ばすとき，対象に到達するまでに，指は自然と対象の大きさに見合った開き具合となる。この機能をプリシェイピング（preshaping）という。プリシェイピングの障害があると，不必要に指を大きく開いて対象に近づき，つかむ直前に対象の大きさを意識的に捉えて，指の開きを調整する。プリシェイピングの障害は頭頂間溝の病巣で対側の手に生じる。

⑤自己身体定位障害

　椅子やベッドなどに対して，適切な向きに自分の身体を合わせる行為の障害である。背もたれのある椅子に横向きに座ったり，ベッドの長軸に垂直に寝てしまったりする。両側上頭頂小葉の損傷で生じる。

6．視覚の陽性症状

　視覚の陽性症状として，対象の見え方が変化する変形視，異なる物に見える錯視，実際にはないものが見える幻視が知られている（鈴木，2010）。変形視では，対象の大きさ，奥行き，傾きが変化したり，形が歪んだりする。顔のみに変形視

が生じる場合も知られている。天井のシミなど意味のないものを顔など意味のあるものとして見てしまう錯視はパレイドリア現象と呼ばれ，レビー小体型認知症でしばしば見られる。また，正常の視覚入力がなくなることに関連して生じる幻視として，シャルル・ボネ症候群（Charles Bonnet syndrome）がある。これは脳損傷だけでなく，眼や視神経などの損傷によっても生じる。視覚路以外の脳損傷による幻視としては，中脳の病巣により生じる脳脚性幻覚が知られている。薄暗いときに生じやすく，映画を見ているような複雑な幻視で，REM 睡眠異常に関連すると言われている。

II　聴覚の障害と評価方法

1. 聴覚障害の概要

　聴覚障害は，発症時期によって先天性難聴と後天性難聴に分けられる。新生児で認められる先天性難聴の発症率は 1,000 人に 1 ～ 2 人とされており，原因として，胎生期には遺伝性難聴をはじめ胎内感染や染色体異常など，周産期には低出生体重や新生児仮死などが挙げられるが，特定できないことも多い。一方で，後天性難聴は，中耳炎などの感染症や薬剤，てんかん，頭部外傷，音響外傷，ストレスなどによる中途失聴と加齢による難聴が原因とされる。いずれにせよ小児期までの発症は言葉の獲得や言語発達に多分に影響するため，早期の診断や治療，支援が求められる。

　すなわち，発症時期によって障害の及ぼす範囲も変化するということになるが，さらに，聴覚障害の程度については，聴覚伝導路における損傷部位や機能不全の程度も大きく反映される。まず，通常の生活空間において生じた音波は，耳介や外耳道を通じて鼓膜を振動させ，連結する耳小骨（ツチ骨，キヌタ骨，アブミ骨）にてその振動が増幅されて内耳へ伝えられる。この間の聴覚伝導路における閉鎖（e.g., 外耳道閉鎖, 中耳炎などの感染症）や欠損（e.g., 鼓膜穿孔），機能不全（e.g., 耳硬化症）は伝音性難聴を引き起こし，音を聞こえにくくする（図 3）。

　また，中耳を介して伝えられた振動が内耳にて神経活動へ変換されて最終的に大脳へ伝わるまでの聴覚伝導路において，何らかの障害が生じると感音性難聴を引き起こすが，おもに感度の低下を示す伝音性難聴とは異なり，感音性難聴による障害の程度や範囲はさまざまとなる。

　まず，アブミ骨の振動は，内耳に満たされたリンパ液を通じて蝸牛の基底膜を振動させ，コルチ器にある有毛細胞のチャネルを開き，蝸牛神経へ神経興奮を伝

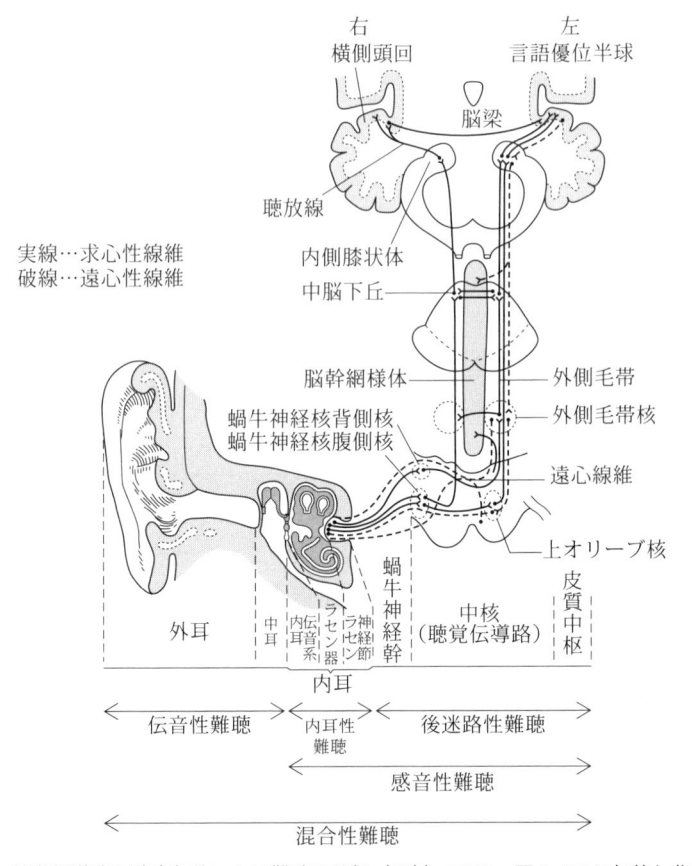

実線…求心性線維
破線…遠心性線維

図3　聴覚伝導路と障害部位による難聴の分類（野村，2013，図 I -38 に加筆し作成）

える。このとき蝸牛の入口に近い蝸牛底付近では高音の，入口から遠い蝸牛頂付近では低音の振動へ反応性が高い。すなわち，蝸牛における反応の位置情報（トノトピー）に基づき脳では音波の周波数解析が行われるため，蝸牛の障害部位によって難聴となる音域は変化する。たとえば，加齢に伴なう有毛細胞の消失や基底膜の動特性の変化はしばしば蝸牛底付近から顕著となるため，難聴となる音域は高音（高周波の音波）から徐々に進行することが多い（老人性難聴）。

　その後，蝸牛神経の活動は，延髄の背側・腹側の蝸牛神経核を介し，内耳神経（第8脳神経）を通じて上オリーブ核および外側毛帯核，下丘，内側膝状体を経て大脳の横側頭回に局在する一次聴覚野や周辺の聴覚連合野へ伝えられ，音の知覚が成立する。大脳では，音波の物理的属性（e.g., 音圧，振動数，波形）とそれら

のカテゴリー化（e.g., 言語音や環境音，音源定位）に加えて心理的属性（e.g., 音の強度や音高〔ピッチ〕，音色，鋭さ）も処理するため，主訴は物理的属性の知覚における感度の低下よりも，むしろ音のカテゴリー化や心理的属性の知覚における歪みや不全について示されることが多い。なお，この間の聴覚伝導路における障害部位に基づき脳幹性難聴と皮質性難聴に分けることができ，内耳から延髄までの間に責任部位のある神経性難聴と併せて後迷路性難聴とも分類される。

　さらに，聴覚障害の原因は，上記の聴覚伝導路に何らかの障害がある場合には器質性難聴，それ以外の原因による場合を機能性難聴と分類することもある。機能性難聴は精神的なストレスを主とする心因性難聴と意図的に難聴を装った詐聴，原因不明の非器質性難聴に分けることができる。

　したがって，聴覚障害の状態把握（診断を含む）や予後判定，経過観察のためには，障害の範囲や程度について量的・質的に評価し，難聴の責任部位を同定する検査の適用が必須といえる。また，言葉の遅れや音声コミュニケーションにおける反応性の乏しさなど聴覚障害以外の原因も考えられるケース(e.g., 発達障害，認知症）の鑑別診断でも聴覚の評価は有用である。以下の項では，聴覚の評価方法について，被検者にキー押しや内省などの反応を求める自覚的検査と，神経の電位変化や外耳道の圧変化を測定することによって客観的に評価する他覚的検査に分けて概説する。

２．聴覚の評価方法

①自覚的検査

（a）純音聴力検査（audiometry）

　単一の正弦波で表すことのできる純音を受話器より提示し，音が聞こえたらキー押しなどで応答することによって聴力レベルを評価する検査法である。受話器には，外耳道の外側にあて音波の振動を鼓膜へ伝える気導受話器と側頭骨乳突部にあて振動を内耳へ伝える骨導端子があり，それぞれを用いた検査結果を比較することによって，聴覚障害の責任部位が伝音系か感音系かを調べることができる。ただし，能動的な応答が求められる検査のため，適用対象はおおむね３歳以上となる。

　検査は，防音室内にてオージオメータを用いて実施する。通常，気導聴力検査では 125，250，500，1,000，2,000，4,000，8,000 Hz，骨導聴力検査では 250，500，1,000，2,000，4,000 Hz の純音を小さな音圧から大きな音圧へと 5 dB 刻みで順に提示して評価を行う（図 4）。平均聴力の算出には 3 分法，4 分法，6 分

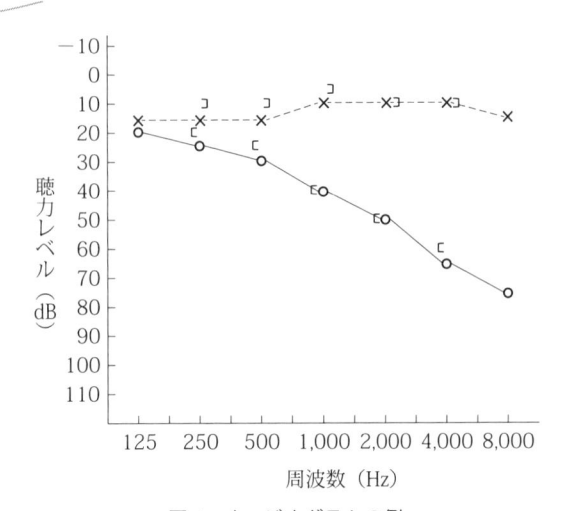

図4　オージオグラムの例

(注)　感音性難聴の例である。左耳気導聴力を×，右耳気導聴力を○，左耳骨導聴力を⏌，右耳
　　　骨導導聴力を⌐で示す。

法があるが，日本では会話音域と呼ばれる 500，1,000，2,000 Hz の聴力レベル
(dB) をそれぞれ a, b, c としたときに (a + 2b + c)/4 の算式（4分法）によっ
て算出されることが多い。難聴（聴覚障害）の程度は表2に示す。

　(b)　語音聴力検査

　1桁の数字を受話器より提示し，各提示音圧における正答率を算出する手法を
語音聴取閾値検査といい，50％明瞭度が得られる音圧を言葉の聞き取りにおける
最小可聴域を表す語音聴取（語音了解）閾値（dB）とする。同様に，日本語の単
音節（清音や濁音）を受話器より提示し，各提示音圧における正答率を算出する
手法を語音明瞭度（語音弁別）検査といい，言葉の正確な聞き分けの状態を語音
明瞭度（語音弁別能）（％）として表す。これらは，おもに社会適応能力の指標
として利用される。なお，語音明瞭度は後迷路性難聴によってとくに低下するた
め，感音性難聴の責任部位の特定に役立つ。

　(c)　補充現象の検査

　感音性難聴では，聴力レベルを超える音に対して，音圧の物理的属性における
増大率に比して心理的属性が過度に上昇することがあり，この現象を補充現象と
いう。遠心性神経によるシナプス形成のほとんどが外有毛細胞にあることから，
補充現象とはおもに内耳の外有毛細胞由来の現象と考えられており，検査結果が
陽性の場合は内耳性難聴を疑い，陰性の場合は後迷路性難聴を疑う。

表 2　聴覚障害の身体障害者障害程度等級表（障害者福祉法施行規則別表第 5 号）

	聴覚障害
2 級	両耳の聴力レベルがそれぞれ 100 デシベル以上のもの（両耳全ろう）
3 級	両耳の聴力レベルが 90 デシベル以上のもの（耳介に接しなければ大声語を理解し得ないもの）
4 級	①両耳の聴力レベルが 80 デシベル以上のもの（耳介に接しなければ話声語を理解し得ないもの）
5 級	
6 級	①両耳の聴力レベルが 70 デシベル以上のもの（40 センチメートル以上の距離で発声された会話語が理解し得ないもの）

　検査の 1 つである SISI 検査（short increment sensitivity index test）では，聴覚レベルよりも 20 dB 大きい音圧で純音を連続的に提示しておき，それよりも 1 dB 大きい音圧の音を 5 秒ごとに繰り返し生じさせて計数させる。高い正答率を示したときに補充現象が陽性であると判断する。

②他覚的検査

（a）　インピーダンス・オージオメトリー（impedance audiometry）

　外耳に提示された音波が鼓膜や耳小骨を経て内耳まで伝わるインピーダンスを評価する手法をティンパノメトリという。スピーカーと圧力ポンプ，マイクロホンで構成された耳栓型のプローブを装着し，外耳道を減圧あるいは加圧した状態で提示した検査音の反射音圧を計測することによって，鼓膜や耳小骨における音波の伝わりやすさや中耳腔の病態を知ることができる。また，大きな音を提示した際に生じる 2 つの耳小骨筋の収縮（耳小骨筋反射）もインピーダンスオージオメータで計測することができるが，ヒトでは鼓膜張筋（三叉神経支配）の反射閾値は高いため，臨床的にはアブミ骨筋反射（顔面神経支配）を計測することが多い。

（b）　耳音響放射（otoacoustic emission: OAE）

　耳小骨から内耳へ伝えられた振動によって蝸牛の基底板に振動が生じると，外有毛細胞も収縮・伸展運動を行ってさらに基底板の振動を増強する。この振動が外耳道へ放射されたものを評価する手法を耳音響放射といい，感音性難聴の責任部位（e.g., 内耳性難聴と後迷走性難聴の鑑別）や蝸牛の障害の程度を知るのに役立つ。

　検査では，スピーカーとマイクロホンで構成されたプローブを外耳道へ挿

入し，音刺激による内耳からの放射を計測する誘発耳音響放射（transiently evoked optoacoustic emission: TEOAE）や歪成分耳音響放射（distortion product optoacoustic emission: DPOAE），刺激のない状態で内耳から自発的に放射される音を計測する自発耳音響放射（spontaneous optoacoustic emission: SOAE）を計測する。TEOAE は，クリック音やトーンバーストを提示してからおよそ 20 ミリ秒以内の潜時で生じる音放射を計測し，DPOAE は，周波数の異なる 2 つの音（f_1, f_2）を同時に提示したときに生じる音放射を計測する。この音放射の周波数は $mf_1 - nf_2$ の算式で求めることができ，とりわけ $2f_1 - f_2$ の周波数の音放射が最も大きく捉えられる。

　（c）　蝸電図（electrocochleography: ECochG）

音刺激に伴って生じる内有毛細胞や外有毛細胞由来の電位変化を，外耳道や鼓膜付近（遠位電位）あるいは鼓膜を穿通して蝸牛窓近傍（近位電位）につけた針電極より計測する。構成成分に，蝸牛マイクロホン電位（cochlear microphonics: CM），加重電位（summating potential: SP），蝸牛神経複合活動電位（compound action potential: AP）がある。

　（d）　聴性脳幹反応（auditory brainstem response: ABR）

クリック音刺激に伴い蝸牛から大脳皮質に至る過程で生じる電位変化を計測し，聴覚伝導路の状態や聴覚レベルを評価する手法である。

検査では，国際 10-20 法（第 4 章図 8 参照）に基づいて決められた頭皮上の中心部位（Cz）に導出電極を，左耳朵（A1）と右耳朵（A2）にそれぞれ基準電極を付けて脳波を計測し，1,000 回程度の加算平均処理を行って 10 ミリ秒以内の潜時における特徴的な Ⅰ～Ⅶ波の陽性成分を描出する。Ⅰ波は蝸牛神経核遠位端，Ⅱ波は蝸牛神経核近位端，Ⅲ波は蝸牛神経核あるいは上オリーブ核，Ⅳ波は上オリーブ核，Ⅴ波は外側毛帯核あるいは下丘，Ⅵ波とⅦ波は下丘以降の上行性聴覚神経線維由来と考えられており，各成分の振幅減衰や潜時延長は聴覚伝導路における責任部位を知る指標となる。

また，刺激音の音圧を徐々に低くして検査を進めると各成分の振幅は減衰し潜時は延長していくため，Ⅴ波の消失を目安に聴覚レベルを評価することも可能であることから，自覚的検査が難しい場合の聴力推定や詐聴の鑑別にも有用である。

　（e）　中間潜時反応（middle latency response: MLR）

音刺激提示後およそ 50（～ 200）ミリ秒以内の潜時で生じる大脳皮質の電位変化を頭皮上より計測し，音の知覚の状態を評価する手法である。導出法はおおむね ABR に準ずる。刺激にはクリック音や純音を用い，十分に聞こえる音圧（60

dB nHL 以上）で提示する。

　特徴的な成分に計 5 つの陽性（P）と陰性（N）の成分があり，Po は外側毛帯核あるいは下丘以降，Na は下丘から内側膝状体，続く 3 成分（Pa, Nb, Pb）は大脳皮質の聴覚野由来と考えられることから，各成分の振幅や潜時を観察することは聴覚伝導路における責任部位を知るのに役立つ。なお，皮質由来の成分は睡眠によって影響を受けるため，本検査は覚醒時に実施することが望ましい。

　（f）　頭頂部緩反応（slow vertex response: SVR）

　音刺激提示後およそ 50 ミリ秒以降の潜時で生じる大脳皮質の電位変化を頭皮上より計測し，音の知覚の状態を評価する手法である。導出法や刺激はおおむね MLR に準ずる。

　特徴的な成分に計 4 つの陽性と陰性の成分（P1, N1, P2, N2）があり，いずれも大脳皮質の一次聴覚野（Heschl 回）あるいは聴覚連合野由来と考えられており，各成分の振幅や潜時を観察することは大脳皮質における障害の責任部位を知るのに役立つ。また，各成分は刺激の物理的属性（外因性要因）のみならず，物理的属性を組み合わせたカテゴリー知覚や心理的属性などの内因性要因によっても振幅や潜時が変化する。したがって，発達や言語理解の状態把握，皮質性失語の経過観察などに応用できる。

③小児の聴覚検査

　他覚的検査は自覚的検査の適用が困難である小児や障害のある被検者にも有用であるが，自覚的検査によって得られる能動的な聞き分けの状態まで評価することは難しい。したがって，自覚的検査の適用が難しい場合には，代わりに保護者への質問紙（e.g., 聴覚発達質問紙；田中ら，1978）や被検者の行動反応の観察を組み合わせて聞こえの状態を評価することもある。

　（a）　聴性行動反応聴力検査（behavioral observation audiometry: BoA）

　音に対する行動反応（e.g., 振り返りや表情の変化，眼球の動き）や原始反射（e.g., Moro 反射や眼瞼反射，覚醒反射）を観察して，聞こえの状態を把握する手法である。検者は被検児の見えないところから楽器音や音声などを提示して行動を観察する。通常の適用は 1 歳前後までである。場面によって刺激音の音圧にばらつきが出ること，また，反射を促すにはある程度の大きさの音圧で提示する必要があることから，詳細な聴覚レベルを評価することはできない。なお，非条件づけ検査であるため，被検者に慣れが生じると行動変化が消失し，評価が不可能となる。

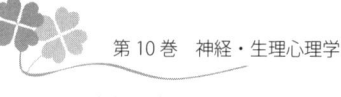

（b）　条件詮索反応聴力検査（conditioned orientation response audiometry: COR）

音源への探索反応を観察して，聴力レベルを把握する手法である。検者はまず，複数の強化子（e.g., 小児が興味をもちそうな人形や玩具）とスピーカーを組み合わせて配置し，刺激音が提示されたスピーカー付近の強化子を繰り返し照らして，音源の方向には何かが現れることを被検児に条件づける。その後，これを利用して異なる音圧で提示される音源への注目行動を観察し，聴力レベルを評価する。生後 6 カ月以上に適用できる。

（c）　遊戯聴力検査（play audiometry）

音への条件づけ行動を通じて聴力レベルを把握する手法である。音が聞こえたらおはじきなどの玩具を動かすよう条件づけを行った後に，これを利用して異なる音圧で提示される音源への注目行動を観察し，聴力の閾値を評価する。受話器を用いることによって一側耳ずつ評価することが可能であり，3 歳以上に適用できる。

（d）　ピープショウ検査（peep-show test）

遊戯聴力検査の 1 つである。音が聞こえている間にキーを押すと被検児が興味をもちそうな絵や物を窓を通じて見ることのできる装置を用い，はじめは十分に聞こえる音圧で刺激を提示することによって条件づけを行う。その後，これを利用して異なる音圧で提示される音へのキー押し行動を観察し，聴力の閾値を評価する。受話器を用いることによって一側耳ずつ評価することが可能であり，3 歳以上に適用できる。

◆学習チェック
☐　視覚の神経基盤について理解した。
☐　腹側視覚路の障害による症状を理解した。
☐　背側視覚路の障害による症状を理解した。
☐　聴覚伝導路と障害部位による難聴の分類について理解した。
☐　自覚的検査と他覚的検査による聴覚の評価方法について理解した。

より深めるための推薦図書

鈴木匡子（2010）視覚性認知の神経心理学．医学書院．

田川皓一・池田学編（2020）神経心理学への誘い―高次脳機能障害の評価．西村書店．

野村恭也監修，加我君孝編集（2013）新耳鼻咽喉科学 改訂 11 版．南山堂．

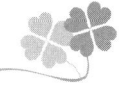

文　献

平山和美（2020）29 章　視覚性認知障害の評価，31 章　視覚性運動失調と Bálint 症候群．In：田川皓一・池田学編：神経心理学への誘い─高次脳機能障害の評価．西村書店，pp. 279-290, pp. 299-308.

加我君孝編（2012）新生児・幼少時の耳音響放射と ABR．診断と治療社．

Mishkin, M., Ungerleider, L. G. & Macko, K. A.（1983）Object vision and spatial vision: two cortical pathways. *Trends in Neurosciences*, 6; 414-417.

野村恭也監修，加我君孝編集（2013）新耳鼻咽喉科学 改訂 11 版．南山堂．

Pratt, H. et al.（1999）Short-latency auditory evoked potentials. In: G. Deuschl & A. Eisen (Eds.): *Recommendations for the Practice of Clinical Neurophysiology: Guidelines of the IFCN*. The International Federation of Clinical Neurophysiology (IFCN). Elsevier, pp. 69-77.

Rizzolatti, G. & Matelli, M.（2003）Two different streams form the dorsal visual system: anatomy and functions. *Experimental Brain Research*, 153; 146-157.

佐々木征行・須貝研司・稲垣真澄編（2015）国立精神・神経医療研究センター小児神経科診断・治療マニュアル 改訂第 3 版．診断と治療社．

鈴木匡子（2010）第 5 章　視覚認知の陽性症状，第 6 章　高次視覚機能に関わる神経基盤．In：鈴木匡子：視覚性認知の神経心理学．医学書院，pp. 103-119, pp. 121-134.

鈴木匡子（2014）Bálint 症候群．In：日本高次脳機能障害学会教育・研修委員会編：注意と意欲の神経機構．新興医学出版社，pp. 81-95.

田中美郷ら（1978）乳児の聴覚発達検査とその臨床および難聴児早期スクリーニングへの応用．*Audiology Japan*, 21; 53-73.

第 6 章

体性感覚と運動の障害の評価方法

河村　満・赤池　瞬・菊池雷太

Keywords　原始感覚，痛覚，温度覚，識別覚，アクティブタッチ，運動感覚，振動覚，立体覚，皮膚分節，母指探し試験，運動麻痺，運動過剰，運動失調

Ⅰ　体性感覚

　体性感覚（somatic sensation）は，表在感覚（superficial sensation）と深部感覚（deep sensation）に大別される。表在感覚は，原始感覚，痛覚，温度覚，識別覚が含まれる。一方，深部感覚は，運動感覚，振動覚，立体覚がある。

1．表在感覚

①原始感覚（protopathic sensation）
　筆，指先の腹などを用いて，身体の各部位を軽く触り，正常に認識できるかを評価する。左右で比較したり，顔面，上肢，体幹，下肢などを比較する。

②痛覚（pain sensation）
　以前は針を用いて検査されていた。現在は，感染予防の観点から針は使用されなくなり，爪楊枝（楊枝）を用いるようになった。身体の各部位を触り，痛みを認識できるかを評価する。原始的触覚と同様，左右で比較したり，顔面，上肢，体幹，下肢などを比較する。しっかりと痛覚の刺激を与えることが重要である。痛覚鈍麻の部位があれば，境界線がどこにあるのかを理解することで，診断の手がかりとなることが多い。その際も皮膚分節（デルマトローム）を理解しておく必要がある（図 1）。
　（a）　皮膚分節と不連続線
　一般に隣接する皮膚分節の感覚は，隣接する脊髄髄節によって支配されている。しかし，体表面では隣接しているにもかかわらず，神経支配が連続していないと

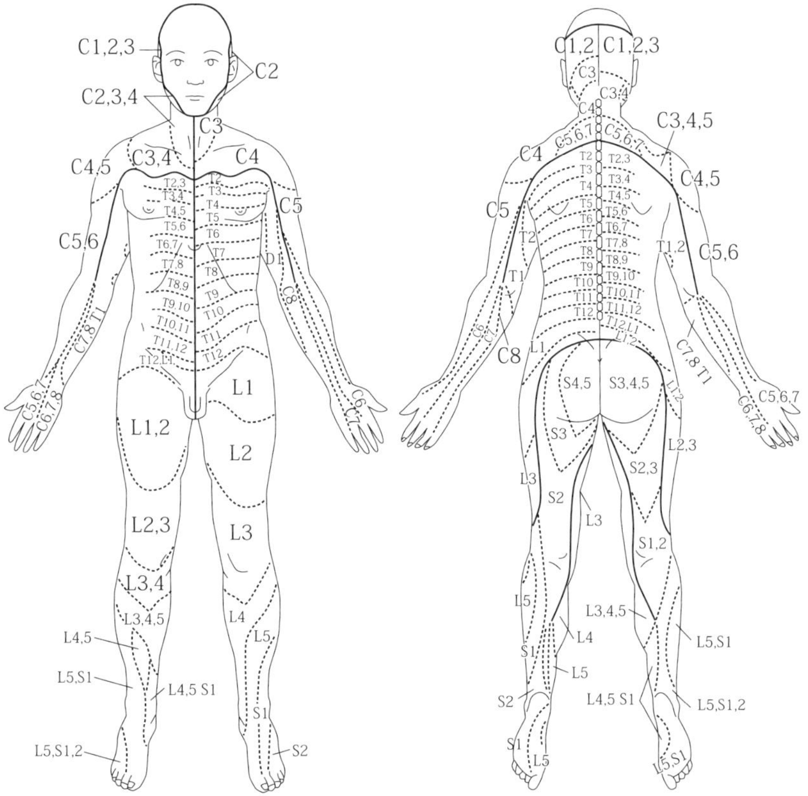

図1　デルマトローム（皮膚分節）

（注）　左半身は脊髄分節がどの部分を支配しているか，右半身は皮膚がどの脊髄分節に支配され
　　　ているかを示す。
　　　　記憶すべき皮膚分節：中指：C7，乳頭：T4，臍：T10，鼠径部：L1，母趾：L5。

　ころがある（図2）。これは不連続線と呼ばれる。その中の1つである頸胸部不連
続線（cervical line）を例に挙げる。これは身体の前面と後面にある。前胸部で頸
髄と胸髄の境界線は，C4分節とT2分節とが接している。胸腹部に痛覚鈍麻があ
るが，上界のレベルを決めづらい場合，痛み刺激を上方にたどっていき，頸胸部
不連続線を認めれば，病変はC4〜T2の間にあることが推定される。
　日常臨床でよく用いる手技の1つに擦過法がある。皮膚分節の境界線に直角に
交叉するように爪楊枝をこすっていき刺激を加える。つまり，痛覚刺激を移動さ
せるというものである。痛覚刺激が痛覚鈍麻の領域から正常領域に移った瞬間に
被験者が示す態度からわかることが多い。

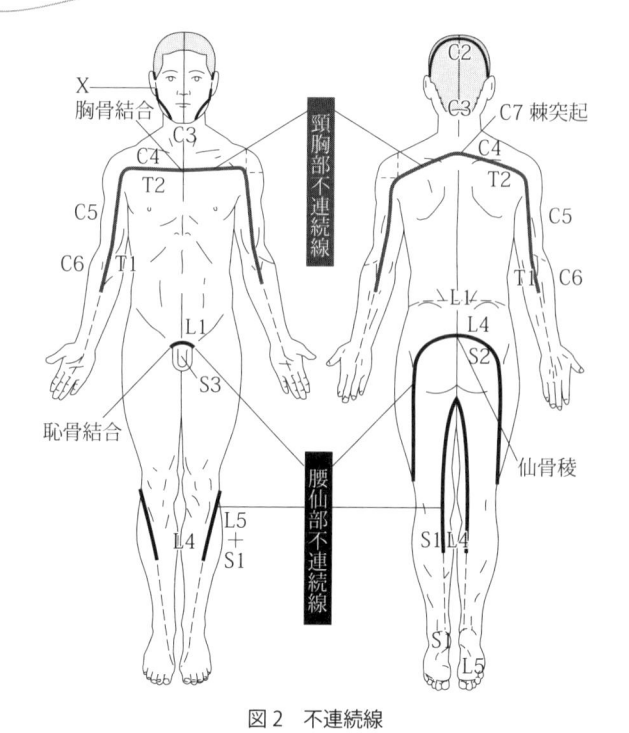

図2　不連続線

（注）　上半身に頸胸部不連続線，下半身に腰仙部不連続線がある。病変推定の見当をつけるのに
　　　有用である。

③温度覚

　温度覚（temperature sensation）には2つの要素がある。つまり，冷覚，温覚である。冷覚の検査には，20℃以下の水，しばしば氷水を使用する。温覚の検査には40〜50℃の湯を使用する。それぞれ，水あるいは湯を蓋つき試験管に入れ，皮膚にその試験管をあてる。試験管と皮膚との接触時間は2，3秒が必要である。あまり，接触時間が短いと，被験者は単なる触覚としてしか感じない。

④識別覚

　識別覚（discriminative sensation）は触れた内容を識別する触覚をいう。日常診察でよく行われるのは，被験者に閉眼させ，皮膚のある部分の二点を同時に刺激して，それを二点として識別できる最短の二点間距離を調べるもので，二点識別覚という。

　また，被験者に閉眼させ身体の各部の皮膚に2から9までの数字を書き，これ

を当てさせるものがある。これを皮膚書字覚という。

　(a)　特殊な感覚―アクティブタッチ（能動的触知覚：active touch）

　手で対象を能動的に触ることにより生じる対象の知覚をアクティブタッチという。アクティブタッチに関する受容器は，皮膚，皮下組織，関節，腱などにある。これら受容器が刺激され，複雑に組み合わされ，対象が何であるかについての情報が得られる。アクティブタッチは触ることで得られる情報であり，触られることでは得られない情報である。

２．深部感覚

①運動感覚

　四肢の各肢節（肢，指，趾）が運動した際に伴う感覚を運動感覚（sense of movement, kinesthesia）という。この感覚は，体外からの刺激を受容するものではなく，体内のとくに筋肉，腱，関節にある受容器で受容される。この受容器は，とくに自己固有感覚受容器と呼ばれるため，運動感覚のことを自己固有感覚ということもある。運動感覚はさらに２つに分けられる，つまり，受動運動覚と能動運動覚である。受動運動覚は，被験者に閉眼させ，その手，指，足などをゆっくりと検者が他動的に動かし（被験者は受動的に動かされ），どの方向にどの程度動いたかを答えさせる。最も鋭敏な手技の１つが母指探し試験である。

　(a)　能動運動覚（active kinesthesia）

　能動運動覚は能動的に自分の体肢を動かしたとき，筋肉，関節，皮膚からの感覚，および動きの感覚，重さの感覚，等運動に関係するすべての感覚により構成される。能動運動覚のみが障害された場合，現れる運動障害は運動失調である。これについては後述する。

②振動覚（sensation of vibration）

　被験者の骨が比較的皮下に露出する部分に音叉をあてることで，その音叉の振動を被験者が認識するかどうかを検査する。音叉をあてる部位は，胸骨，鎖骨，肩峰，肘頭，手根部，肋骨，脊椎後突起，腸骨，大転子，膝蓋骨，内踝，外踝が利用される（図3）。左右差があるかどうか，部位による差があるかどうかで判定する。

③立体覚（stereognostic sense）

　閉眼した状態で，ある物体を手で触っただけで，どのような輪郭，触感，質感

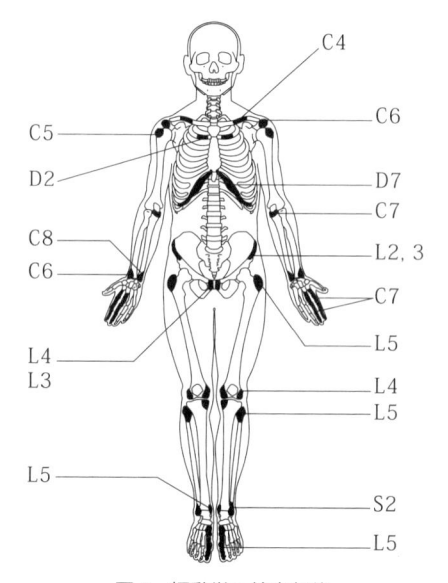

図3 振動覚の検査部位

（注）　骨が皮下に接している部分に音叉をあてることで評価する。左右差や近位部・遠位部との差を比較する。C4：鎖骨，C5：上腕骨近位，C6：肩峰，橈骨遠位，C7：肘頭，示指，中指，C8：尺骨遠位，T2：肋骨あるいは胸骨，T7：肋骨縁，L2，3：腸骨，L3，4：大腿骨遠位，L5：内踝，母趾，S2：外踝。

から，それが何であるかを言い当てることができる。これを利用したのが立体覚検査である。前述の表在感覚に重大な障害（感覚鈍麻）があるときには，手に置かれた物体を言い当てることはできないが，表在感覚が正常なときでも，これを言い当てることができない場合がある。これを立体覚消失という。立体覚消失は，大脳皮質，とくに頭頂葉との関係があるとされている。

（a）　母指探し試験

　いわゆる深部感覚を鋭敏に捉える手段として，母指探し試験がある。試験方法を解説する。運動肢に運動麻痺，運動失調がないことを前もって確認する。被験者に閉眼させ，一方の上肢を検者が保持する。検者は被験者の手を軽く拳状にし，母指のみを外にはずす。検者は被験者の上肢を空間内の任意の位置に任意の姿勢で固定する。このようにして空間内のある一点に受動的に固定された上肢（固定肢）の母指を，反対側の上肢（運動肢）の母指と示指で摘まませる。この試験は，1試行ごとに固定肢の位置を変えなくてはならない。数回繰り返して平均的な障害の程度を判定する。

‖　運　　　動

運動（movement）は，運動麻痺（運動減少），運動過剰（不随意運動），運動失調に大別される。運動麻痺は，その分布様式から，①片麻痺，②対麻痺，③四肢麻痺，④単麻痺に分類される。運動過剰（不随意運動）の代表的なものは，①振戦，②舞踏運動，③ミオクローヌス，④バリスムなどがある。

1．運動麻痺（運動減少）

①片麻痺（hemiplegia）

半身の麻痺で，顔面を含む場合と含まない場合がある。また，上下肢の麻痺と反対側の脳神経麻痺を伴う場合（交代性片麻痺）がある。いずれの場合も錐体路の障害を意味している（図4）。

②対麻痺（paraplegia）

通常，両下肢の麻痺を指す。これは両側錐体路の障害のこともあれば，腰髄前角以下の末梢運動神経が両側性に障害されても生じる。

③四肢麻痺（quadplegia）

両上下肢がともに麻痺を来たした状態である。左右の片麻痺が両側性に生じた場合，つまり両側錐体路障害と，対麻痺が上肢にまで及んだ場合とがある。

④単麻痺（monoplegia）

四肢のうち1つの体肢に麻痺を来たした状態である。原則的には大脳運動野の限局性病変か，脊髄または脊髄神経根，脊髄神経叢の障害による。

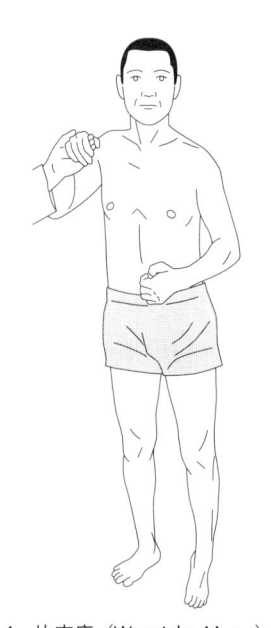

図4　片麻痺（Wernicke-Mann）肢位

（注）　左片麻痺を表している。上肢は，外転，肘屈曲，前腕回内位をとり，下肢は全体に伸展し，足は内反尖足位をとる。

２．運動過剰（不随意運動）

①振戦（tremor）

　身体のある部分が，休止状態，運動中または姿勢保持に際して，律動的に振動する不随意な関節運動である。肢節（体節）が置かれた状況により，静止時，姿勢時，運動時，意図動作時に分けられる。代表的な振戦には，パーキンソン病振戦と本態性振戦がある。パーキンソン病振戦は，静止時に見られ，振幅は小さく，周波数は 4 ～ 7 Hz 程度である。規則的であるが，心理的緊張状態では振戦は速くなる。睡眠中は消失する。本態性振戦は，姿勢時に見られ，好発部位は頭頸部と上肢である。上肢の姿勢時振戦は，上肢を前方に水平挙上した姿勢で現れやすい。初期には振幅は小さく，周波数は 7 ～ 11 Hz で速い細かい振戦である。

②舞踏運動（chorea）

　唐突で予期しない，瞬発的な不随意運動で，無秩序で，不規則，同時にいくつかの筋肉が収縮する。舞踏運動は会話によって増強され，会話の際に手振りが不自然で，無用に大きく，指や手，腕が動き，奇妙なしぐさに見える。

　原因疾患には Sydenham 舞踏病（小舞踏病），脳炎，結核性髄膜炎，梅毒，SLE，妊娠，一酸化炭素中毒，老年性舞踏病，DRPLA，糖尿病，有棘赤血球舞踏病などが挙げられる。

③ミオクローヌス（myoclonus）

　ある筋肉（筋群）に急激に起こる瞬間的な不随意的筋収縮でそれが 1 回から数回連続的に，または間隔をおいて，反復性に繰り返されるものをミオクローヌスという。ミオクローヌスには筋肉の休止時に生ずるものと活動時に生ずるものとがある。律動性があるものとないもの（不規則）がある。ミオクローヌスと表される不随意運動は多様であるため，形容詞をつけて律動性周期性ミオクローヌスや非律動性非同期性ミオクローヌスとした方が正確である。

④バリスム（ballism）

　上下肢を付け根から大きく繰り返し（常同性）が見られることが舞踏運動との鑑別に有用である。多くは，片側の上肢から始まり，やがて同側の下肢に広がる。障害側の上下肢は，あらゆる運動範囲を動き，四肢を投げ飛ばすような打ち付けるような激しい動きを呈する。原因疾患は，脳血管障害（視床下核，線条体），脳

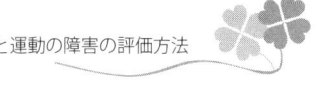

腫瘍，糖尿病などである。

３．運動失調

　運動遂行にあたり，それに関与する諸筋が合目的的に協調的に活動しない状態を運動失調（ataxia）という。運動失調には少なくとも２種類ある。つまり，後索型運動失調と小脳型運動失調である。

①後索型運動失調（ataxia of posterior funicular type）

　脊髄癆型運動失調とも言われる。眼を閉じることによって増悪する，つまり Romberg 試験（図 5）で身体の動揺は増強して転倒する。この運動失調は，運動時にも静止時にも見られるが，下肢に強い。下肢の運動失調は臥位で検査する。一方の足の踵を反対側の膝にもっていくよう指示し，その後，膝から脛骨に沿ってゆっくりと足首まですべらせながら動かせる（膝踵試験；図6）と，いろいろな方向に動揺が起こる。

②小脳型運動失調（ataxia of cellebelar type）

　起立していると，身体が前後左右へあらゆる方向に動揺する。その動揺を

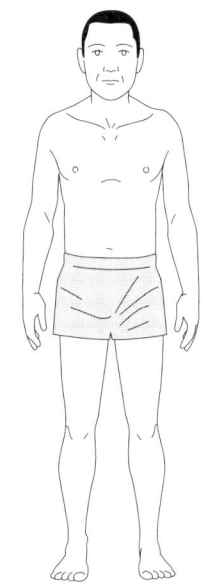

図 5　Romberg 試験

（注）　患者を立位のまま，つま先まで足を揃えさせる。開眼した状態で，バランスが整ったら閉眼させる。倒れる可能性があるので，検者は備えておく。

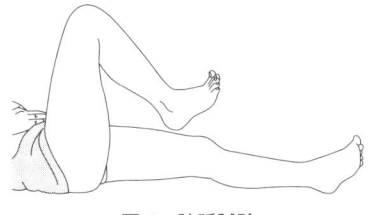

図 6　膝踵試験

（注）　臥位で，一方の足の踵を反対側の膝にもっていくよう指示し，その後，膝から脛骨に沿ってゆっくりと足首まですべらせながら動かせる。運動失調の患者では，不規則に激しく動揺する。

抑えようと腕をある程度外転し，両足を開いて立っている。この運動失調では，随意運動に際して測定の誤りが見られる。指鼻試験（図7）や指耳試験を行うと，指は目的を行きすぎ，戻ってもまた行きすぎる。これを測定過大（hypermetria）という。また，検者の両手を患者のそれぞれの手でつかませ，合図とともにきつ

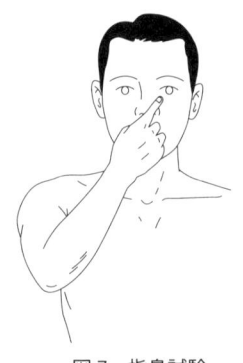

図7　指鼻試験

（注）　上肢を外転・伸展させた状態から示指を被験者の鼻に到達させる。運動失調患者では，指
　　　は鼻を行きすぎ，戻ってもまた行きすぎる。これを測定過大という。

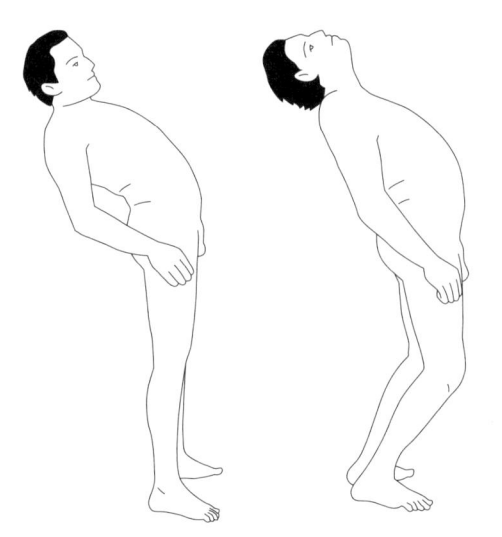

図8　立位時アジネルジー（共同運動不能）

（注）　上体を後方へ反らすよう指示すると，健常者（右）では両膝が屈曲するのが見られるが，
　　　小脳疾患患者（左）では，両膝の屈曲が見られない。

く握るよう指示すると，健側に比べ患側では動作の開始が遅れる。これを運動開
始遅延と呼ぶ。

　小脳性運動失調を構成する要素として，アジネルジー（共同運動不能）がある。
アジネルジーは3つの場合，つまり，歩行，起立，臥床の場合がある。歩行時ア
ジネルジーは，上体が下肢の動きについていかず，後方にのけぞる。起立位アジ
ネルジーは，頭，および躯幹を後方に反らすよう命ずると，正常人に見られる両

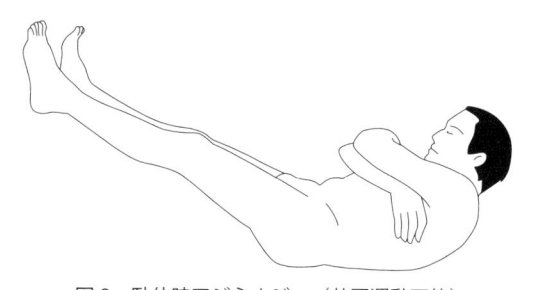

図9　臥位時アジネルジー（共同運動不能）

（注）　臥位の状態で，両腕を組んで起き上がるよう指示すると，下肢は上がるが挙上できない。

膝の屈曲が見られず，棒のように後方に倒れる（図8）。臥床時アジネルジーは，腕を組ませて起き上がらせると，股関節で下肢が大きく曲がって下肢がもち上がるが，起き上がることができない（図9）。

◆学習チェック

☐　表在感覚と深部感覚の違いについて理解した。

☐　皮膚分節について理解した。

☐　運動麻痺，運動過剰，運動失調の違いについて理解した。

より深めるための推薦図書

　岩村吉晃（2001）タッチ（神経心理学コレクション）．医学書院．

　酒田英夫（2006）頭頂葉（神経心理学コレクション）．医学書院．

　　文　　　献

古川哲雄（1995）Babinski と小脳の症候学．神経内科，42; 402-408.

平山惠造（1971）神経症候学．文光堂.

平山惠造（2010）神経症候学Ⅱ．文光堂.

平山惠造編著（2015）カラーイラストで学ぶ神経症候学．文光堂.

第 7 章

言語の障害と評価方法

大槻美佳

🔑 *Keywords*　　失語，機能局在，失構音 / 発語失行，音韻性錯語，単語理解・選択障害，喚語障害，文産生障害，失語分類，言語性短期記憶障害

▌ I　認知機能における言語の機能と障害

1．認知機能の階層性と機能局在

　言語の障害を理解するのに，2 点，留意しておくことがある。1 つ目は，ヒトの認知機能には階層性があるという点，2 つ目は，ヒトの認知機能には，脳内で機能局在があるという点である。

　図 1 に，認知機能の階層性を示した。ヒトのさまざまな認知機能が適切に発動するには，意識があること，情動が安定していることは前提であるが，その上で，すべての認知機能に汎用的に用いられる機能（「土台機能」）が問題なく働くことが必要である。「土台機能」とは，注意機能，実行機能，ワーキングメモリと称されている機能などが含まれる。さて，この「土台機能」が問題なく働いているという基盤のもとで，特異性のある機能（「道具機能」）も問題なく機能しうる。「道具機能」とは，言語，行為，認知，記憶などの個別の認知機能を指す。言語の障害は，図 1 最上部に「特異性のある機能」の 1 つとして記載されている「言語」の部分の不具合として出現しうるが，それだけではなく，「土台機能」（さまざまな機能に汎用性のある機能）の不具合でも，言語機能が適切に発動できなくなるため，言語障害として出現しうる。たとえば，「土台機能」である " 注意 " が散漫であれば，言語を正しく聞き取れず，誤って理解したり，言い間違えることがありえる。したがって，言語の障害に対峙するには，「道具機能」としての言語障害なのか，「土台機能」の障害の影響による言語障害なのかを鑑別する必要がある。なぜなら，どちらの障害によるものなのかによって，適切な対応方法が異なってくるからである。

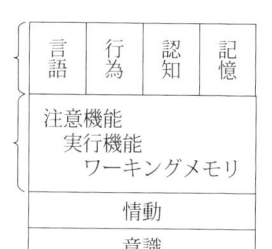

図 1　認知機能の階層性

　また，認知機能は，脳内のさまざまなネットワーク・システムが総合的に働いて実現されるが，要素的な機能には，それぞれ中心となる領域（ハブに相当する）がある。このことを，認知機能の「機能局在」という。

2．言語の仕組みとその障害

　言語は，音声として入った場合を例にすると，音声処理に特化した器官（聴覚器官）で受容されたのち，脳内処理へと進む（図 2）。脳内では，音声として入った音を，①言語音として認知する（この機能は「語音弁別」と称されている）。その後，言語理解などを含むさまざまな言語処理へと進む（②）。あるいは，言葉を発する場合には，語の想起や文の構築に必要な言語処理（②）がなされた後，③実際に音として発語すべき言語が選択・調整され（この機能は「発語制御」と称されている），発語器官を経て，音声として表出される。さて，脳内処理のうち，①音声の入り口の処理：「語音弁別」の過程に不具合があると，聴いた言語音を適切に聞き取ったり，弁別したりできなくなる。これは，語音弁別障害と総称されている。また，③音声の出口の処理：「発語制御」の過程に不具合があると，言いたい語を音声として適切に表出できなくなる。これは失構音／発語失行と総称されている。そして，この入り口と出口の間の②言語処理に不具合があると，言語が理解できなかったり，言いたい語の想起や文の産生ができなくなる。

3．失語とは

　一般に，②言語処理の障害は「失語」と称されている。失語は「大脳の損傷に由来する，いったん獲得された言語記号の操作能力の低下ないし消失」と定義されている（山鳥，1985）。失語の要件は，3 つある。1 つ目は大脳損傷に由来することである。したがって，心因性で言葉が出ないような病態は失語の定義には入らない。2 つ目は，"いったん獲得された" とあるように，もともとの発達が不

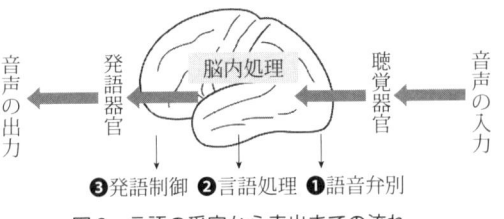

図2　言語の受容から表出までの流れ

十分であるため，言語機能に問題が生じているような場合は，失語には入らない。3つ目は，"言語機能の操作能力"の障害で，これは，たとえば（図2），聴覚器官や①「語音弁別」障害のため，言語音が聞き取れないとか，あるいは，③「発語制御」や発語器官の運動障害のために，言葉が言えないということではなく，頭の中で言葉を操作（②言語処理）できないことを指す。

4．言語機能を支える機能

また，言語の運用には，反応の開始や終了などの言語行為の実現，語彙を支える意味システム，種々の言語処理作業を行うポテンシャルとしての注意機能，ワーキングメモリ，一定の処理速度なども必要となる。これらのどこかに不具合があると，言語機能も影響を受けて低下する。したがって，これら言語機能を支える機能についても不具合がないか留意する必要がある。

II　言語の評価に必要な基礎知識

1．言語の評価

言語の評価を行う目的・意義は，第1に，患者の病態（障害メカニズム，障害構造）を知ることである。病態を知ることで，どのような介入・リハビリテーションや援助が適切なのかを考えることができる。病態を知るには，目の前の症候を適切に判断し，脳のどのシステムあるいはどの部位に不具合が生じているかを推定する必要がある。第2に，重症度や障害を客観的に示すことである。記録として残しておくことで，個々の患者の経時的変化を明らかにでき，病勢の変化や介入・リハビリテーションの評価もできる。加えて，患者間の比較という普遍的な知見の蓄積にも寄与する。以上より，失語を評価する目的・意義は，①症候の適切な判断，②病態の推定，③重症度・障害の客観的表現と集約できる。これらは，「失語症検査」と冠されたバッテリーを，マニュアルに従って施行し，点数化

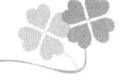

すれば達成されるわけではない。①〜③を念頭に置きながら，患者に接する必要がある。①②のために，必要な要素的言語症候をⅢ節で，失語のタイプ分類についてⅣ節で，③のためにおもな検査をⅤ節で概説する。

2．言語評価の前に必要なこと

①前もって取得しておく情報——利き手と患者背景

　言語を司っている半球は言語優位半球と称されている。言語優位半球は，右利き者の約 95％，左利き者の約 60 〜 90％で，左半球と報告されている。優位半球は遺伝的に規定されているため，血縁者の利き手情報も参考になる。また，途中で練習などによって利き手を交換しても，言語優位半球が変わるわけではない。

　次に，教育歴・職歴あるいは病前の言語能力を推測できる情報は，言語障害の有無を判定するのに必要である。なぜなら，失語の定義にもあるように，失語は，"いったん獲得された"言語能力が，病前に比して低下した状態を指すので，病前から，何らかの原因で言語の能力が低かった場合は，標準的な検査で低得点でもそれをそのまま低下として判定できない場合もあるからである。

②画像診断の情報

　病巣や機能低下部位は，今日，さまざまな画像診断法で知ることができる。画像診断法は，大きく 2 種類に分類できる。1 つは「構造画像」と称され，脳内の構造を可視化する方法である。例えば，CT（computed tomography）や MRI（magnetic resonance imaging）を用いて，脳損傷部位をリアルタイムで知る方法である。もう 1 つは「機能画像」と称され，脳の血流や代謝など，ダイナミックに変化している情報（機能の情報）を可視化する方法である。脳血流シンチや PET（positron emission tomography）などを用いた画像法が含まれる。また，ある課題を課した場合，あるいはある状況下において，脳のどこが活動しているのかを知るような方法もある。たとえば，fMRI（functional MRI），脳磁図（magnetoencephalography: MEG），PET などが含まれる。実際の図は第 15 章を参照されたい。

③言語障害の原因

　原因疾患として，脳血管障害（脳梗塞，脳出血など）が多いが，その他，頭部外傷，感染症（ヘルペス脳炎など），中枢性脱髄疾患，脳腫瘍，変性疾患などもある。とくに，近年，変性疾患によって，失語症状が進行していく症候群が，原発性進行性失語（primary progressive aphasia: PPA）と称され，報告が増えてい

る。原因疾患によって，特徴的な病態があり，また，介入・リハビリテーション方法も異なるため，原因疾患を把握しておくことは重要である。

3．評価の前提条件

言語の評価で，最初にしなければならないのは，目の前の患者が，「評価ができる状態」にあるか否かを判断することである。具体的には，意識障害・情動障害がないか（図1），評価に協力が得られるか，入力器官（視覚，聴覚）や表出器官（口頭言語では発語器官，文字言語なら手の運動システムを含む）に障害がないかを検討することである。

■ III　要素的言語症候

1．要素的言語症候の概要

言語障害を評価するにあたり，中核となるのが要素的言語症候である。要素的言語症候とは，現時点で，臨床的に分離しえる最小単位と考えられている症候で，それぞれの責任病巣も知られている（大槻2007；図3A）。言語評価の方法が発達して，これらは将来的にさらに細分化される可能性があるが，現時点での要素的言語症候として，言語の評価に有用なのは，a. 語音弁別障害，b. 失構音／発語失行，c. 音韻性錯語，d. 単語理解・選択障害，e. 喚語（語想起）障害，f. 文産生障害，g. 言語性短期記憶障害（音韻性把持障害）である（図3A）。

2．症候・病巣・鑑別のポイント

① a. 語音弁別障害

（1）　症　　候

言語音を弁別・認知できない症候である。音は聞こえているが，どういう音かが聞き取れない状態を指す。たとえば，まったく知らない外国語に接した場合を想像すると理解しやすいかもしれない。話者の声は聞こえるが，自分の母語にない音はよく聞き取れず，まねして言うことさえできないであろう。言語音の弁別・認知の過程は，詳細には，ピッチや長さなどの音響的解析，提示された音と獲得した母語の音との照合など，さらに細分化できる（小嶋，2014）。この症候があると，臨床場面では，言われたことを聞き直すことが多く，難聴と間違われることが多いので注意が必要である。しかし，聴力検査では問題がないか，あっても，言語音の聞き取りの悪さを説明できる程度でないことから，難聴とは鑑別できる。

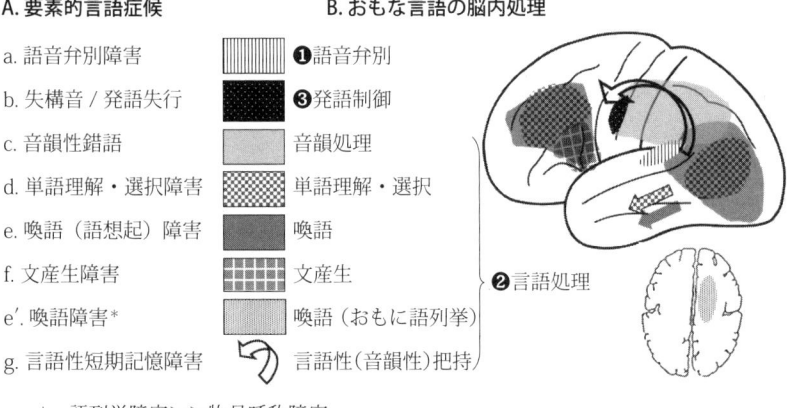

A. 要素的言語症候

a. 語音弁別障害　❶語音弁別

b. 失構音 / 発語失行　❸発語制御

c. 音韻性錯語　音韻処理

d. 単語理解・選択障害　単語理解・選択

e. 喚語（語想起）障害　喚語

f. 文産生障害　文産生

e′. 喚語障害*　喚語（おもに語列挙）

g. 言語性短期記憶障害　言語性（音韻性）把持

B. おもな言語の脳内処理

❷言語処理

* 　語列挙障害＞＞物品呼称障害

図 3　要素的言語症候と言語の脳内処理

一般に，聴覚的に言語音を提示し，聞こえた音や語を復唱するか，仮名で書いてもらうか，あるいは目の前に文字を複数提示し，該当する音を指さす課題などで検討する。一般には，単語より，一音の方が聞き取りにくい。

（2）　病　　　巣

左上側頭回後部（and/or その皮質下）[注1] の損傷で出現する（図 3A）。

（3）　鑑別のポイント

上記の病巣に限局した脳損傷が生じると，語音弁別のみができない症候（純粋語聾と称されている）となる。しかし，実際の臨床では，この部位のみに病巣が限局することはまれで，多くは近傍の領域（左縁上回，角回，上～中側頭回後部など）を含む病巣となるため，語音弁別障害は特定の失語タイプ（伝導失語やウェルニッケ失語：失語型については後述）に合併することが多い。

② b. 失構音（anarthrie）/ 発語失行（apraxia of speech: AOS）[注2]

（1）　症　　　候

発語器官への制御の問題で生じる発語障害を指す（図 3A）。類似の症候に，「構音障害（dysarthria）」がある。構音障害は，発語に必要な口腔・舌や顔面の運動障害による発語の障害を指し，失構音 / 発語失行と異なる。失構音 / 発語失行は，

注 1）　and/or その皮質下：病巣として本稿で記載している部位は，大脳皮質の部位である。しかし，実際の臨床では，脳損傷は，皮質部位に限局しているわけではなく，そこからの神経線維が通る白質部分の損傷を伴っていることがほとんどである。「and/or その皮質下」とはこのような，皮質下の白質をも含む病巣であることを表現している。

運動できないわけではないが，その運動をうまく制御できないために適切に発語できない病態である。

具体的症候には，大きく分類すると3つの要素が含まれる。①「構音の歪み（ひずみ）」，②「音の連結不良」，③「アクセント，プロソディー異常」である。①「構音の歪み（ひずみ）」とは，母語にある明瞭な音から外れている不明瞭な音を指す。ろれつがまわらないという表現に近い。聴き手が，その話者の話したことを正確に書き取ろうとしても，仮名等で表現しきれず，発音記号などを用いないと，近い音の表記ができない。②「音の連結不良」は，1つの語の中で，音がスムーズに渡らない（たとえば，「旅行」が，「りょ，こ，う」と音がバラバラになる），あるいは，不適切な引き延ばし（たとえば，「旅行」が，「りょーこ，う」）が入ることもある。③「アクセント，プロソディー異常」については，アクセントは，社会的な慣習として決まっている，おもに単語に関しての音の相対的な強弱や高低を指し，プロソディーは，それ以外の，発話において現れる音声学的性質全般（例：イントネーション，音の高さ，リズム，強弱，速さなど）を総称している。これらの異常は，母語，地域差などを考慮する必要があるが，アクセントやプロソディーが直接障害される場合と，①「構音の歪み（ひずみ）」，②「音の連結不良」があるために，アクセントやプロソディーが影響を受ける場合もある。前者で，①「構音の歪み（ひずみ）」，②「音の連結不良」がほとんど目立たないのに，アクセントやプロソディー異常が目立つ一群があり，時に外国語話者のように聞こえる場合，外国語アクセント症候群（foreign accent syndrome）と称される。

（2）病　　巣

左中心前回の中〜下部（ただし，下端は関係ない）（and/or その皮質下）の損傷で認められることが多い（大槻, 2005; Itabashi et al., 2016;図3A）。この部位に限局した病巣があれば，失構音 / 発語失行のみを呈する（純粋失構音 / 発語失行と称されている）。ただし，臨床的には，この部位に病巣が限局することは少なく，近傍の左中〜下前頭回などの損傷を伴って，"失構音 / 発語失行を伴う失語"を呈することが多い。その他の責任病巣として，左線条体（被殻，尾状核）があるが，この場合には，左中心前回（and/or その皮質下）の損傷による失構音には

注2）　失構音（anarthrie）/ 発語失行（apraxia of speech: AOS）：失構音（anarthrie; Lecours 1976）や発語失行（apraxia of speech: AOS; Darley 1975），語唖（dumbness）等の用語がある。これらの用語は，専門分野の違いや，使用されてきた歴史的経緯により，若干の相違があるが，今日，ほぼ同じ現象を表しているとしてコンセンサスが得られている。詳細は，別稿を参照されたい（大槻, 2005）。

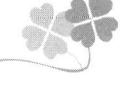

ない特徴を呈する。それは自発話に比較して，復唱や音読で，構音の歪み（ひずみ）が軽減するという特徴である（相馬，1997a）。また，①「構音の歪み（ひずみ）」，②「音の連結不良」，③「アクセント・プロソディー異常」などの要素のパターン（コントラスト）は病巣によって異なる（大槻，2005）[注3]。

（3）　鑑別のポイント

　臨床的には，構音障害との鑑別が問題になる。鑑別のポイントは 3 つある。1 つは，構音障害は，運動障害であるので，発語の有無に関係なく，舌や顔面の運動に問題があるが，失構音 / 発語失行は，発語以外の運動面に問題はない。2 つ目は，失構音 / 発語失行は，発語の異常が変動しやすいことである。変動は，異常が見られる音が，対象の単語の中の，①どの音か，②どのような場合か，③どのような誤り方かという変動である。①は，たとえば「くま」という単語の「く」が歪んだのに，あるときは「く」は歪まずに，「ま」が歪むような変動である。②は，「くま」の「く」は歪むのに，「くも」の「く」は同じ音なのに歪まない場合もあるという変動である。③は，「く」が「gyu」に近い音になる場合もあれば，「kyu」に近い音に歪む場合もあるという変動である。これらは，発語の条件（自由会話，復唱，音読など）を種々変えて，同じ単語を言うことで，その変動を検出できる。3 つ目は，①「構音の歪み（ひずみ）」，②「音の連結不良」，③「アクセント・プロソディー異常」の重症度のコントラストのパターンである。とくに，運動障害性の構音障害では，①②③の重症度がほぼ等しい（①≒②≒③），あるいは①は目立つが，②③はそれほど目立たない（①＞②③）ことが一般的である。一方，失構音 / 発語失行は，上記の①≒②≒③のパターンや，①＞②③のパターンもあるが，その他に，構音障害には見られない特異なパターン（②＞①や③＞①）がある（高倉ら，2016）。

③ c. 音韻性錯語（phonemic paraphasia）

（1）　症　　候

　錯語とは単語の"言い間違え"を指す。さまざまな種類がある（大槻，2017a）

注3）　失構音 / 発語失行の障害パターン（コントラスト）：①「構音の歪み（ひずみ）」，②「音の連結不良」，③「アクセント・プロソディー異常」などの要素のパターン（コントラスト）は病巣によって異なる（大槻，2005）。①がメインの場合には，病巣は左中心前回の中でも，ブロードマン 4 野を中心に存在し，②がメインの場合には，病巣は，4 野のみならず6 野にも広がっており，③がメインの場合には，それらよりさらに前方の領域に関与する。これは，変性疾患による失語においても，同様の傾向が報告され，疾患分類に重視されている（Josephs et al., 2013; Utianski et al., 2018）。

が，とくに，音の誤りは音韻性錯語と称されている。たとえば「ラベンダー」と言おうとして，「ガベンダー」と言ってしまうような誤りである。この場合は，「ラ」が「ガ」に替わっている。時に，「ラゲンダー」のように別の音が替わることもある[注4]。どの音が，どの音に入れ替わるかはそのつど，変動する。なお，上記では，「ラベンダー」の中の 1 音のみが替わった例を提示したが，「ガベンガー」のように，2 つの音を誤る場合もある。さらに，「ガレンガー」と 3 音替わってしまうこともある。どの程度替わるかで，もともと意図した単語が何なのか定かではなくなる場合もある。このような語は，実在しない語という意味で，「新造語」と称される。音韻性錯語の操作的定義[注5]では，意図した語との一致率が 50％以上であれば音韻性錯語，50％未満であれば新造語とされている。これは，音の入れ替わりの程度問題で，操作的に区別されているだけであるので，音韻性錯語が重度になって，新造語になる場合もある（ただし，逆に，新造語の原因がすべて，重度の音韻性錯語とは限らないことに留意する必要がある）。さて，患者は，みずからの音の誤りに気づいて，修正を試みる（接近行動と称されている）ことがあるが，修正が成功しないことも多い。音韻性錯語は，音韻の選択・配列というような，音韻の処理システムの障害と考えられている。発語レベル（phonetic system）の障害ではなく，音韻を処理するレベル（phonemic system）の障害なので，音の入れ替えは，発語のみでなく，仮名書字でも顕在化する。すなわち，書字でも，「ガベンダー」と書いてしまうような現象（音韻性錯書）が見られる。

（2）　病　　巣

左上側頭回後部〜縁上回〜中心後回までの範囲のいずれかの領域（and/or その皮質下を含む領域）の損傷で出現する（大槻，2012；図 3A）。

（3）　鑑別のポイント

失構音 / 発語失行を呈する患者で，音韻性錯語が見られる場合がある。この場合には，2 つのパターンがある。1 つは，失構音 / 発語失行を呈する部位の損傷と，音韻性錯語を呈する部位の損傷が合併した場合である。もう 1 つは，失構音

注4）　音韻性錯語，音素性錯語，字性錯語：この "替わってしまう 1 音" の単位は，"音素" と解釈できるため，音素レベルの言い間違いという意味で「音素性錯語」と称されることもある。また，"替わってしまう 1 音" は，仮名 1 文字という観点から「字性錯語」と称されることもある。いずれも，"替わってしまう 1 音" の解釈の相違による名称の違いであり，指し示す現象は同じである。本稿では "音韻性" 錯語の用語を用いている。

注5）　操作的定義：ある対象を定義するのに，概念的定義と操作的定義がある。概念的定義は，その対象の概要を言語で説明するものであり，対象の本質を表現しようとする。一方，操作的定義は，その定義に入るか入らないかの境界を明確にするための定義であり，数値的に線引きするための基準である。

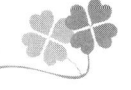

/ 発語失行の症状で, たとえば, 「ご」の音が歪んで, 「ご」と「の」の中間の音になった場合, 聴き手によっては, その音を, 「の」という音のカテゴリーに分類する場合がありえる。そうすると, 「ご」が「の」に替わったということで, 音韻性錯語と解釈される可能性がある。この 2 つのパターンの区別には, 仮名書字での誤りを検討する。前者では, 仮名書字の場合でも, 口頭とほぼ同様の頻度で音韻性錯書が見られ, 後者（失構音 / 発語失行に伴う症候）では, 発語（speech）の問題がもともとの原因なので, 仮名書字で音韻性錯書は検出されない。

④ d. 単語理解・選択障害

（1）　症　　候

聴覚的でも, 視覚的でも, 提示された単語の意味がわからない症候を指す。ただし, 「意味を理解しているか」は, 患者のさまざまな反応から推測するしかない。評価の一般的な方法は, 目の前に絵や物品などを複数提示し, 聴覚的に口頭で, あるいは視覚的に文字で示された単語に該当するものを指さす課題（指示課題）である。

（2）　病　　巣

指示課題で障害を呈する病巣は, ①左中前頭回あるいは, ②左上〜中側頭回の後部（"ウェルニッケ野"と称されている部位に相当）である（図 3A）。

（3）　鑑別のポイント

視覚的提示（文字提示）による指示課題の成績と, 聴覚的提示（口頭提示）による指示課題の成績が異なる場合には, 入力の問題に依存した障害がないか検討する必要がある。聴覚的提示で不良の場合には, 聴力や語音弁別に問題がないか確認する。視覚的提示で不良の場合には, 視力や読み障害（後述）がないか確認する。もし, 聴覚提示された単語を復唱できているのに（つまり, 聴力や語音弁別に問題がないのに）, 指示課題で正答できない場合には, 3 つの可能性を考える。1 つは, ①の病巣の場合で, 「言われた単語を把持しながら, 既存の語彙情報にアクセスする作業の過程」の問題：すなわちワーキングメモリの障害である（大槻ら, 1998; 大槻, 2016）。2 つ目は, ②の病巣の場合で, 意味を担っている側頭葉ネットワークへのアクセス障害である。3 つ目は, 意味システムそのものに問題がある場合である。意味システムは, 側頭葉前方部をハブとしたネットワーク構造をなしていることが知られている。意味システムの障害は, 脳血管障害などのような限局した病巣では見られないが, 変性疾患で見られる。

⑤ e. 喚語（語想起）障害

（1）　症　　　候

　語が想起できない症候を指す。失構音 / 発語失行や音韻性錯語のために，言いたい語が正確に発話されないということではない。一般には，目の前に提示された対象を命名する物品呼称（視覚性呼称），特定のカテゴリーに該当する語の列挙（例：動物名を挙げる），特定の語頭音に該当する語の列挙（例：「か」で始まる語を挙げる）などで障害が見られる。

（2）　病　　　巣

　喚語障害を生じる病巣部位は脳内で複数ある。代表的な部位として，①左下前頭回の後部（弁蓋部や三角部後半を含む部位：“ ブローカ野 ” と称されている部位に相当）〜中前頭回（and/or その皮質下の部位を含む），②角回（and/or その皮質下の部位を含む），③左側頭葉後下部（下側頭回後部）（and/or その皮質下の部位を含む），④左前頭葉内側面（左補足運動野領域）などがある（図 3A）。

（3）　鑑別のポイント

　前方病巣（①）による喚語障害と，後方病巣（②③）による喚語障害は，障害メカニズムが異なり，簡単な課題で区別できる（大槻，2003）。また，④による障害は，視覚性呼称は比較的良好なのに，語列挙で顕著な障害を呈するというコントラストが特徴である（大槻ら，2003）。さらに，特定のカテゴリーに該当する語を列挙する能力（カテゴリー条件からの語列挙）と，特定の音を手がかりにした語列挙能力（語音条件からの語列挙）で解離する場合もある。側頭葉機能が低下すると，カテゴリー条件からの語列挙の方が不良になり，前頭葉機能が低下すると，語音条件からの語列挙の方が不良になる。

⑥ f. 文産生障害

（1）　症　　　候

　文が産生できないことを指す。文が言えないという現象にはさまざまな原因がある。たとえば，①文を産生する能力自体の問題（“ 失文法 ” と称されている），②文の産生能力はあっても，語を連続して喚起できないため，文として表出できない場合，③文の産生能力も，語の連続喚起能力もあるが，失構音 / 発語失行などの発語表出の問題があって，結果として文として表出できない場合である。ここで文の産生障害とは，①を指す。

　評価としては，情景画などを提示し，その説明を口頭あるいは書字でしてもらう課題などが用いられる。口頭での表出や書字に問題がある場合には，単語や助

詞などを書いた文字カードを提示し，それを並べ替えることで文産生能力を見ることも可能である。

（2）病　　巣

左下前頭回後部（三角部後半と弁蓋部：いわゆるブローカ野と称される部位）の損傷で，文産生障害が生じる。

（3）鑑別のポイント

（1）で挙げた③の障害と鑑別するには，口頭での文表出のみでなく，書字で文が産生できるかを調べるとよい。ただし，書字障害がある場合には考慮する必要がある。③の障害は，発語における文構造の破綻であり，「電文体発話」あるいは「失文法的発話」と称されている。②の障害の有無は，語列挙課題で，ある程度判定できる。ただし，①〜③どれか 1 つの障害ではなく，複数レベルの障害が合併している場合もあるので留意が必要である。

⑦ g. 言語性短期記憶障害（言語性〔音韻性〕把持障害）

（1）症　　候

言語機能の運用には，言語情報を一定時間把持しつつ，作業を進める能力が必要である。この言語情報を一定時間把持する能力は，言語性短期記憶（verbal short-term memory: STM）あるいはワーキングメモリのシステムの中では音韻ループ（phonological loop）と称されている。STM/ 音韻ループの評価には，数唱課題が用いられる。一般には，1 秒間に約 1 個の割合で，数字を提示し，それを復唱してもらう[注6]。数唱の達成桁数は，年齢ごとに標準値があるが，おおむね電話番号程度（7 桁）ができれば問題ないとされている．この機能が低下すると，長い文の理解障害，復唱障害などが生じる。

（2）病　　巣

左上側頭回〜縁上回〜中心後回（and/or それらの皮質下）と考えられている。

（3）鑑別のポイント

通常，数唱は，聴覚的に数字を提示し，口頭で反応する課題として用いられている。しかし，数字を聴覚的に提示した場合と視覚的に（文字で）提示した場合を比較すると，病巣がより側頭葉側にあると，聴覚提示の方が視覚提示より 2 桁

注6）　数唱：1 秒間に 1 個という提示頻度は，健常人で，最も把持しやすかったという理由で採用されてきたが，失語患者では，1 秒以下の短い提示間隔の方が把持しやすい場合と，1 秒以上のゆっくりした提示間隔の方が把持しやすい場合があるので留意が必要である（大槻，2012）。

表1　失語および関連言語障害の分類

A. シルビウス溝周辺失語症候群	純粋失構音 / 発語失行（純粋語唖） ブローカ失語 伝導失語 ウェルニッケ失語
B. 境界域失語症候群	超皮質性感覚失語 超皮質性運動失語 超皮質性混合失語
C. 1つの要素的症状のみの純粋型（A，B以外）	健忘失語 純粋語音弁別障害 / 純粋語聾 （純粋失構音 / 発語失行）
D. 解剖学的な部位を冠した失語型	皮質下性失語（線条体失語，視床失語） 補足運動野失語 ブローカ領域失語
E. 特殊な失語型	語義失語
F. 変性疾患による原発性進行性失語	非流暢 / 失文法型 原発性進行性失語 意味型 原発性進行性失語 語減少型 原発性進行性失語

（注）　古典的失語分類を基本とし，その他の型・名称も含む。

程度低下することが報告されており，入力を聴覚にするか視覚にするかの違いを考慮することも重要である（相馬，1997b）。

■ IV　言語障害のパターンと失語の考え方

1．失語分類

　今日，臨床で用いられている失語分類は，ボストン学派が提唱した古典的失語分類（Benson, 1979；表1のA，B，Cの一部）を基本として，そこにさまざまな失語タイプが付加された形で用いられている（表1）。したがって，これらは，必ずしも，統一した基準で分類されたものではなく，操作的診断基準もない。純粋失構音 / 発語失行は，古典的失語分類でも言及されており，その解剖学的な病巣部位からAに配置されているが，症状としては，Cの1つの要素的症候のみの純粋型にも入る。Dは，画像診断の発達によって，病巣部位がリアルタイムで判定できるようになってから，言及されるようになった失語タイプである。Eの語義失語は，変性疾患やヘルペス脳炎で見られる特殊な失語タイプである。Fは変性疾患による失語タイプである。

表 2　おもな失語タイプとその概要

失語タイプ	臨床像
ブローカ失語	失構音 / 発語失行，喚語障害，文理解・産生障害が必須症候。病巣の広がりにより，単語理解も障害される場合もある。
伝導失語	音韻性錯語，言語性短期記憶障害が必須症候。復唱障害も見られる。病巣の広がりにより語音弁別障害を伴うこともある。
ウェルニッケ失語	単語および文の理解障害，喚語障害，音韻性錯語などが必須症候。さまざまな錯語が出現しうる。意味をなさない言語（ジャルゴン）を呈する場合もある。病巣の広がりにより語音弁別障害を伴うこともある。
超皮質性感覚失語	復唱は良好だが，喚語（語想起）障害と単語理解障害を認める。
超皮質性運動失語	復唱は良好だが，自発話の量が低下する。
超皮質性混合失語	言われた言葉をオウム返しに言う（反響言語）のみの反応を呈する。
皮質下性失語	線条体や視床損傷による失語の総称。発語障害，喚語障害，単語や文の理解障害などさまざまな症候を呈する。復唱は良好で，復唱時には発話の障害が軽減する。
補足運動野失語	超皮質性運動失語の一亜型。復唱は良好だが，自発話の量が低下する。物品呼称は良好だが，語列挙が著しく低下するというコントラストを呈する。
ブローカ領域失語	喚語障害と文理解・産生障害が必須症候。ブローカ失語と異なり，失構音 / 発語失行は呈さない。
語義失語	喚語障害と単語の理解障害が必須症候。語に関して，既聴感も失われるため，たとえば「ご気分はいかがですか」の問いに，「ごきぶんって何ですか？」などという問いをするのが特徴である。

　表 2 におもな失語タイプとその概要を示した。失語タイプで留意すべきは，これらは，" 症候群 " であるという点である。" 症候群 " とは，ともに出現しやすい症候のいくつかをグループにしたものである。古典的失語分類による失語タイプは，失語の原因として最も多い脳梗塞による症候群が基盤になっている。すなわち「ある血管の灌流域に一致した領域に梗塞が起き，その領域内に局在していたさまざまな言語機能が障害された結果出現する脳血管症候群」ということである。したがって，脳梗塞の場合には適合しやすい分類であるが，一方で，脳梗塞以外の脳損傷では，そのまま当てはまらない場合も少なくない。さらに，脳梗塞に関しても，近年，血栓溶解療法（rt-PA）などの治療が進歩し，従来と異なる病巣分布が生じることが増え，古典的な分類にあてはまらない症候パターンが少なくない。また，変性疾患による原発性進行性失語も広く知られるようになった。したがって，目の前の患者を，古典的失語分類のどれかに当てはめようとすること自

体が重要なのではなく，個々の要素的言語症候を適切に評価し，言語システムのどこに問題があるのかを根本的に理解することが重要である。

　図 4 に要素的言語症候・責任病巣とおもな古典的失語症候群（ブローカ失語症候群，純粋失構音 / 発話失行，伝導失語症候群，ウェルニッケ失語症候群，超皮質性運動失語症候群，超皮質性感覚失語症候群）の関係（大槻，2017b）を示した。ここでは，要素的言語症候のうち，図の左上に示した 5 項目を用いて，必須症状，容認症状，除外症状として整理してある。ここで用いた要素的言語症候は 5 項目のみであるが，失語の症候はもちろんこの他にも多々あり，この 5 つの症候のみではない。しかし，最低限，これらの症候の有無を判定できれば，障害されているシステムや病巣の広がりを推測でき，失語タイプ分類が可能である。

2．読み書きの障害

　失語の評価には読み書き能力も含まれる。読み書き能力は，学歴や職歴に関係することもあり，個人差も大きいので，病前の能力と比較するという視点が不可欠である。また，読み書きは，音声口頭言語を文字という記号に置き換えたものであり，すなわち，音声口頭言語が土台になっている機能である。したがって，言語処理そのものに障害がある失語では，土台が障害されているので，読み書きにも当然，障害が及ぶことになる。逆に，失語がないのに，読み書きのみに障害が出現することはある。これは，土台の言語処理に障害がないのに，文字という記号を用いることのみに特異的に障害がある場合である。このような病態には 3 パターンある。読みのみに障害が出現するパターン（純粋失読と称されている），書字のみに障害が出現するパターン（純粋失書と称されている），読みと書字の両者が同程度に障害されるパターン（失読失書と称されている）である。

①純粋失読

　「自分で書けた文字が読めない症候」と定義されている。“自分で書けた”というのは，書字の課題ではその文字を書ける，すなわち，その文字に関する知識はあるのに，読めないということを指す。視覚という入力ルートから，文字の知識に至れないと考えられている。したがって，視覚というルート以外，たとえば，運動覚というルート（文字をなぞって，筆跡などを体感する）や，触覚というルート（浮き出た文字を触って認知する）であると，その文字が何という文字なのかがわかる。臨床的には，その文字の軌跡をなぞることでわかることが多く，これは「なぞり読み」と称されており，見ても読めないが，なぞると読めることが

失構音 / 発語失行
音韻性錯語
単語理解・選択障害
喚語障害
語音弁別障害

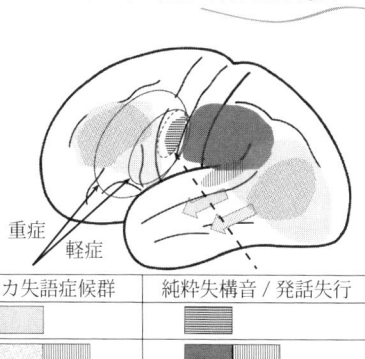

重症
軽症

	ブローカ失語症候群	純粋失構音 / 発話失行
必須症状		
容認症状		
除外症状		

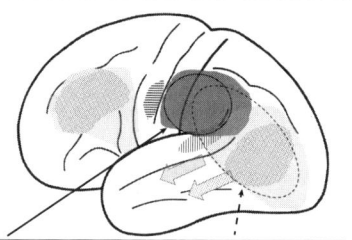

	伝導失語症候群	ウェルニッケ失語症候群
必須症状		
容認症状		
除外症状		

必須症状：その失語型と診断するのに必須の症状
容認症状：その失語型と診断するのにあってもなくてもよい症状
除外症状：その失語型と診断するのにあってはならない症状（あれば他の失語型を考慮）

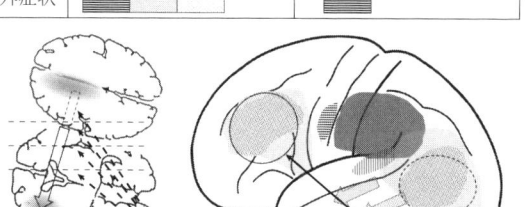

	超皮質性運動失語症候群	超皮質性感覚失語症候群
必須症状	（視覚性呼称障害 <<語想起障害）	
容認症状		
除外症状		

図 4　要素的言語症候・責任病巣と古典的失語症候群の関係

純粋失読の 1 つの特徴とされている。書字障害（後述）が合併することもしないこともあるが，書字障害が合併しても，この，視覚ルート以外を利用すると読みが改善するという特徴を備えている場合には，純粋失読ありと判定できる。すな

わち，"純粋"失読という名称であるが，書字障害が合併したからといって，純粋失読でなくなるわけではない。病巣は，古典的には，左側頭～後頭葉の損傷と脳梁膨大部の損傷が合併した場合と，左角回直下の白質が損傷された場合が報告されているが，その他に，近年，左後頭－頭頂葉の腹側（visual word form area: VWFA と称されている）部位が重要とされている。

②純粋失書

　失語や失読がないのに，書字障害のみが出現する症候である。ただし，書字は，言語機能の中でも高度な機能なので，土台機能の低下によって影響を受けやすい。したがって病前に比して低下しているのか，土台機能の低下によるものではないのかなどを十分吟味する必要がある。その上で，他の機能に比較して，書字が有意に低下している場合には，純粋失書の可能性を考える。純粋失書には，病巣によってさまざまなパターンがある。おもな病巣は，①左中前頭回後部，②左側頭葉後下部，③左角回，④左上頭頂小葉である。①の損傷では，文字の選択・配列の障害が出現し，日本語では仮名の誤りが目立つ。この部位は，近年では，キーボード打ちの障害が出現（失タイプと称されている）する部位として注目されている（Otsuki et al., 2002）。②の損傷では仮名よりも漢字の文字想起障害が強く出現する。③の損傷では仮名でも漢字でも，文字想起障害が出現するが，時に，仮名の方に強い障害を呈する場合がある。④は書字運動に関係している部位で，この部位の損傷では，文字の想起は可能だが，適切な書字運動につなげられないため，文字形態が崩れたり，運筆に異常が出たりする。

③失読失書

　読みと書字の両者に共通する文字処理の障害による読み書き障害とされている。純粋失読に純粋失書が合併した場合，表面的には，失読＋失書となるが，ここで定義されている失読失書とは異なるので注意が必要である。失読失書の場合には，純粋失読のように「なぞり読み」や触覚を利用した読みで改善することはない。また，同じ文字を用いた読み書きの検査で，読み障害の成績と書字障害の成績を比較すると，一般にほぼ同じか，書字の成績の方がやや低下を示すことはあるが，その逆の，読み成績の方が低下することはない。もし，読み成績の方が有意に低下している場合には，純粋失読の合併を考慮する必要がある。病巣は，左角回とされている。

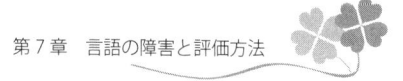

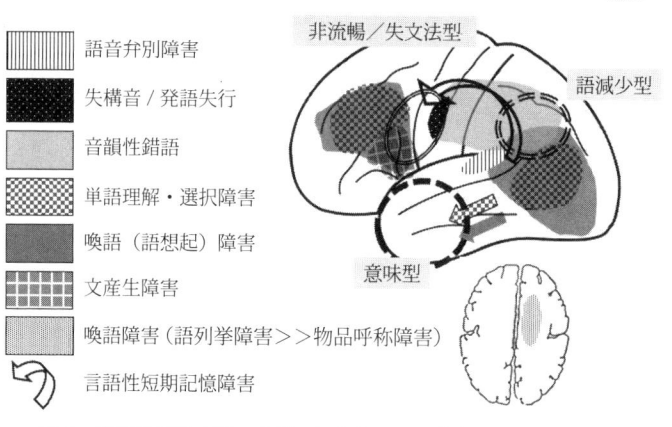

‖‖‖	語音弁別障害
■	失構音／発語失行
▨	音韻性錯語
▨	単語理解・選択障害
▨	喚語（語想起）障害
⊞	文産生障害
▨	喚語障害（語列挙障害＞＞物品呼称障害）
↰	言語性短期記憶障害

非流暢／失文法型

語減少型

意味型

図 5　要素的言語症候の病巣の局在と PPA の初期病巣の首座

3．疾患によって留意すべきこと

①脳血管障害

　脳血管障害（脳梗塞，脳出血など）では，急性期は，意識障害やせん妄などが出現することがあるので，言語の評価には注意が必要である。

②変性疾患

　原発性進行性失語（PPA）は 3 つの臨床類型をもつ概念として，2011 年に診断基準が提起された（Gorno-Tempini et al., 2011；表 3）。PPA の診断は 2 段構えで行う。まず，PPA であることを診断したのちに，どのタイプか分類する。詳細は他稿を参照されたい（大槻，2019）。

　PPA の 3 タイプは，①非流暢／失文法型 PPA（non-fluent/agrammatic variant PPA: nfvPPA または naPPA），②意味型 PPA（semantic variant PPA: svPPA），③語減少型 PPA（logopenic variant PPA: lvPPA）である。これらも，要素的言語症候との関係で整理することができる（図 5）。なお，②は，日本では，古くから語義失語と称されてきた（田辺ら，1992）。

③ヘルペス脳炎

　ヘルペス脳炎では，側頭葉内側面〜前方，前頭葉などが障害されやすい。左側頭葉前方に病巣の主座があると，語義失語を呈する。ただし，ヘルペス脳炎による語義失語と，変性疾患による語義失語には，症候の違いがある[注7]。

表 3　原発性進行性失語（PPA）の臨床的な診断基準概要（Gorno-Tempini et al., 2011 より）

1．PPA であることの診断基準

必須要件　1．言語の症状が最も顕著である
　　　　　2．言語の症状が，日常生活活動の障害の主たる原因である
　　　　　3．失語が発症時および病初期における最も顕著な障害である

除外項目　1．他の変性疾患や医学的な疾患によるものとして説明しやすいパターンである
　　　　　2．認知障害が精神科的疾患によるものとして説明しやすい
　　　　　3．初期から明らかなエピソード記憶障害，視覚性記憶障害，視知覚障害が見られる
　　　　　4．初期から明らかな行動異常が見られる

2．3 タイプの分類

①非流暢 / 失文法型
　以下のうち 1 つを満たす
　　　　　1．発話における失文法
　　　　　2．一貫性のない語音の誤り，努力様で滞る発話（発語失行）
　以下のうち 2 つを満たす
　　　　　1）文法的に複雑な文の理解障害
　　　　　2）単語の理解は保存
　　　　　3）対象の知識は保存

②意味型
　以下の両者を満たす
　　　　　1．対象呼称障害
　　　　　2．単語理解障害
　以下のうち 3 つを満たす
　　　　　1）対象の知識の障害（とくに低頻度，低親密語）
　　　　　2）表層性失読・失書
　　　　　3）復唱能力の保存
　　　　　4）発語（文法面と運動面）の保存

③語減少型
　以下の両者を満たす
　　　　　1．自発話と呼称で語想起障害
　　　　　2．文や句の復唱障害
　以下のうち 3 つを満たす
　　　　　1）自発話や呼称における発語（音韻）の誤り
　　　　　2）単語理解・対象知識の保存
　　　　　3）発語の運動面の保存
　　　　　4）明らかな失文法なし

注 7）　語義失語の違い：ヘルペス脳炎による語義失語では補完現象（諺などの決まり文句を途中まで提示し，続きを言ってもらう課題で，続きを正確に補完できる現象。たとえば，「犬も歩けば」と言えば，「棒にあたる」と答えられる）が見られるが，変性疾患による語義失語では補完現象は見られない（Nakagawa et al., 1993）。

Ⅴ　失語評価のための検査

　失語の症候のうち，発話に関する症候（失構音 / 発語失行，音韻性錯語）の有無は，検査者が，耳で聞き取る必要がある。一方，その他の要素（理解障害や喚語障害，読み書き障害，語音弁別の能力など）は，課題を用いて，調べることができる。おもな検査一覧を表 4 にまとめた。

1. 総合的スクリーニング検査

①標準失語症検査（Standard Language Test of Aphasia: SLTA）

　1975 年に日本で標準化された失語症の検査である。Ⅰ：聴く，Ⅱ：話す，Ⅲ：読む，Ⅳ：書く，Ⅴ：計算の 5 大項目からなり，それぞれに下位項目がある。日本で古くから広く用いられいるため，臨床施設間やリハビリテーション分野で情報を共有しやすい。また，聴く，話す，読む，書くについて，言語能力を広く評価でき，失語のスクリーニングとして優れている。読み書きには，仮名・漢字の違いも反映されている。一方で，留意すべき点は，本検査は，失語の分類や病態を明らかにすることを目的にした検査ではないので，本結果（点数）のみで，厳

表 4　失語のおもな検査一覧

		略称	概要	所要時間（分）
総合的スクリーニング検査	標準失語症検査	SLTA	失語の全般スクリーニング	60 〜 90
	WAB 失語症検査	WAB	失語と認知機能全般のスクリーニング	60 〜 90
	SALA 失語症検査	SALA	失語の全般スクリーニング	＊
個別補助検査	標準失語症検査補助テスト	SLTA-ST	SLTA の補助	＊
	失語症語彙検査	TLPA	単語の理解と表出	＊
	新日本版 Token Test	Token Test	聴覚的把持と文理解	10
	失語症構文検査	STA	文の理解と産生	＊
実用能力検査	実用コミュニケーション能力検査	CADL	言語と非言語の実用コミュニケーション能力	＊

（注）　＊：用いる項目による。

密な失語分類は難しく，また，病態の詳細も明らかにするには不十分である。また，失構音 / 発語失行や音韻性錯語などの，"発語"の質的評価は，点数で表現できないため，各自が判定する必要がある。また，評価として，6 段階評価が採用されているが，これは恣意的な段階分けであり，評価点数に連続性はない（たとえば，段階 6 と段階 5 の差異は，段階 5 と段階 4 の差異とは等価ではない）ので，点数の平均値などは利用できないことに留意する必要がある。

② WAB 失語症検査（Western Aphasia Battery 日本語版）

　Western Aphasia Battery（Kertsz et al., 1982）の日本語版（1986）は，Ⅰ：自発話，Ⅱ：話し言葉の理解，Ⅲ：復唱，Ⅳ：呼称，Ⅴ：読み，Ⅵ：書字の言語関連の 6 大言語評価項目と，Ⅶ：行為，Ⅷ：構成などの非言語性評価項目からなる。それぞれに下位項目がある。評価は，発語に，構音の問題や錯語があれば減点したり，呼称ではヒントを与えた場合の点数の基準が決められている。点数から失語指数（AQ）を算出できる。簡易にスクリーニングしたい場合には，短縮版もある。本検査は，単語理解では，さまざまなカテゴリー（線描画，形，文字，数字，色，身体部位，左右など）が調べられるため，カテゴリーによる相違が検討でき，文理解で可逆文のバリエーションがあり，また読み書きでは，仮名・漢字に分けて検討できる。また，言語以外の行為や構成能力，全般的知的機能の指標であるレーベン色彩マトリックス（Raven's Colored Progressive Matrices: RCPM）も入っており，総合的な認知機能を見ることができる。ただし，SLTA と同様に，発語の評価に関して，自由会話で，発語を判定する項目があるが，すべての発語がその判定基準のどこかにあてはまるように考慮されていないので，発語失行 / 失構音や音韻性錯語などの発語に関する症候は，検査者が個別に判定する必要がある。

③ SALA（Sophia Analysis of Language in Aphasia）失語症検査

　認知神経心理学的アプローチに基づいた包括的失語症検査である。日本語の特性を考慮して，上智大学の国際共同研究プロジェクトとして作成された。40 の下位テストからなり，聴覚的理解，視覚的理解，産生，復唱，音読，書取りが，単語の親密度や心象性などの側面から検討できる。

2．個別補助検査

　SLTA, WAB, SALA は総合的な検査であるが，特定の症候の掘り下げには，種々

の検査を組み合わせる必要がある。近年，認知神経心理学的な視点が導入され，より詳細で，客観的な検討が試みられるようになった。たとえば，「語」については，さまざまなカテゴリー，頻度や親密度，心象性などの統制がなされるようになった。また，統語の検討ができる構文検査もある。

①標準失語症検査補助テスト（Supplementary Test for SLTA: SLTA-ST）

　SLTA で検討しきれなかった部分を補助する検査で，6 つの大項目（①発声発語器官および構音の検査，②はい－いいえ応答，③金額および時間の計算，④まんがの説明，⑤長文の理解，⑥呼称）からなり，SLTA で不十分であった課題を補っている。

②失語症語彙検査（A Test of Lexical Processing in Aphasia: TLPA）

　単語の表出・理解機能を，情報処理という観点から掘り下げて評価できる検査である。①語彙判断検査，②名詞・動詞検査，③類語判断検査，④意味カテゴリー別名詞検査で構成されている。使用する語の頻度や心象性，あるいは親密度などに配慮している。

③新日本版 Token Test

　聴覚的な把持，統語理解を調べる検査である（De Renzi et al., 1978）。現在用いられてるのは，スプリーン Spreen, O. らによる短縮版（Spellacy et al., 1969; 宇野ら，1984）である。5 色（赤，青，黄，白，黒），2 形態（丸と四角），2 種の大きさ（大，小）のプラスチック 10 個ないし 20 個を患者の目の前に並べ，口頭指示に従ってそのプラスチックの操作を行う。6 つのパートに分けて，聴覚的理解を検討する。たとえば，パート A では，「丸は？」「黄色は？」のような単純な問い，パート B では「黄色い四角は？」など，2 項目の情報を提示し，パート C では「大きな黒の四角は？」と，3 項目の情報を提示するというように徐々に情報量を増やして，理解を調べる。パート F からは，「黒い四角の上に赤い丸をおいてください」のような命令文に従って動作をしてもらう課題となる。日本版では，各項目に点数が配置されており，標準化データもある。

④失語症構文検査（Syntactic Processing Test of Aphasia- revised: STA）

　文の理解と産生を調べる検査である。文の理解に関しては，レベル Ⅰ～Ⅳの関係節文のレベルがある。レベル Ⅰ は語の意味ストラテジー，レベル Ⅱ は語順スト

ラテジー，レベルⅢは助詞ストラテジー（補文なし），レベルⅣは助詞ストラテジー（補文あり），関係節文は主語を修飾する SS 関係節文と，目的語を修飾する OS 関係節文に分類されている。文の産生に関しても，レベルⅠ〜Ⅴがあり，意味的可逆性，文頭の名詞句が動作主か，意味役割数，補文構造の有無，格助詞の種類などを要因とした文産生課題があり，文レベルの障害構造を推測できる検査である。

3．実用能力検査──実用コミュニケーション能力検査（Communication ADL test: CADL）

　日常場面におけるコミュニケーションを評価する検査である。通常の言語の検査は，言語機能そのものを評価することが目的であるので，非言語的な手がかり（状況の文脈）は排除しているが，本検査は，逆に，非言語的な手がかりをも含めた，実生活におけるコミュニケーション能力を評価することを目的としている。

◆学習チェック
□　言語障害の種類を理解した。
□　失語とは何か理解した。
□　言語の機能局在と関連脳部位を理解した。
□　要素的言語症候を理解した。
□　おもな失語タイプを理解した。
□　失語評価の検査を理解した。

より深めるための推薦図書

山鳥重（1985）神経心理学入門．医学書院．
武田克彦・村井俊哉編著（2016）高次脳機能障害の考えかたと画像診断．中外医学社．
日本高次脳機能障害学会教育・研修委員会編（2012）伝導失語．新興医学出版社．
日本高次脳機能障害学会教育・研修委員会編（2015）超皮質性失語．新興医学出版社．
日本高次脳機能障害学会教育・研修委員会編（2017）錯語とジャルゴン．新興医学出版社．
日本高次脳機能障害学会教育・研修委員会編（2019）進行性失語．新興医学出版社．

文　　献

Benson, D. F.（1979）*Aphasia, Alexia, and Agraphia.* Churchhill Livingstone.
Darley, F., Aronson, A. & Brown, J.（1975）*Motor Speech Disorders.* Saundes.
De Renzi, E. & Faglioni, P.（1978）Normative data and screening power of a shortened version

of the Token Test. *Cortex*, 14; 41-49.

Gorno-Tempini, M. L., Hillis, A. E., Weinstraub, S. et al.(2011)Classification of primary progressive aphasia and its variants. *Neurology*, 76; 1006-1014.

Itabashi, R., Nishio, Y., Kataoka, Y. et al. (2016) Damage to the left precentral gyrus is associated with apraxia of speech in acute stroke. *Stroke*, 47; 31-36.

Josephs, K. A., Duffy, J. R., Strand, E. A. et al. (2013) Syndromes dominated by apraxia of speech show distinct characteristics from agrammatic PPA. *Neurology*, 81; 337-345.

Kertesz, A. (1982) *The Western Aphasia Battery*. Grune & Stratton.

小嶋知幸（2014）失語症の源流を訪ねて―言語聴覚士のカルテから．金原出版．

Lecours, A. R. & Lhermitte, F. (1976) The "pure form" of the phonetic disintegration syndrome (pure anarthria): Anatomo-clinical report of a historical case. *Brain and Language*, 3; 88-113.

Nakagawa, Y., Tanabe, H., Ikeda, M. et al. (1993) Completion phenomenon in thanscortical sensory aphasia. *Behavioural Neurology*, 6; 135-142.

大槻美佳（2003）錯語の脳内メカニズム．神経研究の進歩，47; 725-733.

大槻美佳（2005）Anarthrie の症候学．神経心理学，21; 172-182.

大槻美佳（2007）言語機能の局在地図．高次脳機能障害研究，27; 231-243.

大槻美佳（2012）伝導失語の診断．In：日本高次脳機能障害学会教育・研修委員会編：伝導失語．新興医学出版社，pp. 3-24.

大槻美佳（2016）前頭葉と理解障害．高次脳機能障害研究，36(2); 244-254.

大槻美佳（2017a）錯語の分類と神経基盤．In：日本高次脳機能障害学会教育・研修委員会編：錯語とジャルゴン．新興医学出版社，pp. 23-40.

大槻美佳（2017b）失語のみかた―よりよい治療・リハビリテーションのために．神経治療，34; 374-380.

大槻美佳（2019）進行性失語の概念と歴史．In：日本高次脳機能障害学会教育・研修委員会編：進行性失語．新興医学出版，pp. 3-24.

大槻美佳・相馬芳明・青木賢樹ら（1998）単語指示課題における前頭葉損傷と後方領域損傷の相違―超皮質性感覚失語の検討．脳神経，50(11); 995-1002.

Otsuki, M., Soma, Y., Arihiro, S. et al.(2002)Dystypia: Isolated typing impairment without aphasia, apraxia or visuospatial impairment. *European Neurology*, 47; 136-140.

大槻美佳・相馬芳明・成冨博章（2003）言語表出のダイナミズム．神経心理学，9(2); 64-74.

相馬芳明（1997a）脳血管障害からみた失語症の責任病巣．臨床神経，37; 1117-1119.

相馬芳明（1997b）音韻性（構音性）ループの神経基盤．失語症研究，17; 149-154.

Spellacy, F. J. & Spreen, O. A. (1969) Short form of the Token Test. *Cortex*, 5; 390-397.

高倉祐樹・大槻美佳（2016）復唱・音読で構音の明瞭化を示した皮質下性失語の 1 例．In：田川皓一・橋本洋一郎・稲富雄一郎編：脳卒中症候学 症例編―診療の深みを理解する．西村書店，pp. 452-456.

田辺敬貴・池田学・中川賀嗣（1992）語義失語と意味記憶障害．失語症研究，12; 153-167.

宇野彰・肥後功一・種村純（1984）Token Test の臨床的解析と尺度化の試み．失語症研究，4; 647-655.

Utianski, R. L., Duffy, J. R., Clark, H. M. et al. (2018) Prosodic and phonetic subtypes of primary progressive apraxia of speech. *Brain and Language*, 184; 54-65.

山鳥重（1985）神経心理学入門．医学書院．

第 8 章

情動の障害と評価方法

寺澤悠理・梅田　聡

Keywords　扁桃体，前頭葉眼窩部，視床下部，自律神経活動，神経心理学，表情，機能的ネットワーク，ラージ・スケール・ネットワーク

I　情動に関連する概念

　本章では，情動の障害と評価方法について認知神経科学の観点から概説する。情動や感情という言葉は，日常的にさまざまな場面で用いられている。しかし，この言葉を専門用語として考えてみると，その定義は明らかでなく，また日本語，英語の対応関係の点からも複雑な状況にある。Emotion という言葉は，情動，あるいは感情と翻訳されるが，本章では基本的に情動に統一する。情動とは，本来，生体が生き延びるために，敵と闘ったり，敵から逃げたりするうえで生じる精神機能である。生理学者のキャノン Cannon, W. は，これを「闘争・逃走反応（fight-or-flight response）」と名づけ，身体における自律神経の交感神経活動と深い関連があることを指摘した（Cannon, 1929）。すなわち，情動とは，一般に，生体が外部から刺激を受け取り，身体内部（中枢および末梢）に変化が生じ，それが原因で生体に行動を起こさせるような心的状態をいう。生体に行動を生じさせる刺激が消失すると，それに伴う心的状態は徐々に弱まり，やがて消失する。そういう意味で，情動は一過性の心的状態といえる。情動と関連の深い概念として，気分（mood）と主観的感情（feeling）が挙げられる。気分は，情動のように一過性の変化に依存した心的状態ではなく，長時間持続する状態を意味し，外的な刺激の有無によって左右されない点が特徴である。情動と気分の違いは，障害の側面から考えるとわかりやすい。情動障害とは，一過性の心的状態の障害であるため，たとえば，恐怖の対象に過剰な逃避行動を示したり，他者の言動に猛烈な攻撃行動を示したりする症状をもつ障害である。行動の強さだけではなく，対象となる刺激が目の前からなくなっても，このような行動が持続している場合もこれ

に当てはまる。これに対し,「気分障害」とは, おもにうつ病や双極性障害などの障害を指す。すなわち, 気分状態を悪化させるような直接的な強い刺激が出現していないにもかかわらず, 抑うつ状態が長い間持続したり, 逆に気分状態を高揚させるような強い刺激がないにもかかわらず, 躁状態が持続したりする場合が気分障害にあたる。

　一方, 主観的感情とは, 個人が主観的に感じている心的状態を意味する。ある人が「逃げる」といった情動反応をとっているからといって, その人が必ずしも主観的に「怖い」などの情動を感じているとは限らない。主観的感情は, あくまでも, 個人が経験として感じている心的な状態である。主観的感情について, ダマシオ Damasio, A. D. は次のように解釈している (Damasio, 1994)。すなわち, 生体が情動を誘発する刺激を受け取ると, まず脳はその刺激や状況に応じた身体反応を引き起こす。身体に反応が起こると, それが脳にフィードバックされ, 身体の変化が連続的にモニター (監視) される。外界で生じている状況の認識と, 身体の変化の認識を同時に経験することが主観的感情体験である, としている。

■ II　情動に関連する脳部位

　これまでの脳損傷例を対象にした神経心理学研究および脳機能画像技術を用いた研究により, 情動に関連する脳部位が明らかにされてきた。これらの脳部位は, 中核部位と拡張部位に分けることができる (Pessoa, 2008；図 1)。

　まず, 中核部位としては, 扁桃体 (amygdala), 視床下部 (hypothalamus), 帯状回前部 (anterior cingulate cortex: ACC), 側坐核 (nucleus accumbens: NA), 前頭葉眼窩部 (orbitofrontal cortex: OFC) などが挙げられる。扁桃体は覚醒度の調整機能を担い, 危険に曝された際に, 即座に回避行動がとれるような状態にするうえで, 最も重要な部位である。視床下部は, 覚醒度の制御と深く関係する自律神経活動の調整を担い, 情動を含むさまざまな本能行動に関与する部位である。帯状回前部も, 自律神経における交感神経活動などに関与しており, 生体全体を活発化させ, 注意の喚起や制御を支えている。大脳基底核に含まれる側坐核は, 扁桃体からの投射を受け, 報酬や快楽に関わる処理に関与する部位である。前頭葉眼窩部は, 行動の価値判断に基づいて, 自律神経を介した生体の制御を行っている。以上で述べた情動の中核部位の役割は, 緊急事態の認識と, それに対する適切な対処行動の準備, および外界の価値判断と概括することができるだろう。

　一方, 拡張部位としては, 脳幹 (brainstem), 腹側被蓋野 (ventral tegmental area:

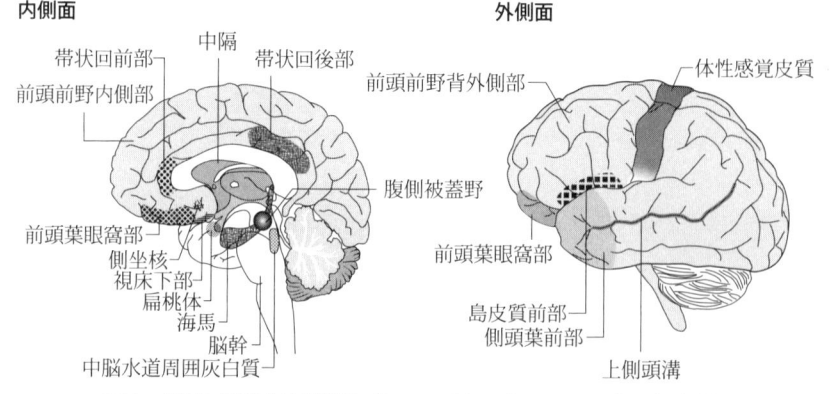

図1　情動に関連する脳部位（Pessoa, 2008; 梅田，2016 を一部改変）

VTA），海馬（hippocampus），中脳水道周囲灰白質（periaqueductal gray: PAG），中隔（septum），島皮質前部（anterior insula），前頭前野内側部（medial prefrontal cortex: MPFC），前頭前野背外側部（dorsolateral prefrontal cortex: DLPFC），側頭葉前部（anterior temporal lobe），帯状回後部（posterior cingulate cortex: PCC），上側頭溝（superior temporal sulcus），体性感覚皮質（somatosensory cortex）などが挙げられる。これらの部位を「拡張部位」と分類することからもわかるように，各部位は，中核部位と連携をとりながら，それぞれ情動処理を修飾する役割を担っている。

■ III　限局的な脳損傷と情動の関係性

　神経心理学は，比較的範囲の限られた脳損傷によって，人間の心理機能がどのように変化するのかを検討し，脳と心の対応関係についての考察を深めてきた。ここではまず，損傷によって情動に変化が生じるとされる代表的な領域である扁桃体と前頭葉眼窩部について，その症状とあわせて紹介する。

1．扁桃体の機能および損傷に伴う症状

　扁桃体は，大脳皮質の内側に位置する辺縁系の一部である。ダマシオの説によれば，扁桃体は一次情動，すなわち生得的に備わった情動反応であり，生き残りの可能性を大きくするために重要な情動反応に関与している（Damasio, 1994）。また，ルドゥー LeDoux, J. は，情動反応の神経メカニズムとして，2 つの神経ネットワークを仮定した（LeDoux, 1996）。その 1 つは，視覚や聴覚によって入力

された情報が視床を介して直接扁桃体に投射される経路，もう1つは，同じ情報が視床に到達した後，視覚や聴覚に関わる高次処理を行う脳領域に情報が送られて，詳細な分析がされた後に，扁桃体に投射される経路である。いずれの経路も扁桃体に情報が収斂されているものの，前者の経路では，刺激に関する詳細な解析や文脈情報の修飾がなされないため，ベルトをヘビと見間違えるなど，刺激の認識を誤る可能性がある。しかし，この経路では，刺激に接してから0.1秒以下という短い時間で扁桃体が活動するため，一瞬にして逃げられるような身体の準備状態が作られる利点がある。

　人間における扁桃体損傷の研究では，脳炎，てんかん発作の治療を目的とした扁桃体切除（ロベクトミー）や，ウルバッハ・ヴィーテ病などの症例が対象とされてきた。いずれの病因でも，扁桃体にダメージを負った場合，さまざまな認知障害が現れる。顔表情を用いた研究では，扁桃体損傷例と健常者に対し，未知の人が肯定的な表情をしている顔写真と否定的な表情をしている顔写真を見せ，①その人にどのくらい近づけるか，②その人をどのくらい信用できるか，について評定させた。その結果，健常者や片側の扁桃体損傷例は，否定的な表情の人に対して「近づきがたい」「信用できない」と評価したのに対し，両側の扁桃体損傷例は，「近づける」「信用できる」と評価した。両側の扁桃体を損傷すると，否定的な表情からその意味を読み取ることができなくなることを示唆しているだろう（Adolphs et al., 1994）。

　初期の扁桃体に関する研究では，扁桃体はおもに恐怖などのネガティブな情動の処理に関わると指摘されてきたが，その後，ネガティブ感情ばかりでなく，ポジティブな情動にも関与するといういくつかの証拠が示された（Baxter et al., 2002; Damasio et al., 2000）。扁桃体が，生体の覚醒度を高め状況に即座に対応する機能を担っていると考えるのであれば，覚醒度が高まる情動であれば，ネガティブ，ポジティブいずれの情動に対しても同様に機能すると解釈するのが妥当であろう。

2．前頭葉眼窩部の機能および損傷に伴う症状

　前頭葉眼窩部は，前頭前野の下部に位置し，記憶や推論，問題解決など，さまざまな認知処理に関与している（Elliott et al., 1999）。ダマシオによれば，この部位は二次情動，すなわち学習によって獲得された情動反応に関与する部位であるとされている（Damasio, 1994）。前頭葉眼窩部と情動の問題が議論される火付け役となったのは，フィニアス・ゲージという症例に端を発する一連の研究である。ゲージはアメリカの鉄道技師であった。不運にも仕事中のミスで生じた爆発事故

で鉄の杭が彼の頭蓋骨を貫通し，おもに前頭葉眼窩部に損傷を負った。驚くべきことに，彼は事故直後であっても意識を保ちそのまま歩くことができ，言語や記憶にも障害を示さなかった。しかし，事故によって唯一変化したのが，彼の人格であった。もともとは職場でもリーダー的な存在であったにもかかわらず，事故の後は，無礼で信頼ができず，社会的スキルが欠けた人物に変わってしまったのである。このような事実から，前頭葉眼窩部は情動や人格にも関連の深い部位だと考えられるようになった。

　ゲージに代表されるように，前頭葉眼窩部の損傷例は「人格変化」によって，借金，放浪，問題飲酒，刹那的な行動といった社会的に問題のある行動を繰り返し示すことが多い。一方で，記憶や注意といった基本的な認知機能は，概ね正常範囲内であるため，眼窩部の障害を簡単な臨床検査で捉えることは困難であった。これに対してダマシオらは，ギャンブル課題を用いて前頭葉眼窩部の損傷の影響を明らかにしようと試みた（Bechara et al., 1997; Damasio, 1994）。この課題では，カードからなる4つの山を用意し，参加者に好きな山から1枚ずつカードをひいてもらう。その都度，実験者はそれに応じた報酬金を参加者に払ったり，逆に罰金をとったりする。参加者には，最終的になるべく多くのお金を儲けるように努力するように，と教示を行う。詳細なルールは一切伝えられないが，実際は4つの山のうち2つの山では，毎回の報酬金も多いが，一方で罰金も多いため，最終的には儲からない山（危険な山）であった。一方，残りの2つの山は，報酬金は少ないが，同時に罰金も少ないため，最終的には儲かる山（安全な山）になっていた。この課題を行うと，健常者は，最初は危険な山からカードをとるが，試行錯誤の結果，徐々に儲からないことに気づき，安全な山からの選択に移るのが典型的な反応である。ところが，前頭葉眼窩部に損傷をもつ症例は，危険な山からカードをとり続けるという反応傾向を示した。さらに重要な発見は，ギャンブル課題遂行中の精神性発汗を計測する皮膚コンダクタンス反応を測定した結果である。健常者が危険な山からカードをとろうとした時点で見られる予期的な発汗の量が，眼窩部損傷例ではほとんど見られなかった。

　この結果を受けて，ダマシオは「ソマティックマーカー仮説」を提案したのである。リスクが伴う問題解決場面において，我々は過去の類似した状況における経験から，現在みずからが置かれている状況ではどのような問題解決が最適であるかを考える。その際，過去の経験の結果を示唆するような身体の反応が無意識的に生じ，これを知覚することで現在の意思決定に役立てられる，という考え方が，「ソマティックマーカー仮説」の骨子である。前頭葉眼窩部損傷例の場合，問

題解決に関する知識が失われているわけではないが，このような身体反応を引き起こす，あるいはそれを受容するシステムに問題があるため，リスクを適切に評価できず，不適切な意思決定を行ってしまう可能性が高くなるとされている。実際，脳と身体の間の信号伝達は，脳から身体への一方向ではなく，双方向に情報のやりとりがなされており，前頭葉眼窩部はそのインターフェースのような役割を担っていると考えられている。そのために，前頭葉眼窩部の損傷に伴って身体反応が乏しくなり，他者への共感が極端に欠けた行動を呈する症例が多く見受けられるようになる。

■ IV　表情・情動判断課題

　上述の扁桃体損傷例に対する研究でも紹介したように，情動の認知や制御の問題の有無を評価するために，最もよく利用される課題は表情の識別や，その表情が意味する情動の判断課題であろう。

　表情は，自分の感情を他者に伝えたり，他者の感情を感じ取ったりするために欠かすことができないものである。社会的認知を扱う多くの研究が，刺激として表情を用いていることからも，その重要性がうかがえるだろう。表情と情動の関係性については，さまざまな議論があるが，基本情動を支持する立場の研究者は，表情は対応する情動反応に伴う身体運動と連動したものであり（Darwin, 1872），その認知は情動の認知と切り離して考えることはできないと述べている。脳損傷症例において，コミュニケーションの問題は頻繁に見られることであるが，その基盤として表情の認識あるいはその表出に問題が生じていることがある。表情認識に問題を呈する精神・神経疾患としては，統合失調症，パーキンソン病，多発性硬化症，うつ病，認知症，てんかん，ハンチントン病と並んで，脳血管障害，脳梗塞，頭部外傷などがあげられる。多くの脳損傷症例を対象とした研究では，体性感覚関連領域や島皮質，前頭・側頭・辺縁系ネットワークなどの損傷によって表情認識に問題を示す可能性が指摘されており，これらの領域が表情や情動の認識に非常に重要な役割を担っていると考えられる（Adolphs et al., 2000; Dal Monte et al., 2013）。

　記憶，注意，遂行機能，言語機能といった認知機能については，数多くの神経心理学検査が開発され症例の状態評価と病態の解明が進められてきている。他者の表情の適切な理解，そして自身の表情の適切な表出が，円滑なコミュニケーションにおいて担う役割は非常に大きいため，国内外で入手が容易で，臨床場面で

も使用可能な検査バッテリーの開発が試みられてきた。

　海外に目を向けてみると，表情の認識およびその意味の理解の検査としてはエクマンら（Ekman et al., 1976）による表情写真が最もよく使われている。彼らは，進化論的立場を踏襲し，怒り，恐れ，喜びといった基本情動は，文化や人種を越えた普遍的価値をもつものであると考えた。この仮説を検証するために，基本情動に対応する表情写真を用意し，さまざまな国に住む人々を対象としてこの刺激を見せたときにどのような情動を表す画像として同定されるのかを調査した。各写真が実験者が想定した表情（例：怒り顔）として正確に認識される率を調べ，画像のセットとともに公表している。この画像のセットには，怒り，軽蔑，嫌悪，恐怖，喜び，悲しみ，驚きが含まれている。表情の認識検査として機能するためには，それぞれの刺激がある程度，意図したとおりの効果をもたらすことを検証しておく必要がある。エクマンらの刺激はこの点において条件を満たしており，表情認識の普遍性のみならず，さまざまな精神疾患や脳損傷例における表情認識能力の検査に使用されている。

　スウェーデンのカロリンスカ研究所が作成した表情写真のセット（The Karolinska Directed Emotional Faces: KDEF）も，70 名のモデルによる怒り，嫌悪，恐怖，喜び，悲しみ，驚き，無表情の 7 種類の表情が刺激として収録されており，表情認識に関する検査や研究において広く使用されている（Lundqvist et al., 1998）。

　エクマンの刺激は，当初は人種を問わず，普遍的な検査結果を得られると想定されていたが，日本人にとって西洋人の表情の認識は困難な場合もある（Matsumoto et al., 1988）。とくに恐怖表情を正しく認識できない割合が高い。マツモト Matsumoto, D. らは，日本人の表情写真を用いたセット（Japanese and Caucasian Facial Expression of Emotion: JACFEE）と，特定の表情を表してない無表情のセット（Japanese and Caucasian Neutral Faces: JACNeuF）を作成している。JACFEE にも怒り，軽蔑，嫌悪，恐怖，喜び，悲しみ，驚きの 7 つの感情を表す表情刺激が収められている。日本人を対象とした調査によって，いずれの表情についても，一定の割合で作成者が意図したとおりの情動を表す表情として認識されることが示されているが，作成されてからすでに長い時間が経過している点には留意が必要である。近年開発されたものとしては，成人版表情認知検査（小松ら，2012）や，株式会社国際電気通信基礎技術研究所（ATR）の作成した顔表情データベース（DB 99）にも複数の人物の基本情動に対応する表情写真が収録されている。それぞれの刺激が意図した表情として認識される割合も調査され，公表されている。

　表情から表示されている情動を正しく認識できるかを調べるための単純な方法は，表情写真をカード，あるいは PC のモニターによって提示し，どのような情動を表しているように見えるかを問うことである。表情刺激と情動語の選択肢を提示し，双方を対応させるように求める。各表情刺激に対してあらかじめ想定されている情動を選択することができれば正解，それ以外の情動を選択した場合には不正解と評価し，全般的，あるいは特定の表情の認識能力に顕著な問題がないかを検討する。このような検査において，高い表情認識能力を示すためには，顔として認識するための視覚処理能力，情動語の読みや聞き取り，意味の理解，そして単語と視覚情報のマッチングといった複数の能力が前提となる。このため，検査の結果が優れなかったとしても，表情認識そのものに問題があるのか，あるいは前提となっている何らかの機能に問題があるために，結果として表情認識検査の成績に影響が生じたのかは慎重な判断を要する。とくに，高次脳機能障害や認知症などが疑われる症例においては，他の検査結果に照らした総合的な判断が必要である。

　上述の方法の他にも，エクマンらは作成した表情刺激を用いて，感情認識能力を多角的に評価するためのテスト・バッテリー（Comprehensive Affect Testing System: CATS）を開発している。複数の顔写真に対する人物の異同判断（3 枚の顔写真のうち 2 枚は同じ人物，1 枚が別人である），表出している情動の異同判断（3 枚の顔写真のうち 2 枚は同じ感情を表す表情，1 枚は異なる表情をしている），情動の命名，情動を含む韻律であるプロソディーと表情のマッチングなど，13 種類の下位検査から構成されている。たんに表情写真と，想定される情動語のマッチングが正しくできる，というだけでは，情動に関わる情報処理全般が良好に保たれていると考えるには不十分である。どのような場面でその感情を感じるのか，人間関係においてどのような意味をもっているのかといったことを適切に理解できている必要がある。CATS はこのようなニーズに応じて，視覚や聴覚といった複数の感覚モダリティを介した感情の理解を評価することができる。下位検査におけるプロフィールの分布を見ることで，当該症例が日常生活において求められる感情の処理に何らかの困難を抱えているのか否か，とくにどのような性質の困難さをもっているのかを評価することができよう。エクマンら以外にも，メイヤー Mayer, J. D. らは表情や感情を喚起する状況の描写などを用いて，情動の知覚や理解，コントロールを評価するテストを開発している（The Mayer-Salovey-Caruso Emotional Intelligence Test: MSCEIT；Meyer et al., 2002）。レーン Lane, R. D. らも同様に感情が喚起されるような状況を表した短いストーリーを題材として，自

分あるいは他者の感情状態をどの程度の複雑性をもって豊かに表現できるかを評価するテストを開発している（Levels of Emotional Awareness Scale: LEAS；Lane et al., 1990）。いずれも多角的な視点から感情の処理能力を評価している点において大変興味深いテストであるが，その施行および採点においては文化の違いに起因する差異が存在する可能性を理解しておく必要がある。

■ V　情動を実現する脳内ネットワーク

　上記の通り，情動に関わる脳部位は数多くあり，それぞれの部位の機能低下によって生じる情動の諸問題について，知見が積み重ねられえてきた。その一方で，近年では，情動を含む高次脳機能に関わる脳内メカニズムを統合的に理解しようとする試みが急速に進み，上記のような局在論には限界があることが指摘されている。むしろ，現在は，同一の機能に対して同時並行的，相互依存的あるいは排他的に活動する脳部位をグループにまとめ，「機能的ネットワーク」として理解することが妥当とされている。情動に関連の深いネットワークとしては，以下の4つが挙げられる。①セイリエンス・ネットワーク（salience network），②メンタライジング・ネットワーク（mentalizing network），③ミラー・ニューロン・ネットワーク（mirror neuron network），④デフォルト・モード・ネットワーク（default mode network）である。①は，帯状回前部および島皮質前部からなるネットワークであり，身体の恒常状態であるホメオスタシスから逸脱するような変化が内臓を含む身体に生じた場合に活動し，ホメオスタシスの回復を促す役割を担う（Menon et al., 2010）。②は，メンタライジング，すなわち「心の理論」と呼ばれる，自己や他者の心の世界の推論に関連するネットワークであり，前頭前野内側部，帯状回前部近傍（anterior paracingulate cortex: ApCC），側頭頭頂接合部（temporoparietal junction: TPJ），上側頭溝後部（posterior superior temporal sulcus: pSTS）などから成り立っている（梅田ら，2014）。③は，観察をもとに，それをまねることによる学習を実現するネットワークであり，人間のみならず，他の霊長類でも見られることが知られている（Rizzolatti et al., 1996）。頭頂葉下部（inferior parietal cortex）や運動前野腹側・前頭葉下部（ventral-premotor / inferior-frontal cortex）などの部位から成り立つ（Brass et al., 2005）。そして，④は，前頭葉眼窩部，楔前部（precuneus），帯状回後部など，大脳皮質正中線構造（cortical midline structure）に位置する部位から成り立っている。デフォルト・モード・ネットワークは，外界にとくに意識的注意を向ける対象がなく，いわば静

かにしている状態で，むしろ強い脳活動が見られる部位の集合的総称である。こ
のネットワークは，身体内部に注意が向けられることと関係があり，自身の身体
状態や感情状態の認識と深く関わっているとされている。これら①～④のネット
ワークは，それぞれラージ・スケール・ネットワークと呼ばれ，それぞれ比較的
特殊な認知処理に関与している。こうしたネットワークが連携的に作用し，脳全
体の統合的調和がとられているのである。

　このようなネットワークの不調と捉えられる情動関連障害の一例として，自閉
症スペクトラム障害が挙げられる。スペクトラムという用語にも現れているよ
うに，程度による差はあるものの，自閉症スペクトラム障害における共感の低下
はメンタライジング・ネットワークが担う「心の理論」の機能低下の結果として
現れるものと考えるのが妥当であろう。また，バロン‐コーエン（Baron-Cohen,
2011）によれば，共感は，注意の焦点を同時に複数に向けるような心の状態のと
きに起こる。並列的な認知処理や，注意の配分に困難が認められる注意欠陥・多
動性障害などのケースにおいても，類似した共感の低下が認められる可能性が考
えられる。このことは，これらの臨床症状が単一のラージ・スケール・ネットワー
クの働きに依拠するのではなく，複数のネットワーク間のバランスやその不調
を表現している可能性を示唆するであろう。

　またデフォルト・モード・ネットワークに属すると考えられる前頭葉眼窩部損
傷に伴う人格障害の例もある。上述の通り，この部位の損傷によって生じる社会
行動の問題の背後には，共感の欠如が認められるという捉え方も一般的であろう
（Damasio, 1994）。しかしながら，一方で，前頭葉眼窩部損傷例を対象とした研
究で，「心の理論」の機能低下を示す研究はほとんどない。これは，自閉症スペク
トラム障害とは異なり，「心の理論」の機能とは独立した身体的共感や主観的共感
のメカニズムに問題が生じている可能性が高いことが示唆される（Bechara et al.,
1997）。このように，臨床症状の原因がどのような認知神経メカニズムにあるか
を探ることは，基礎研究，臨床応用の両側面において重要な意味をもつ。局在論
を越えた神経ネットワークをもとにして，それぞれの病態を多面的に理解するこ
とが，今後さらに重要になるものと考えられる。

◆学習チェック
□　情動に関連する脳部位を理解した。
□　扁桃体や前頭葉眼窩部の損傷によって生じる症状について理解した。
□　表情を用いた情動機能の評価方法について理解した。

□　機能的ネットワークに基づく臨床症状の見方について理解した。

より深めるための推薦図書

ダマシオ Damasio, A. R.,, 田中三彦訳（2010）デカルトの誤り─情動，理性，人間の脳. 筑摩書房.

ルドゥー LeDoux, J., 松本元ら訳（2003）エモーショナル・ブレイン─情動の脳科学. 東京大学出版会.

バレット Barrett, L. F., 高橋洋訳（2019）情動はこうしてつくられる─脳の隠れた働きと構成主義的情動理論. 紀伊國屋書店.

梅田聡・小嶋祥三監修（2020）感情─ジェームズ／キャノン／ダマシオ（名著精選心の謎から心の科学へ）. 岩波書店.

文　　献

Adolphs, R., Damasio, H., Tranel, D. et al.（2000）A role for somatosensory cortices in the visual recognition of emotion as revealed by three-dimensional lesion mapping. *The Journal of Neuroscience*, 20; 2683-2690.

Adolphs, R., Tranel, D., Damasio, H. et al.（1994）Impaired recognition of emotion in facial expressions following bilateral damage to the human amygdala. *Nature*, 372; 669-672.

Baron-Cohen, S.（2011）*Zero Degrees of Empathy: A New Theory of Human Cruelty and Kindness*. Allen Lane.

Baxter, M. G. & Murray, E. A.（2002）The amygdala and reward. *Nature Reviews Neuroscience*, 3; 563-573.

Bechara, A., Damasio, H., Tranel, D. et al.（1997）Deciding advantageously before knowing the advantageous strategy. *Science*, 275; 1293-1295.

Brass, M. & Heyes, C.（2005）Imitation: Is cognitive neuroscience solving the correspondence problem? *Trends in Cognitive Sciences*, 9; 489-495.

Cannon, W.（1929）*Bodily Changes in Pain, Hunger, Fear, and Rage*. Appleton.

Dal Monte, O., Krueger, F., Solomon, J. M. et al.（2013）A voxel-based lesion study on facial emotion recognition after penetrating brain injury. *Social Cognitive and Affective Neuroscience*, 8; 632-639.

Damasio, A. R.（1994）*Descartes' Error: Emotion, Reason, and the Human Brain*. Putnam.

Damasio, A. R., Grabowski, T. J., Bechara, A. et al.（2000）Subcortical and cortical brain activity during the feeling of self-generated emotions. *Nature Neuroscience*, 3; 1049-1056.

Darwin, C. R.（1872）*The Expression of the Emotions in Man and Animals*. William Clowes and Sons.

Ekman, P. & Friesen, W.（1976）*Pictures of Facial Affects*. Consulting Psychological Press.

Elliott, R., Rees, G. & Dolan, R. J.（1999）Ventromedial prefrontal cortex mediates guessing. *Neuropsychologia*, 37; 403-411.

小松佐穂子・中村知靖・箱田裕司（2012）成人版表情認知検査. トーヨーフィジカル.

Lane, R. D., Quinlan, D. M., Schwartz, G. E. et al.（1990）The levels of emotional awareness scale: A cognitive-developmental measure of emotion. *Journal of Personality Assessment*, 55; 124-134.

LeDoux, J.（1996）*The Emotional Brain*. Simon and Schuster.

Lundqvist, D., Flykt, A. & Oehman, A.（1998）*The Karolinska Directed Emotional Faces (KDEF)*. Department of Neurosciences Karolinska Hospital.

Matsumoto, D. & Ekman, P.（1988）Japanese and Caucasian Facial Expressions of Emotion (JACFEE) [Slides]. Intercultural and Emotion Research Laboratory, Department of Psychology, San Francisco State University.

Mayer, J. D., Salovey, P. & Caruso, D. R.（2002）*Emotional Intelligence Test (MSCEIT)*. Multi-Health Systems, Inc.

Menon, V. & Uddin, L. Q.（2010）Saliency, switching, attention and control: A network model of insula function. *Brain Structure & Function,* **214**; 655-667.

Pessoa, L.（2008）On the relationship between emotion and cognition. *Nature Reviews Neuroscience*, **9**; 148-158.

Rizzolatti, G., Fadiga, L., Fogassi, L. et al.（1996）Premotor cortex and the recognition of motor actions. *Cognitive Brain Research*, **3**; 131-141.

梅田聡（2016）情動を生み出す「脳・心・身体」のダイナミクス―脳画像研究と神経心理学研究からの統合的理解．高次脳機能研究，**36**; 103-108.

梅田聡・安西祐一郎・今井むつみら編（2014）共感．岩波書店.

第 9 章

記憶の障害と評価方法

朴　白順・月浦　崇

⊶ *Keywords*　エピソード記憶，自伝的記憶，即時記憶，ワーキングメモリ，意味記憶，手続き記憶

　私たち人間は，過去に経験したことを情報として保存し，必要な時と場所で想起することで，日々の生活を送っている。この一連の過程が記憶であり，記憶は，他の認知機能と相互に作用しながら，私たち人間のあらゆる営みを支えている。このことは，私たちが不測の病気や事故等によって記憶に障害を負ったとき，途端に日常生活が脅かされることによっても十分に理解ができるであろう。認知症人口の急速な増加の真っただ中にある日本において，記憶の障害とは何か，そのような障害はなぜ起こるのか，そしてその障害はどのように評価されるのかを正しく理解することは，私たちの暮らしそのものに直結する重要な問題である。

　本章では，記憶に関連するさまざまな側面の障害とそれに関連する脳領域，そしてそれらの記憶の障害の評価方法について概観する。

■ Ｉ　記憶の障害

1．記憶の過程と分類

①記憶の過程

　記憶には，記銘（符号化），保持（貯蔵），想起（再生）の 3 つの過程がある。記銘とは経験したことが情報として取り込まれることを，保持とは記銘された情報が保存されることを，想起とは保持されている情報を思い出すことを指す。これらの時系列的な過程は 1 回だけ成立するのではなく，想起された記憶は新たに記銘されるように，常に記銘，保持，想起の過程は繰り返されることで記憶は成立している。また，ヒトの記憶過程は必ずしも意図的ではなく，多くの場合で意図的ではない記銘と想起も行われている。

②記憶の質的分類

　記憶は，その性質の違いによって陳述記憶と非陳述記憶に分類される。陳述記憶は，言語やイメージとして想起することが可能な記憶であり，非陳述記憶は，言語やイメージとして想起することができない記憶である。

　陳述記憶は，内容的な違いによってエピソード記憶と意味記憶に分類される。エピソード記憶とは，「昨日，私は駅前の書店で，中学 3 年生のときの担任の先生に偶然出会った」のような，自身が経験した出来事の記憶であり，「担任の先生に偶然出会った」のような記憶の内容に付随して，「昨日」や「駅前の書店」のように，特定の時間や場所の文脈を伴うものとして定義されている。意味記憶とは，「イギリスの首都はロンドンである」のように，知識や事実，言葉の意味，記号の意味等の記憶である。

　非陳述記憶とは，陳述記憶とは対照的に言語やイメージで想起することができない記憶のことを指し，一般に行為の中に再生される記憶とされている。非陳述記憶に含まれるおもな記憶には手続き記憶がある。手続き記憶とは，技能に関する記憶であり，自転車の乗り方等の運動に関する技能，速読等の知覚に関する技能，将棋やパズル等の複雑な認知に関する技能，の 3 つに分類されている。手続き記憶は，繰り返して学習することで獲得される記憶であり，記憶が完成するまでには多くの時間が必要である一方で，いったん獲得された手続き記憶は長い間保存されることも知られている。

③記憶の時間的分類

　神経学の分野では，記憶は保持される時間の長さの違いによって即時記憶，近時記憶，遠隔記憶の 3 つに区分されている。出来事や刺激等の入力直後（数秒～数十秒程度保持される）に想起可能な記憶を即時記憶といい，即時記憶は心理的に継続される現在の記憶である。即時記憶よりも長く，数分から数日の間保持される記憶は近時記憶と呼ばれる。即時記憶は経験から継続している心理的現在の記憶であるのに対し，近時記憶は経験の後にいったん干渉が入った後に想起される記憶である点で，心理的過去の記憶である。さらに，近時記憶よりも長く数年以上の間保持される記憶は遠隔記憶と呼ばれている。他方で心理学の分野では，記憶は保持時間の違いによって短期記憶と長期記憶に区分されている。短期記憶では，情報は入力直後から 30 秒程度短期貯蔵庫内に保存され，リハーサル（入力された情報を復唱すること）等が行われなければ，情報は消失するとされている。また，その容量には限界があることも知られている。他方，長期記憶には短

期貯蔵庫より転送された情報がほぼ永続的に保存される。短期記憶には，神経学における即時記憶と近時記憶の一部が含まれ，近時記憶の一部と遠隔記憶が長期記憶に相当する。

2．記憶の障害と関連する脳領域

①エピソード記憶の障害と関連する脳領域

　脳損傷後に記憶の障害を伴う病態はさまざまであるが，一般に記憶障害と言う場合はエピソード記憶の障害を指すことが多く，エピソード記憶の障害を中核症状とする症候群は健忘症候群（健忘症）と呼ばれる。健忘症におけるエピソード記憶の障害は，健忘症状の発症を起点として大きく2つに分けられる。すなわち，健忘の発症後に経験するさまざまな出来事に対する記憶の障害は前向性健忘と呼ばれる一方で，健忘発症前のさまざまな経験についての記憶の障害は逆向性健忘と呼ばれる。健忘症では，通常これらの障害が両方とも認められることが多い。

　前向性健忘はおもに近時記憶の障害を反映しており，経験した出来事の情報は数分から数日の時間経過で失われる。臨床場面では，単語（言語性）や図形（視覚性）の情報を，記銘から数分または数十分後に想起してもらう（遅延再生）等の実験室場面での検査に加えて，脳損傷後に経験しているさまざまな生活記憶を患者本人や家族から聴取し，それらをあわせて評価する。また，言語性記憶と視覚性記憶の両者がともに障害される場合もあれば，どちらか一方の障害が目立つ場合もある。逆向性健忘は，近時記憶と遠隔記憶の障害である。前向性健忘とは記憶障害の起きる時間方向が逆になり，発症以前の数分から数日の間に経験した記憶（近時記憶）や，数年から数十年前の経験の記憶（遠隔記憶）を想起することに困難が生じる。また，発症に時期的に近い経験の記憶ほど想起の困難が重度で，発症から遠くなるほど記憶の障害が軽度になる時間的勾配を伴うことも多く観察される。臨床場面では，半構造化されたインタビュー等を用いて，数年前から数十年前に遡る自伝的な記憶を聴取することで評価する。

　健忘症例では，エピソード記憶の障害の他に，見当識障害（Schnider et al., 1996）や作話（Dalla Barba et al., 1997），記憶錯誤等の症状を伴う場合がある（Kapur et al., 1988; Murai et al., 1997）。見当識障害とは，現在の自分自身を時間や空間の中で定位することの障害であり，現在の年月日や曜日，季節等の時間の中に自分を定位できない時間見当識の障害や，県，市，町や地方等の自分が現在いる場所を定位できない場所見当識の障害がある。作話とは，だまそうとする意図なしに，自己の経験や現在の状況をゆがめたり作り上げたりする言動のことで

あり，曖昧な記憶を補完するために出現すると考えられている。記憶錯誤には，誤記憶，偽記憶，重複記憶錯誤等が含まれており，とくにその中でも重複記憶錯語とは，「（目の前の）この建物とまったく同じ建物が他にもある」や「同一の人物は他にもいる」等のように，同一の時間や場所，人物が同時に複数存在すると主張する症状である。

　エピソード記憶の障害に関連する脳領域として，これまでの多くの研究では海馬や海馬傍回を含む内側側頭葉，視床や乳頭体を中心とする間脳，前脳基底部，脳梁膨大部後方，脳弓等の領域の重要性が報告されている（レビューとしてKopelman, 2002）。これらの領域のうちどの領域が損傷されるのかによって，健忘とその関連症状の特徴に違いが生じることも知られている。たとえば作話症状は，内側側頭葉の損傷による健忘症よりも間脳や前脳基底部の損傷による健忘症でよく観察されたり（Dalla Barba et al., 1997; 高松ら，1992），前脳基底部の損傷による健忘症では，再生法（以前に体験した記憶を生成する想起）による記憶の評価では顕著に障害されていた記憶が，再認法（以前に体験した記憶を参照する想起）による記憶の評価では記憶の成績が大きく改善すること等が知られている（Abe et al., 1998）。

②即時記憶の障害と関連する脳領域

　即時記憶が障害されると，記銘から遅延を置かない直後（数秒～数十秒程度）の情報の想起が困難になる。一般に，エピソード記憶の障害が中核症状である健忘症では，即時記憶は保たれることが多い。臨床場面では，検査者が数字列や単語リストを読み上げた直後にそれらの情報を同じ順番で再生してもらったり（言語性即時記憶），検査者がカード上にちりばめられている複数のドットを触った直後に，もう一度同じ場所のドットに同じ順番で触ってもらう等の課題によって評価される（視覚性即時記憶）。また，即時記憶や短期記憶と関連するワーキングメモリ（Baddeley, 1974）では，即時記憶や短期記憶として保存された情報に対して操作を加えることが重要であるため，前述した数字列や単語リスト，ドットの位置等を逆の順番で再生することで評価される。即時記憶や短期記憶には，おもに腹外側前頭前野皮質を中心とする領域が重要である一方で，ワーキングメモリに関連する課題の遂行には，背外側前頭前野皮質が重要な役割を担っていることが示唆されている（加藤，2011）。

③意味記憶の障害と関連する脳領域

　意味記憶の障害は，既知の知識や言葉の意味等の想起が困難になることで認められる。臨床場面では，意味記憶に障害を呈する患者は実物品の名前を想起できない，あるいは検査者が指示した物品名を複数の実物品の中から選択できない等で評価される。意味記憶には知識や事実，言葉や記号の意味，人物や物品の名前に至るまで多くの対象が含まれており，意味記憶が障害される場合にはこれらが一様に障害されるわけではないため，実際に患者の意味記憶の障害の特徴を明らかにするためには，幅広い検査が必要となる。意味記憶の選択的な低下を示す意味性認知症に関する研究では，左側の外側側頭葉の中でもとくに側頭極が重要な役割を担っていることが指摘されている（Mummery et al., 2000）。

④手続き記憶の障害と関連する脳領域

　手続き記憶の障害は，発症前に獲得した習熟している技能が必要となる行動において不具合が起きたり，発症後に新しく技能を獲得することが困難になったりすることで認められる。一般に，エピソード記憶の障害が中核症状である健忘症では，手続き記憶は保存されている。臨床場面では，重度の健忘症患者であっても，発症前に趣味で慣れ親しんでいた編み物は発症後であっても容易に行うことができる等の場面で確認することができる。手続き記憶の障害は，大脳基底核や小脳に損傷をもつ患者において観察されることが知られている（Molinari et al., 1997）。

■ II　記憶の評価方法

1．エピソード記憶

①エピソード記憶（近時記憶）の評価

　（a）日本版ウェクスラー記憶検査（Wechsler Memory Scale Revised edition: WMS-R；Wechsler, 1987; 杉下，2001）

　この検査は，16歳から74歳までを対象として，言語と視覚の両方を含む総合的な記憶能力を評価する検査であり，米国版WMS-Rをもとに作成されたものである。本検査では，健常者と健忘症患者の両方で個人の記憶能力を測定することが可能であり，言語性記憶，視覚性記憶，一般的記憶，注意/集中，遅延再生の5つの項目について，それぞれMemory Indexが個人ごとに算出される。Memory Indexは，各年代の平均が100になるように標準化されているため，ある程度客

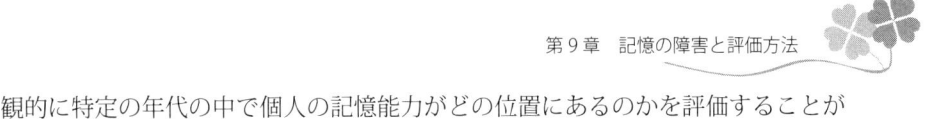

観的に特定の年代の中で個人の記憶能力がどの位置にあるのかを評価することができる。

(b)　標準言語性対連合学習検査（Standard verbal paired-associate learning test: S-PA；日本高次脳機能障害学会ら，2014）

　日本国内では，三宅式記銘力検査（三宅ら，1923a, 1923b, 1924）が長い間単語を用いた言語性対連合学習検査として採用されてきたが，近年はオリジナル版をもとに作成されたと考えられる東大脳研式記銘力検査（長谷川，1977）が主流となっている。しかしながら，用いられている単語の時代性や，単語そのものの頻度や親密度等の属性がどのように統制されているのかが十分に説明されていないため，検査そのものの妥当性と信頼性の低さが問題となっていた。このような問題点を考慮して 2014 年に発表されたのが S-PA である。

　S-PA の実施手順は「三宅式」を踏襲しており，16 〜 84 歳までを対象として聴覚言語性対連合学習能力を評価することができる。検査では，最初に有関係単語10 対の単語リストが検査者により聴覚提示され，その通りに記銘することが求められる。その後，対になった単語からもう一方の単語を再生することが求められる。このテストが 3 試行実施された後に，無関係対語に関するテストが同様に実施される。成績の評価は，有・無関係リストごとに 3 試行目の正答数が年齢別に算出された判定基準に当てはめられた後に，それぞれのリストの成績を統合して最終的な「良好」「境界」「低下」の判定が行われる。

(c)　Rey 聴覚言語性学習検査（Rey Auditory Verbal Learning Test: RAVLT；Lezak, 1995; 田中，1998）

　この検査は，単語を用いた聴覚言語性学習検査として世界的に広く用いられており，即時記憶や学習の方略，作話，保続，遅延再生，遅延再認の近時記憶等，言語性記憶とそれに関するさまざまな能力を評価できる検査である。検査では，それぞれ関連のない 15 単語（リスト A）が聴覚的に提示された後，そのリストに含まれていた単語の直後再生が求められる。この手続きが同様な手順で 5 試行実施された後，異なる 15 単語（リスト B）が聴覚提示され，同様に直後再生することが求められる。この後，先に学習したリスト A の再生，および再認テストが実施される。再認テストでは，リスト A に含まれていた 15 単語とリスト B に含まれていた 15 単語，および新しい 20 単語の合計 50 単語が提示され，そこからリスト A に含まれていた単語を再認することが求められる。さらに遅延後の記憶能力を評価したい場合には，30 分後にもう一度リスト A の再生と再認を行うこともある。

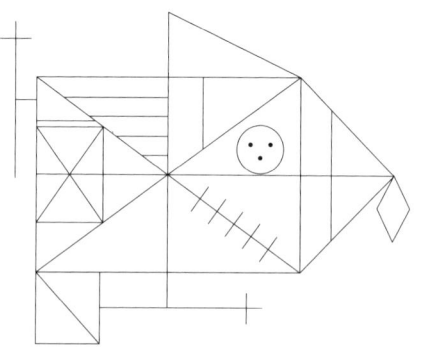

図1　Rey-Osterrieth 複雑図形検査で用いられる図（Lezak, 1995 より作成）

　この検査は，日本国内で標準化されていないため，年齢別の基準値を利用することができない。そのため，本検査を利用して患者の記憶能力を測定する際には，年齢や教育歴等を統制した健常統制群のデータを取得し，結果を比較することが重要である。

　（d）　Rey-Osterrieth 複雑図形検査（Rey-Osterrieth Complex Figure Test: ROCFT；Lezak, 1995）

　この検査は，視覚性記憶を評価するための検査として世界的に広く用いられている。純粋に視覚による記憶機能を評価するために，言語化がほぼ不可能な幾何学図形を用いるのが特徴である（図1）。

　この検査では，最初に複雑な幾何学図形が提示され，それを定規等を用いることなく単純に模写するように求められる（後にこの記憶がテストされることは教示されない）。その後，検査に無関係な干渉課題や日常生活に対する質問等の遅延時間が置かれた後に，先に記銘した図形を遅延再生することが求められる。臨床場面では，必要に応じて3分から30分の遅延時間が置かれる場合が多い。

　もしも模写段階でうまく模写できない場合には，構成能力や半側空間無視等の視覚認知そのものに問題があることが推定される。また，もし模写段階にそれらの問題がある場合には，遅延再生の際の成績の低下が，記憶能力の問題と視覚認知能力の問題のどちらに由来するのかについて判断することは困難であるため，注意が必要である。

②自伝的記憶（おもに遠隔記憶）の評価
　（a）　自伝的記憶に関する半構造化インタビュー
　自伝的記憶とは，ヒトが日常生活の中で個人的に経験したさまざまな出来事に

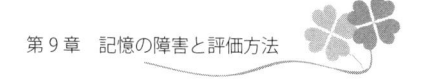

表 1　個人的出来事に関する時間区分およびキーワード（吉益ら，1998）

Autobiographical Memory Interview	Autobiographical Memory Enquiry	自伝的記憶検査
Kopelman et al.（1989）	Borrini et al.（1989）	吉益ら（1993）（一部改変）
①子供時代	①子供時代・青年時代（〜 15 歳）	①子供時代（〜 15 歳）
就学前 小学校 中学校	小学校 自宅 家族 病気 遊び	学校 買物 家族 病気 遊び
②成人期初期	②成人期初期（16 〜 40 歳）	②成人期初期（16 〜 40 歳）
最初の仕事または大学 10 代後半から 30 代前半の結婚 20 代の出会い	セレモニー 自動車やバイク / 旅行 妊娠 / 婦人科 / 歯科 / 軍隊 / 軍隊免除 結婚 / 旅行 投票 / 仕事	買物 旅行 結婚 / 旅行 子供 / 病気 仕事 / 家族
③最近の出来事	③成人期後期（41 歳〜 2 年前）	③成人期後期（41 歳〜発症）
昨年の親戚または来訪者に関する出来事 この病院または施設での出来事 最近 5 年間の旅行	転居 / 家具 / 近所 仕事 / 家事 病気 引退 / 眼科 / 耳鼻科 / 歯科 余暇 / 訪問	買物 仕事 / 家事 病気 家族 旅行

　関する記憶のことである。自伝的記憶は，実験室での記憶とは異なり，個人ごとに異なる記憶を評価する必要があるため，実験室での記憶よりも評価することには困難が伴うことも多い。本項では，自伝的記憶を評価するために比較的広く用いられている半構造化インタビューによる検査を紹介する。表 1 に吉益ら（1998）により作成された自伝的記憶検査の中の個人的出来事に関する検査内容の特徴をまとめた表を示した。

　a. Autobiographical Memory Interview（AMI；Kopelman et al., 1989）：この検査では，人生を 3 つの時期（子供時代・成人期初期・最近）に区分したうえで，それぞれの時期に与えられた 3 つのキーワードを手がかりに自伝的記憶を想起することが求められる。

　b. Autobiographical Memory Enquiry（ABME；Borrini et al., 1989）：この検査

では，人生を 3 つの時期（子供・青年時代である 15 歳まで，成人期初期である 40 歳まで，成人期後期・2 年前まで）に区分し，それぞれの時期に与えられた 5 つのキーワードを手がかりにして，各自の自伝的記憶を想起してもらうことが求められる。

　c. 自伝的記憶検査（吉益ら，1993）：この検査では，人生を 3 つの時期（子供時代である 15 歳まで，成人期初期である 40 歳まで，成人期後期・発症まで）に区分し，それぞれの時期に与えられた 5 つのキーワードを手がかりにして，各自が体験した自伝的記憶を想起してもらうことが求められる。

　これらの課題は，人生を大きく複数の時期に区分する点では同じであるが，ABME と自伝的記憶検査では，より具体的な年齢区分やキーワードが多く挙げられている点で AMI とは異なっている。また，自伝的記憶検査は先の 2 つの英語版とは異なり，日本の現状に沿ったキーワードで構成されている。このような手法を用いて得られたインタビュー内容は，以下のような基準で採点されることが多い（Wilson et al., 1988）。

- ・3 点：エピソード記憶，時間と場所が特定可能な記憶
- ・2 点：個人的記憶だが単一の出来事の記憶ではない，または，単一の出来事の記憶であるが時間と場所を特定できない記憶
- ・1 点：あいまいな個人的記憶
- ・0 点：無反応，または意味記憶に基づく反応

　このように人生の時期ごとの自伝的記憶を定量化することで，逆向性健忘における時間的勾配の検出ができるようになる。自伝的記憶には，自分が経験した個人的な出来事の記憶と個人の人生に関わる意味的情報の記憶が含まれると考えられている。そのため，AMI と自伝的記憶検査には個人的意味記憶（通っていた小学校の名前等）を問う設問も設置されている。

　（b）　手がかり単語を用いた Crovits 法による自伝的記憶の想起（Crovitz et al., 1974）

　この検査では，手がかりとして提示される単語刺激から連想できる，個人的に体験した出来事の記憶を想起することが求められる。上述した AMI や ABME，自伝的記憶検査等の課題とは異なり，この検査では時間的枠組みをもたずに過去の経験を思い出してもらうため，逆向性健忘における時間的勾配を検証することは困難である。一方で，時期にとらわれずに自由に自伝的記憶を想起してもらうため，複数の試行を実施することで対象者が人生のどの時期に体験した自伝的記憶

を想起しやすい傾向があるのかを推定することも可能になる。この方法を健常者に対して実施した心理学研究では，異なる手がかり単語を用いた試行ごとに複数の評価を行うことで，エピソード記憶の想起に含まれる複数の要因がどのように関連するのかが質的に検討されている（Rubin et al., 2003）。その結果，記憶における視覚的イメージと確かな体験感を反映する想起意識の間には，高い関連性があることが報告されている（Rubin et al., 2003）。

③社会的出来事記憶（おもに遠隔記憶）の評価

（a）　社会的出来事を用いた検査

ニュースや新聞で扱われるような社会的な出来事は，自分が体験した自伝的記憶とは部分的に異なる記憶の処理過程を反映している。社会的出来事を用いた記憶検査にもさまざまな方法が用いられているが，いずれの方法でも特定の年代の代表的な出来事を素材として用いることがほとんどである。具体的には，「はじめて打ち上げられた人工衛星の名前は何だったでしょうか？」の問いに対して「ディスカバー，エクスプローラー，スプートニック，テルスター」の4つの選択肢を与えるような言語刺激を用いたり，年代を代表する有名人の相貌のような視覚刺激から，個人のもつ社会的出来事記憶の能力が評価されている（Squire et al., 1989）。また，日本国内での社会的出来事に関する検査法も発表されており，有名人の顔が含まれる社会的出来事の写真を用いて，有名人の名前と出来事に関するキーワードを再生してもらう検査の作成も試みられている（江口ら，2016）。社会的出来事の想起には，テレビや新聞等の媒体を通してその内容を知るというエピソード記憶的な側面と，繰り返される報道等で実際にその出来事を経験した当時の詳細な文脈が消失し，その事実のみが知識として残存する意味記憶的側面があることから，社会的出来事記憶で測定される記憶能力と先述した自伝的記憶で測定される記憶能力とは必ずしも一致しないこともあり，検査を実施する際には注意が必要である。

2．ワーキングメモリ（即時記憶）

臨床場面で頻繁に用いられる即時記憶の検査として，WMS-R の下位検査に含まれている「数唱」と「視覚性記憶範囲」が挙げられる。「数唱」には順唱と逆唱の2種類の検査があり，順唱では検査者によって読み上げられた数字系列を直後に同じ順番で即時に再生することが求められ，逆唱では逆の順番で再生することが求められる。「視覚性記憶範囲」には，同順序と逆順序のタッピングの2種類の検

査があり，同順序のタッピングではカードに印刷された複数のドットを検査者が
タッピングしたのと同じ順序で直後にタッピングすることが求められ，逆順序の
タッピングでは逆の順序でタッピングすることが求められる。WMS-R では，数唱
が 3 から 8 桁，タッピングが 2 から 8 個まで準備されており，それぞれの桁や個
数で 2 試行ずつ行われ，両試行ともに誤答した場合に検査は打ち切られ，それぞ
れの正答数が得点として記録される。逆唱や逆順序のタッピングは，それぞれ数
字やタッピングした場所の順序を言語情報や視覚情報として一時的に保持し，保
持した情報を逆の順番で再生するという操作をすることが必要であり，逆唱と順
唱，および逆順序のタッピングと同順序のタッピングの差分が，ワーキングメモ
リの能力を反映すると考えられている。なおこの検査は，ワーキングメモリの能
力の低下以外でも，注意機能の障害によっても成績が低下することから，結果を
解釈する際にはワーキングメモリの能力の問題か注意機能の問題が関与している
のかを見極めることは重要である。

3．意味記憶

　意味記憶の評価にもさまざまな検査法が用いられているが，代表的な検査法の
1 つとして Cambridge Semantic Memory Test Battery が用いられている。この検
査には，カテゴリー流暢性，呼称，語と絵のマッチング，上位概念を問う絵や語
の分類，意味的関連性の課題が含まれている（Adlam et al., 2010）。カテゴリー
流暢性課題では，「動物の名前をできる限りたくさん挙げてみてください」のよう
に，あらかじめ提示された意味カテゴリーに属する単語を一定時間中に想起して
もらうことが求められる。呼称課題では，提示された線画の名前を想起することが
求められ，語と絵のマッチング課題では，聴覚提示された語が複数提示された絵
のどれを指しているのかを選択することが求められる。上位概念を問う分類課題
では，いくつかの絵や語の刺激（たとえば「犬」）を上位概念（たとえば「動物・
鳥・果物」）に従って分類することが求められ，意味的関連性を問う課題では，2
つの単語（たとえば「ヤシの木」と「松の木」）のうち，どちらがターゲット単語
（たとえば「ピラミッド」）と意味的により関連性が高いのかを答えることが求め
られる。意味記憶の評価では，言語を媒介して実施する課題が多いため，対象と
する患者が失語症等の言語機能の問題がないことを確認したうえで実施すること
が重要である。また，視覚的素材を用いる意味記憶課題については，視覚失認等
の視覚の情報処理に問題がないかを確認したうえで，課題を実施する必要がある。

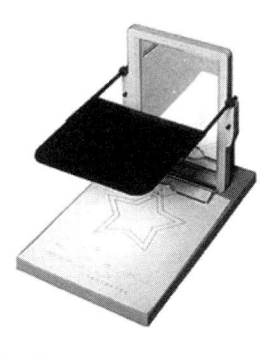

図2　鏡映描画器（竹井機器工業株式会社製）

4．手続き記憶

　手続き記憶の評価については，編み物やサイクリング等の病前に患者が慣れ親しんでいた技能について，患者本人や家族へのインタビューから把握しておくことは重要である。また，新たな技能の獲得については，鏡映描画課題等の運動技能に関する課題を用いて評価できることが知られている（望月，2008）。図2に鏡映描画器を示した。

　鏡映描画課題では，星型と自分の手を鏡を通して見ることが可能であり，この鏡を通して星型の二重線の間に，逸脱することなく線を描くことが求められる。逸脱回数や所要時間を計測し，繰り返しの試行によってそれらの数値がどれだけ減少するのかを評価することによって，運動技能が獲得されていく過程を客観的に評価することができると考えられている。手続き記憶には，運動技能以外にも，知覚技能や認知技能等必ずしも運動を伴わない技能も含まれるとされており，これらは日常生活の中で，互いに協応することで手続きが獲得されることが指摘されている（望月，2008）。

■ III　おわりに

　本章では，記憶に関連するさまざまな側面の障害とそれに関連する脳領域，そしてそれらの記憶の障害の評価方法について概観した。前半では，健忘症における中核症状であるエピソード記憶の障害，健忘発症後であっても比較的保存されている即時記憶，意味記憶，手続き記憶における障害について述べ，これらの多様な記憶の障害に関連する脳領域について概説した。後半では，さまざまな記憶

を評価する方法を紹介し，それぞれの方法を実施する際に注意すべき点を説明した。

　記憶の障害は多様な側面をもつために，その種類や関連する脳領域，評価方法を正しく理解することは容易ではないことも多い。しかし，そのような複雑な関係性を正しく理解することが，実際に記憶障害をもつ人々に対して臨床場面でより適切なアプローチを取ることにつながることはいうまでもない。本章を通して，記憶障害とその評価方法について正しい理解が広がることを期待している。

◆学習チェック
☐　エピソード記憶の障害とその評価方法について説明できる。
☐　即時記憶の障害とその評価方法について説明できる。
☐　意味記憶の障害とその評価方法について説明できる。
☐　手続き記憶の障害とその評価方法について説明できる。

より深めるための推薦図書
　　山鳥重（2002）記憶の神経心理学（神経心理学コレクション）．医学書院.
　　石合純夫（2012）高次脳機能障害学 第 2 版．医歯薬出版.
　　山鳥重（1985）神経心理学入門．医学書院.
　　浅井昌弘・鹿島晴雄責任編集（1999）記憶の臨床（臨床精神医学講座）．中山書店.

文　　献

Abe, K., Inokawa, M., Kashiwagi, A. et al. (1998) Amnesia after a discrete basal forebrain lesion. *Journal of Neurology, Neurosurgery, and Psychiatry*, 65; 126-130.

Adlam, A. L., Patterson, K., Bozeat, S. et al.(2010)The Cambridge Semantic Memory Test Battery: Detection of semantic deficits in semantic dementia and Alzheimer's disease. *Neurocase*, 16; 193-207.

Baddeley, A. D. (1974) Working memory. *The Psychology of Learning and Motivation*, 8; 47-89.

Borrini, G., Dall'Ora, P., Della Sala, S. et al. (1989) Autobiographical memory. Sensitivity to age and education of a standardized enquiry. *Psychological Medicine*, 19; 215-224.

Crovitz, H. F. & Schiffman, H. (1974) Frequency of episodic memories as a function of their age. *Bulletin of the Psychonomic Society*, 4; 517-518.

Dalla Barba, G., Cappelletti, J., Signorini, M. et al. (1997) Confabulation: Remembering 'another' past, planning 'another' future. *Neurocase*, 3; 425-436.

江口洋子・穴水幸子・斎藤文恵ら（2016）有名人の顔が含まれる社会的出来事写真を用いた遠隔記憶検査作成の試み．認知リハビリテーション，21; 5-20.

長谷川和夫（1977）ガイドブック 老人の精神機能検査法．サンド薬品.

Kapur, N., Turner, A. & King, C. (1988) Reduplicative paramnesia: Possible anatomical and neuropsychological mechanisms. *Journal of Neurology, Neurosurgery, and Psychiatry*, 51; 579-581.

加藤元一郎（2011）前頭前野と記憶障害．高次脳機能研究（旧 失語症研究），31; 311-318.

Kopelman, M. D.（2002）Disorders of memory. *Brain*, 125; 2152-2190.

Kopelman, M. D., Wilson, B. A. & Baddeley, A. D.（1989）The autobiographical memory interview: A new assessment of autobiographical and personal semantic memory in amnesic patients. *Journal of Clinical and Experimental Neuropsychology*, 11; 724-744.

Lezak, M. D.（1995）*Neuropsychological Assessment*, 3rd Edition. Oxforford University Press.

三宅鑛一・内田勇三郎（1923a）記憶ニ関スル臨牀的實驗成績（上）．神経学雑誌, 23; 458-488.

三宅鑛一・内田勇三郎（1923b）記憶ニ関スル臨牀的實驗成績（中）．神経学雑誌, 23; 523-565.

三宅鑛一・内田勇三郎（1924）記憶ニ関スル臨牀的實驗成績（下）．神経学雑誌, 24; 12-45.

望月寛子（2008）手続き記憶の神経基盤（特集 学習と記憶—基礎と臨床）．*Brain and Nerve*, 60; 825-832.

Molinari, M., Leggio, M. G., Solida, A. et al.（1997）Cerebellum and procedural learning: Evidence from focal cerebellar lesions. *Brain*, 120; 1753-1762.

Mummery, C. J., Patterson, K., Price, C. J. et al.（2000）A voxel-based morphometry study of semantic dementia: Relationship between temporal lobe atrophy and semantic memory. *Annals of Neurology*, 47; 36-45.

Murai, T., Toichi, M., Sengoku, A. et al.（1997）Reduplicative paramnesia in patients with focal brain damage. *Neuropsychiatry, Neuropsychology, and Behavioral Neurology*, 10; 190-196.

日本高次脳機能障害学会・Brain Function Test 委員会・新記憶検査作製小委員会（2014）標準言語性対連合学習検査＝ Standard verbal paired-associate learning test: S-PA. 新興医学出版社.

Rubin, D. C., Schrauf, R. W. & Greenberg, D. L.（2003）Belief and recollection of autobiographical memories. *Memory & Cognition*, 31; 887-901.

Schnider, A., von Daniken, C. & Gutbrod, K.（1996）Disorientation in amnesia. A confusion of memory traces. *Brain*, 119; 1627-1632.

Squire, L. R., Haist, F. & Shimamura, A. P.（1989）The neurology of memory: Quantitative assessment of retrograde amnesia in two groups of amnesic patients. *The Journal of Neuroscience*, 9; 828-839.

杉下守弘（2001）日本版ウェクスラー記憶検査法．日本文化科学社．

高松和弘・滝沢貴昭・宮本勉ら（1992）コルサコフ症候群を呈した右前内側視床梗塞の 1 例．脳卒中, 14; 638-643.

田中康文（1998）記憶障害の神経心理学的検査法．Annual Review 神経, 50-58.

Wechsler, D.（1987）*WMS-R: Wechsler Memory Scale-Revised*. Psychological Corporation.

Wilson, B. A. & Cockburn, J.（1988）The price test: A simple test of retrograde amnesia. In: M. M. Gruneberg, P. E. Morris & R. N. Sykes (Eds.): *Practical Aspects of Memory: Current Research and Issues*, vol. 2. John Wiley & Co, pp. 46-51.

吉益晴夫・加藤元一郎・鹿島晴雄ら（1993）自叙伝的記憶と新しい検査法について．脳と精神の医学, 4; 87-91.

吉益晴夫・加藤元一郎・三村將ら（1998）遠隔記憶の神経心理学的評価．失語症研究, 18; 205-214.

第10章

注意の障害と評価方法

前島伸一郎・大沢愛子

🔖 *Keywords*　全般性注意，方向性注意，選択性注意，転換性注意，配分性注意，運動維持困難症，バリント症候群，非失語性命名錯誤，無動性無言

■ Ⅰ　注意とは

　「注意」は漠然とした概念であり，その定義は諸説さまざまである。また，臨床場面で頻繁に使われる「注意障害」という言葉は，その言葉のもつ意味や範囲が広く，非常に曖昧であるが，一般に「ぼんやりしている」「落ち着きがない」「作業がすぐ中断する」「集中力がない」などの症状を総称して用いられることが多い。このように注意と注意障害を定義することは難しいが，注意機能はあらゆる精神活動の基礎であり，注意が障害されると，認知，思考，行為，言語，記憶などに重大な影響を及ぼす。総体的に，注意とはさまざまな外的・内的刺激や情報の中から，その時々の環境や状況において，一定の必要な刺激や情報を選択し，そして言動に持続性，一貫性，柔軟性をもたせ，多種多様な機能を媒介し，それらの制御過程をなす情報処理システムといえよう（浜田，2003）。

■ Ⅱ　注意・注意障害の種類

　一般に，注意は全般性注意（generalized attention）と方向性注意（directed attention）に分けられる。

1．全般性注意

　全般性注意は，①持続性注意（sustained attention）／覚醒水準（vigilance），②選択性注意（selective attention），③転換性注意（alternating attention），④配分性注意（divided attention）／容量（capacity）などのコンポーネントに分類され

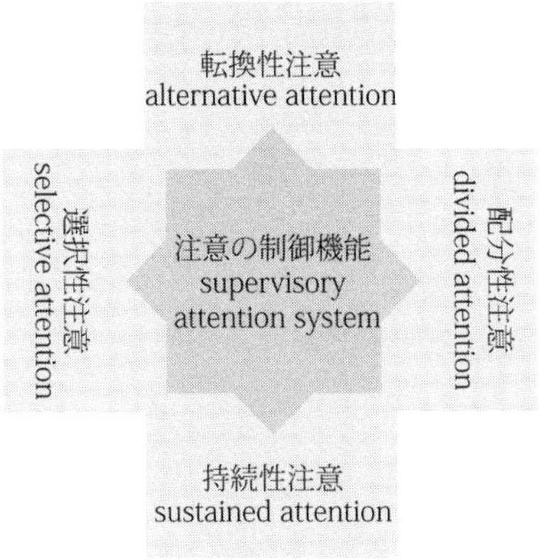

図1　注意のコンポーネント（要素）の模式図（浜田，2013 より作成）

る（図1；浜田，2013）。

　持続性注意は，最適な作業能力をある一定時間以上続ける際に必要な注意機能である。ある特定の認知・行為機能の速度や強度や正確さの変動が健常時に比べて大きいときに持続性注意障害と判断する。

　選択性注意は特定の対象や領域に意識を方向づける働きをいう。選択性注意が障害されると，空間内で注意を自由に移動させることができなくなる。

　転換性注意は必要に応じて，注意を適切に切り替える機能で，転換性注意が障害されると特定の対象に固着し，速やかに切り替えることが困難になる。

　配分性注意は複数の情報に対して，注意を適切に割り振りする機能で，配分性注意が障害されると，一度に1つの課題をこなすことはできてもいくつかの課題を同時にこなすことが苦手になる。

　これらの分類は互いに多くの重複が存在し，明確に分離できるものではないが，それぞれのコンポーネントは個別にも障害される。さらに，これらの注意のコンポーネントを能動的に制御し，かつその配分を監視している注意の監視的注意システム（Supervisory attention system: SAS）が提唱されている（Shallice et al., 1989）。

2．方向性注意

　方向性注意（directed attention）は，外界と個体との関係の中で意識を適切な対象に集中し，また移動していく機能である（Mesulam, 1985）。健常なヒトでは，身体の左右の空間に対してほぼ均等に注意を向け，外界を見渡したり，そこにあ

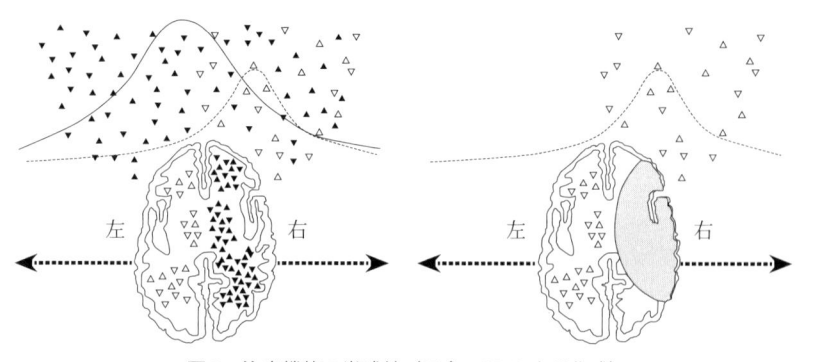

図2　注意機能の半球差（石合，2012より作成）

（注）　注意の方向性には半球優位性があり，右半球は左右に注意を向けるが，左半球は右へ注意
　　　を向けるため，右半球損傷で左への注意が低下するといわれている。

　る物を操作したり，その中を移動したりして，正常に行動することが可能である。
この方向性注意の正常な機能は，左右大脳半球の神経機構のバランスによって成
り立っている。右半球が損傷されると左半側無視をきたすが，左半球が損傷され
ても右半側無視をきたすことは比較的少ない。これは，ヒトの大脳半球における
空間性注意機能の左右差によって説明されている（Weintraub et al., 1987）。すな
わち，右半球の注意機能は左右両空間に注意を向けるのに対して，左半球では右
空間への注意が主であると考えられている。そのため，左半球損傷では，右半球
のネットワークが左右空間へ注意を向ける機能を有しているために半側無視は起
こらない。しかし，右半球が損傷を受けると，左半球による右空間への方向性注
意が主体となり，左半側無視が起こるのではないかと考えられている（図2；石
合，2012）。したがって，方向性注意は選択性注意の1つに分類されることもあ
る。

Ⅲ　注意障害に関連した症状

1．急性せん妄状態（acute confusional state）

　注意の著しい障害により，思考や行動の一貫性が喪失した状態をいう。情動障
害や失見当，疾病無関心，軽度の喚語困難，語性錯語，書字障害，記憶障害など
が見られる。覚醒度は変動しやすく，傾眠傾向を示すことも少なくない。

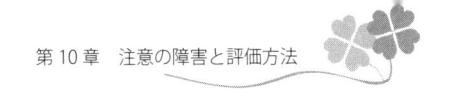

2．運動維持困難症（motor impersistence）

　随意的には可能な運動を持続して維持することのできない状態をいう。閉眼，開眼舌出し，閉眼舌出し，側方注視，開口保持，正中固視，顔を横に向ける，アーと言い続けるなどの動作を一定時間維持することができなくなる。持続性注意の障害と考えられる。

3．バリント症候群（Bálint syndrome）

　精神性注視麻痺は眼球運動に制限はないが，1つの対象物に視線を合わせることができない症状で，視覚性注意障害は一度に複数の対象を視覚的に認知できない症状である。いずれもバリント症候群の部分症状であるが，転換性注意や配分性注意の障害とも見なすことができる。

4．非失語性命名錯誤（non-aphasic misnaming）

　特殊な喚語障害で，命名の異常が特徴的である。病態否認や見当識障害，作話，多幸など全般的精神症状を伴う（Weistein et al., 1952）。的外れ応答や語新作が見られるが，反応は速やかで躊躇がなく，訂正は困難である。

5．無動性無言（akinetic mutism）

　開眼し，一見覚醒しているように見えるが，言葉を発せず，眼球運動を除いて自発的な身体の動きがまったくない状態である。原始反射は存在し，追視・注視は可能であるが，意志の疎通ができない。

■ IV　注意・注意障害の評価

　注意障害における臨床症状としては，「ボーッとしている」「落ち着きがない」「すぐに飽きる」「じっくり人の話が聞けない」などがよく見られる（表1；浜田，2003）。とくに，脳損傷による注意障害は，前述のコンポーネントが，さまざまに組み合わさり，かつさまざまな重症度で障害されるが，それぞれを明確に区別し，単一の検査で評価することは困難である。しかし，注意障害のそれぞれの側面を検出しようとする机上検査の課題は数多く考案され，実施されてきた（Lezak，1983）。記憶の評価で一般的に用いられるウェクスラー記憶尺度にも記憶能力の指標に加え，「注意／集中力」に関する下位項目が含まれている（表2；豊倉，

表1　注意障害に関連する臨床症状（浜田，2003）

一般に，認知，思考，言語，記憶などにおいて，
・集中せず，落ち着きがない
・すぐ中断し，長続きしない
・ミスが多く，効率が上がらない
・他のことに気が散り，目的に沿った行動ができない
・複数の事柄を，同時進行できない
・何度もくり返し，言ったり，指示する必要がある
・一貫せず，まとまりがない
・周囲の声や他者の動きに注意がそれやすい
・脱抑制的である
・周囲の状況に応じて，修正・転換ができない
・ぼんやりして，先に進まない
・緩慢で，てきぱきと処理できない
・何となく意欲が出ず，自発性に乏しい
・頭がボーッとして，頭に切換がうまくいかない
・もの忘れしやすい

表2　ウェクスラー記憶尺度に含まれている「注意/集中力」に関する下位項目（豊倉，2003）

1.　精神統制
①　数字の逆唱：20 から 1 までの数字を逆唱（制限時間 30 秒）
②　50 音の提示：「あ」から「ほ」までを述べる（制限時間 30 秒）
③　2 つおきに数える：1 から始めて順次系列的に 3 を加算する（1，4，7……40 まで）（制限時間 45 秒）
2.　数唱
①　順唱（3 ～ 8 桁）
②　逆唱（2 ～ 7 桁）
3.　視覚性記憶範囲
①　同順序のタッピング：ランダムに紙面配置された 8 つの四角（■）を検者が（2 ～ 8個）指さし，被験者が指を差した順番をタッピングして再現する。
②　逆順序のタッピング：上記課題を，逆の順序でタッピングする。

2003）。日本では標準注意検査法（CAT: Clinical Assessment for Attention；日本高次脳機能障害学会編）が開発されている（表3；加藤，2006）。種々の抹消検査や Symbol Digit Modalities Test（SDMT），Paced Auditory Serial Addition Test（PASAT），Memory Updating Test など全 7 課題からなる。さまざまな注意のコンポーネントを数値化して客観的に捉えることができると同時に，日本人の標準化が行われ，年代ごとのカットオフ値が示されているため臨床で使用しやすい。

　注意障害に対するアプローチを考えるうえでは，評価が重要となるが，その目的は，病状をより詳細に把握し，日常生活上の問題点を予測することにある。また，予後の推定や訓練計画のもととし，回復過程の評価や訓練効果の判定にも用

表 3　標準注意検査法の検査項目（加藤，2006 より作成）

1．Span	Digit Span（数唱）と Tapping Span（視覚性スパン）があり，Tapping Span は視覚性スパン用図版を使用する。
2．Cancellation and Detection Test（抹消・検出課題）	Visual Cancellation Task（視覚性抹消課題）と Auditory Detection Task（聴覚性検出課題）から成る。Auditory Detection Task は検査用 CD を用いる。
3．Symbol Digit Modalities Test（SDMT）	9 つの記号に対応する数字を制限時間内にできるだけ多く記入する。
4．Memory Updating Test（記憶更新検査）	検者が口頭提示する数列の内，末尾の 3 桁または 4 桁を被検者に復唱させる。
5．Paced Auditory Serial Addition Test（PASAT）	検査用 CD を用いて，連続的に聴覚提示される 1 桁の数字について，前後の数字を順次暗算で足していく。
6．Position Stroop Test（上中下検査）	上段・中段・下段に，「上・中・下」という漢字がランダムに 1 文字ずつ配置された用紙を用いて，漢字の意味に惑わされずに，漢字の位置を言わせる。
7．Continuous Performance Test（CPT）	事前に検査用プログラムをインストールしたパソコンを用いて，3 つの課題を行う。 ・反応時間課題（Simple Reaction Time：SRT 課題）：1 〜 2 秒のランダムな間隔で，1 秒間，80 回ディスプレイに表示される数字の「7」のみに素早く反応する。 ・X 課題：1 〜 9 までの数字が 400 回ランダムに表示され，「7」が表示されたときにだけ素早く反応する。 ・AX 課題：1 〜 9 までの数字が 400 回ランダムに表示され，「3」の直後に「7」が表示されたときにだけ素早く反応する。

いることができる。注意障害を自覚している患者はそれほど多くはない。診察場面で指摘すると，患者自身がその障害に気づくこともあるが，認識できないことも少なくない。患者の付き添いや看護師などの観察者にも，日常生活での異常についても尋ねるべきである。

1．持続性注意（sustained attention）/ 覚醒水準（vigilance）

　持続性注意あるいは覚醒水準を見るためには，作業課題への集中可能な持続時間や日常活動における注意の持続の様子を観察する。机上検査では，等速（連続）叩打課題が用いられる。手に持った鉛筆で机上を 1 秒に 1 回の速度で叩き続ける。10 秒ごとに打叩数を計算し，作業の正確さと変動の程度を見る。標準注意検査法の中に，持続性注意を評価するため標準化された検査に Continuous Performance Test（CPT）がある。これは PC 上の画面にランダムに提示される文字（数字①〜⑨）の中から，文字 X（たとえば数字の⑦）ないしは，文字 A（たとえば数字

の③）に続いて提示される文字 X（数字の⑦）に反応することが求められる。検査の前半と後半の成績を比較することで，課題の施行に対する時間経過の影響を知ることができるとともに，30 〜 40 分の課題における反応時間の変動係数（反応時間の相対的なばらつきの割合）が，持続性注意の重要な指標となる（加藤，2004）。

　また，単純に注意の容量（範囲や強度）を見る場合は，Digit Span や Tapping Span を用いることが多い。Digit Span には数字を 1 つ 1 秒の速さで読み上げ，その直後に順番通りに口頭で述べさせる順唱課題と，逆順に述べさせる逆唱課題がある。Tapping Span は検査図版を用いて，視覚的な記憶範囲を求める検査で，検査者が検査図版に描かれた 9 個の正方形を順に指し示し，それを被験者が即座に同じ順序または逆の順序で指を指す。これらは一度に処理可能な情報量を確認できる短期記憶の検査でもある。したがって，これらができない場合は，注意障害なのか短期記憶障害なのかを別の評価や状況を見て判断する必要がある。

2．選択性注意（selective attention）

　選択性注意を見るには，文字や図形を用いた抹消・検出課題を用いる。視覚性や聴覚性の課題があり，前者では，干渉刺激となるさまざまな図形や文字の中から特定の図形や文字を選び出す視覚探索課題がよく用いられる。聴覚性の課題としては Auditory Detection Task や Dichotic Listening Task が挙げられる。

3．転換性注意（alternating attention）

　転換性注意を評価するために，Trail Making Test（TMT）がよく利用される。TMT には Part A と B の 2 種類がある。Part A は「1」から「25」までの数字を順次結んでいく。Part B は「1」から「13」までの数字と「あ」から「し」までの仮名を「1」–「あ」–「2」–「い」というふうに交互に結んでいく。完了までの時間を記録する。とくに Part B と Part A の時間差が転換性および配分性注意の指標になる。年齢によって完了時間には違いがあり，Part A では概ね 30 〜 60 秒，Part B では 60 〜 120 秒の範囲になる。

　Symbol Digit Modalities Test（SDMT）は 9 つの符号と数字の組み合わせのうち，符号を提示し，それに相当する数字を書くことを求めるものである。

　Position Stroop Test（上中下検査）は 3 つの位置，すなわち，上段，中段，下段に配置された上，中，下という漢字の位置を口頭で述べる検査で，書かれている文字の意味と位置は関係ないため，他方の刺激を抑制しないと正しく回答でき

ない。いずれの検査も転換性注意や配分性注意ならびに注意の監視制御機能に大きく左右される。

　Memory Updating Test（記憶更新課題）は口頭で提示された 3 〜 10 桁の数字列の末尾の 3 ないし 4 桁の数字のみを復唱する。被験者には何桁の数字が提示されるか知らされないため，数字列後尾の標的以外は消除する必要があるため難易度が高い。

4. 配分性注意（divided attention）/ 容量（capacity）

　配分性注意は 2 つのことを同時に処理させる課題（二重課題）を用いて，実行状態を観察する。各課題を単独で実行した場合の処理成績と比較して確認する。配分性注意を見る検査としては，ウェクスラー成人知能検査にある Digit Symbol Subtest や Symbol Digit Modified Test や TMT B が知られている。TMT B では，単純に数字だけを順に結ぶ TMT A と異なり，数字と平仮名文字を交互に結ぶ必要があるため，注意を連続的に変換し振り分ける必要がある。このため，注意障害があると，途中で何をすればよいかわからなくなってしまったり，A と比較して反応時間が大幅に延長したりする。また，Serial 7s（100 から順に 7 を引いていく課題）も，一時的に答えを記憶しつつ計算を行うため，注意の分配の側面をもつ。より難しい課題としては Paced Serial Addition Test（PASAT）があり，次々と聴覚的に提示される 1 桁の数字について，前後の数字を順次暗算で加えるという作業が要求される。直前に提示された数字を覚えておきながら計算を行う必要があるため，注意障害患者にとっては非常に困難な課題である。ある反応を一時的に中断し，より重要な他の刺激に反応するという，注意の転換を見る評価は，分配性注意の課題と共通するものが多く，上述の TMT B や PASAT，Serial 7s などが知られている。ただし，いずれの評価も言語機能に依存する部分が大きく，失語症では非言語性あるいは観察による行動評価が必要となる。

　一方，これらの机上課題では，検査に対する意欲が低い場合や，集中力の低下がある場合などで潜在的な注意機能を正しく反映できないことや，日常生活における注意障害の存在や程度を把握しにくいという問題もある。そのため，病棟や家庭，社会などでの生活場面における評価を実施し，総合的に判断することが望まれる。

　日常行動の観察スケールとしては Attention Rating Scale が従来から用いられている（表 4；Ponsford et al., 1991；先崎ら，1997）。これは，"すぐに疲れる""作業が遅い""落ち着きがない""一つのことに長く（5 分以上）取り組めない"など，

表 4　Attentional Rating Scale（Ponsford et al., 1991）

> 1. 眠そうで，活力（エネルギー）に欠けて見える
> 2. すぐに疲れる
> 3. 動作がのろい
> 4. 言葉での反応が遅い
> 5. 頭脳的ないしは心理的な作業（たとえば，計算など）が遅い
> 6. 言われないと何事も続けられない
> 7. 長時間（約 15 秒以上）宙をじっと見つめてる
> 8. ひとつのことに注意を集中するのが困難である
> 9. すぐに注意散漫になる
> 10. 一度に 2 つ以上のことには注意を向けることができない
> 11. 注意をうまく向けられないために，間違いをおかす
> 12. なにかする際に細かいことが抜けてしまう（誤る）
> 13. 落ち着きがない
> 14. 一つのことに長く（5 分以上）集中して取り組めない

（注）　まったく認められない＝ 0 点，時として認められる＝ 1 点，時々認められる＝ 2 点，ほとんどいつも認められる＝ 3 点，絶えず認められる＝ 4 点。

　注意に関する 14 項目について，「まったく認められない」の 0 点から「絶えず認められる」の 4 点まで 5 段階で評価するもので，0 ～ 56 点で点数が高いほど注意障害が重度になる。

　また近年，詳細な 22 項目で評価する Moss Attention Ration Scale（MARS；Whyte et al., 2003）日本語版の，外傷性脳損傷患者に対する信頼性，妥当性が報告されている（澤村ら，2012）。これらの項目で注意障害のすべてを評価することは難しいが，少なくともどのような項目があるのかを知ることは，日常生活上の患者の観察に役立つ。一方，簡便に注意障害の行動評価を実施するために作られたのが，Behavioral Assessment of Attentional Disturbance（BAAD）で，「覚醒・発動性」「持続的注意」「選択的注意」の構成要素がそれぞれ 2 項目選定されている（表 5）。6 項目を 4 段階で評価して，点数が低いほど良好である（豊倉，2008）。

■ V　注意・注意障害のメカニズム

　注意を維持する（sustain）には被蓋や中脳橋網様体と視床が関与し，注意を選択的に集中させる（focus）には上側頭葉〜下頭頂葉，尾状核，被殻，淡蒼球が，注意を切り替える（shift）には前頭前野や帯状回前部の関与がするという（Mirsky, 1987）。メスラム（Mesulam, 1981）は，頭頂葉，前頭葉，帯状回と皮質下の視

表5　Behavioral Assessment of Attentional Disturbance（BAAD）（Toyokura et al., 2006）

〈行動観察の内容〉
1. 活気がなく，ボーっとしている。   2. 訓練中じっとしていられない，多動で落ち着きがない。   3. 訓練（動作）に集中できず，容易に他のものに注意が逸れる。   4. 動作のスピードが遅い。   5. 同じ事を2回以上指摘，同じ誤りを2回以上犯す。   6. 動作の安全性への配慮が不足，安全確保ができていないのに動作を開始する。

（注）　問題構想の出現頻度を4段階（0：なし～3：常に）で重みづけする（0～18点）。原則
　　　として作業療法実施中の状況を作業療法士が評価する。1週間程度の期間をかけ，繰り返し
　　　観察したうえで評価する。

床，線条体，上丘，そしてそれらの基盤
となる網様体賦活系などからなる空間性
注意のネットワークを提唱している（図
3）。すなわち，頭頂葉は体性感覚と視空
間認知を統合し，自己身体の表象形成に
関わり，前頭葉は探索的な運動制御を行
う。帯状回は発動性の制御や動機づけを
行い，網様体賦活系は覚醒レベルの制御
に関与している。

　コルベッタ（Corbetta, 2002）によれ
ば，前頭葉～頭頂葉の機能的連結におい
て，どこに注意を向けるかを制御する
能動的注意は背側ネットワーク（dorsal

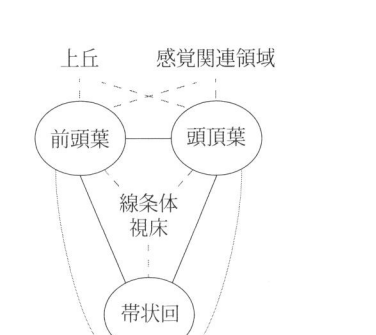

図3　空間性注意機能のネットワーク
　　（Mesulam, 1981）

network）であり，外発的な刺激に応答する受動的注意機能は腹側ネットワーク
（ventral network）で行われるという。背側ネットワークは両側性で，腹側ネット
ワークは右側に偏在しているという（図4；Vossel et al., 2014）。このように注意
機能には，前頭葉，前脳基底核，視床，脳幹網様体などを主とする広範囲の神経
回路網が関係する（Cohen, 2006）ため，脳損傷によって注意障害が発現するこ
とは，けっしてまれではなく，大切なのはどのような注意障害がどの程度あるの
かということを明確にすることである。

　注意に関わる神経伝達物質として，ドーパミン（DA）は前頭連合野，アセチル
コリン（Ach）は感覚性皮質の局所回路に作用して空間的注意を制御する（図5）。
また，時間的注意にはノルアドレナリン（NA）が関与する可能性が考えられてい

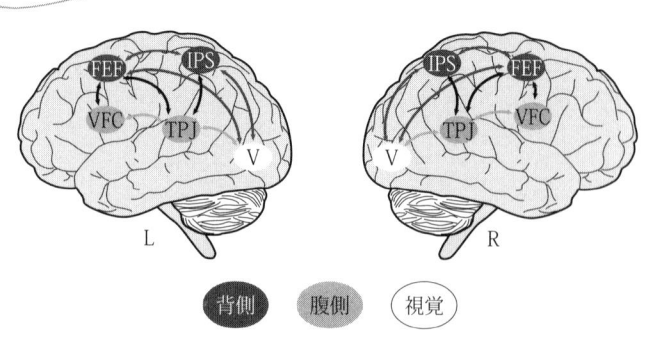

図 4　注意制御に関わる皮質領域のネットワーク（Vossel et al., 2014 より作成）

（注）　FEF：前頭眼野，IPS：頭頂間溝，VFC：腹側前頭葉，TPJ：側頭頭頂接合部，V：視覚野。

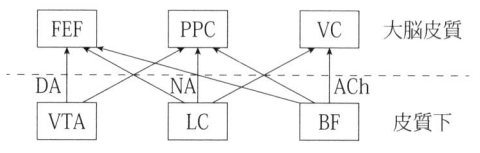

図 5　注意に関わる神経伝達物質

（注）　FEF：前頭眼野，PPC：後頭頂葉，VC：視覚野，VTA：腹側被蓋野，LC：青斑核，BF：前
　　　脳基底部，DA：ドーパミン，NA：ノルアドレナリン，Ach：アセチルコリン。

る（竹谷ら，2017）。

◆学習チェック
☐　全般性注意のコンポーネントを分類できる。
☐　注意障害の評価について理解した。
☐　注意障害が日常生活に及ぼす影響を説明できる。

より深めるための推薦図書

　大沢愛子監修（2020）高次脳機能障害ビジュアル大事典．メディカ出版．
　石合純夫（2012）高次脳機能障害学 第 2 版．医歯薬出版．
　武田克彦・長岡正範編（2016）高次脳機能障害―その評価とリハビリテーション 第
　　2 版．中外医学社．

文　　献

Cohen, R. A., Malloy, P. F., Jenkins, M. A. et al. (2006) Disorders of Attention. In: P. J. Snyder, P. D.
　　Nussbaum & D. L. Robins (Eds.): *Clinical Neuropsychology: A Pocket Handbook for Assessment.*
　　American Psychological Association, pp. 572-604.
Corbetta, M., Kincade, J. M. & Shulman, G. L. (2002) Neural systems for visual orienting and their
　　relationships to spatial working memory. *Journal of Cognitive Neuroscience*, **14**; 508-523.

浜田博文（2003）注意の障害．In：鹿島晴雄・種村純編著：よくわかる失語症と高次脳機能障害．永井書店，pp. 412-420.

浜田博文（2013）注意障害．In：平山恵造・田川皓一編：脳血管障害と神経心理学 第 2 版．医学書院，pp. 49-57.

石合純夫（2012）高次脳機能障害学 第 2 版．医歯薬出版．

加藤元一郎（2004）注意障害の評価法．別冊高次脳機能障害学会のリハビリテーション Ver. 2, pp. 159-162.

加藤元一郎（2006）標準注意検査法（CAT）と標準意欲評価法（CAS）の開発とその経過．高次脳機能研究（旧 失語症研究），26; 310-319.

Lezak, M. D.（1983）*Neuropsychological Assessment*, 2nd Edition. Oxford University Press.

Mesulam, M. M.（1981）A cortical network for directed attention and unilateral neglect. *Annals of Neurology: Official Journal of the American Neurological Association and the Child Neurology Society*, 10; 309-325.

Mesulam, M. M.（1985）Attention, confusional states, and neglect. In: M.-M. Mesulam (Ed.): *Principles of Behavioral Neurology*. FA Davis, pp. 125-168.

Mirsky, A. F.（1987）Behavioral and psychophysiological markers of disordered attention. *Environmental Health Perspectives*, 74; 191.

Ponsford, J. & Kinsella, G.（1991）The use of a rating scale of attentional behaviour. *Neuropsychological Rehabilitation*, 1; 241-257.

澤村大輔・生駒一憲・小川圭太ら（2012）Moss Attention Rating Scale 日本語版の信頼性と妥当性の検討．高次脳機能研究，32; 533-541.

先崎章・枝久保達夫・星克司ら（1997）臨床的注意評価スケールの信頼性と妥当性の検討．総合リハビリテーション，25; 567-573.

Shallice, T., Burgess, P. W., Schon, F. et al.（1989）The origins of utilization behaviour. *Brain*, 112; 1587-1598.

竹谷隆司・田中真樹（2017）注意の脳内ネットワーク．*Clinical Neuroscience*, 35; 938-940.

豊倉穣（2003）In：鹿島晴雄・種村純編著：よくわかる失語症と高次脳機能障害．永井書店，pp. 471-481.

豊倉穣（2008）注意障害の臨床．高次脳機能研究，28; 320-338.

Vossel, S., Geng, J. J. & Fink, G. R.（2014）Dorsal and ventral attention systems: distinct neural circuits but collaborative roles. *The Neuroscientist*, 20; 150-159.

Weintraub, S. & Mesulam, M. M.（1987）Right cerebral dominance in spatial attention: Further evidence based on ipsilateral neglect. *Archives of Neurology*, 44; 621-625.

Weistein, E. A. & Kahn, R. L.（1952）Nonaphasic misnaming (paraphasia) in organic brain disease. *Archives of Neurology and Psychiatry*, 67; 72-79.

Whyte, J., Hart, T., Bode, R. K. et al.（2003）The Moss Attention Rating Scale for traumatic brain injury: Initial psychometric assessment. *Archives of Physical Medicine and Rehabilitation*, 84; 268-276.

第11章

遂行機能の障害と評価方法

田渕　肇

⊶ *Keywords*　遂行機能, 遂行機能障害, 前頭葉機能, ワーキングメモリ, BADS（Behavioural Assessment of the Dysexecutive Syndrome）

■ I　遂行機能とは

　遂行機能（executive function）とは，想像力，計画力，実行力，内省力（自己監視能力）などをうまく発現・抑制してコントロールしながら，目的のある一連の行動を効果的に実現させるための能力であり，実行機能とも訳される。脳機能の階層構造においては最上位の水準に位置づけられ，知覚・運動・記憶・言語などの要素的な認知機能を統合・制御し，合目的な行動の実現に寄与している。遂行機能はこれらの要素的な下位認知システムに依存しているが，どの領域の機能にも属していない。遂行機能障害がある場合にはこれらの下位機能に障害がなくても行動上の障害が生じる。この用語は局在脳損傷，とくに前頭葉（前頭前野）の損傷による認知・行動上の障害を論じる際によく使用される。また認知症の診断基準や，統合失調症の症状評価など，さまざまな疾患における認知機能障害を論じる際にも用いられている。

　遂行機能を神経心理学の立場から初めて明確に定義したレザック Lezak, M. D. によれば，遂行機能を構成する4つのコンポーネントとして「意志もしくは目標の設定（volition or goal formulation）」「計画の立案（planning）」「目的ある行動もしくは計画の実行（purposive action or carrying out activities）」「効果的に行動すること（effective performance）」が示されている（Lezak, 1982, 1995）。

　目標の設定には，目標を明確化する能力や意図（intention）を形づくる能力，動機づけ（motivation），自分自身や環境についての認識が必要である。これらが障害された患者は，内的・外的な刺激に反応する以外には行動を開始できず，複雑な行動を行うことが可能であっても，指示されなければ実行に移すことができ

ない。

　目標を達成するには，必要な手段，技能，材料，人物などを決定する能力，それらを評価・選択して組織化する能力が必要である。計画の立案は，現在の状況や状況の変化を客観的に捉え，必要なものに重きを置きながら取捨選択しなければならない。さらに注意を持続していく能力も必要である。

　計画の実行には，一連の複雑な行動に含まれる各行為を，正しい順序，かつまとまった形で，開始・維持・変換し，中止する能力が必要である。これらが障害されると，計画を正しく実行することができず，衝動的な行動が目立ち，言葉に表した意志や行動と実際の行動との間に大きな隔たりを示すことになる。

　効果的に行動するためには，自分自身の行動を監視・修正し・調節する能力が必要である。障害をもつ患者は，奇妙な行動やうまくいかないような行動をとることがある。自分の誤りに気づかないからかもしれないし，誤りに気づいても，修正できないからかもしれない。これらの能力は自己監視能力(self monitoring)，自己修正能力（self correction），自己意識能力（self awareness），行動制御能力（ability to regulate behavior）とも呼ばれる。

■ II　遂行機能障害

　遂行機能障害をもつ患者は気が散りやすく行動修正に問題があり，社会生活上不適当な振る舞いをしがちである。新奇かつ複合的で，決まりきったやり方がないような行動がうまくできず，日常生活活動にまとまりを欠き，非効率で無意味な行動が見られる。もちろん，運動機能の障害，感覚器の障害，記憶障害や失語，失行，失認といった認知機能障害がある患者でも，目的ある行動がうまく達成できないことがあるが，このような要素的な機能障害がないにもかかわらず，遂行機能障害患者では目的に沿った形でうまく行動ができない。

　一方で，通常の神経心理学的検査では障害を的確に捉えることがしばしば困難で，知能検査や記憶などの検査上ではほとんど成績低下を示さない患者も少なくない。遂行機能障害に比較的鋭敏と考えられている検査でも成績低下を示さないこともある。遂行機能障害はさまざまな神経心理学的側面から構成される様式横断的機能の障害であることから，生じた行動上の問題が的確に捉えられず，臨床上見過ごされることも多い。患者の行動異常が，健常者のやや極端な行動であると解釈される場合もある。しかし「遂行機能障害」を念頭に置きながら患者と接することで，生じている障害をうまく理解・整理することができる。

　問診場面では，通常は何気なく行っているが，よく考えてみると状況に応じた複雑な手順を必要とするような事柄について尋ねることで，生活上の問題点を確かめることが有用である。たとえば料理の手順，銀行での手続き，家の掃除などが支障なく効率的に行えているかなどを聞く。仕事をしている患者であれば，仕事の手順や能率について質問する。遂行機能障害をもつ患者は，病識に乏しいことがあることを念頭に置く必要もある。患者本人に障害のことを聞いても症状がはっきりせず，「とくに問題ないと思います」などと答えることも少なくない。その場合，患者の日常をよく知っている家族や介護者からの訴えが重要となる。

　日常生活上の問題を聞くだけでなく，決まった解答がないような質問をすることも効果的である。たとえば「これから復職に向けてどのように生活していきますか？」とか「今後どんな旅行がしてみたいですか？」などと尋ねてみる。これらに対するアイデアの豊富さ，計画性の確かさ，実現性の高さなどを含めた考え方のプロセスを見ることで，障害を評価できる可能性がある。もちろん，プランニングがうまくできても行動がうまく実現するとは限らない。

　一般に前頭葉（前頭前野）損傷例において，遂行機能障害の典型的な症候や検査成績の低下が認められることが多く，従来の概念では「前頭前野機能」が「遂行機能」に比較的近い。しかし，必ずしも前頭葉損傷患者に遂行機能障害が認められるわけでない。臨床的には明らかに遂行機能障害を認める患者が，従来の前頭葉機能検査上では異常を認めないこともよくあるし，後部脳損傷例において遂行機能障害が認められることもある。これは遂行機能が前頭葉以外の脳領域に関係の深い認知機能にも依拠していることを考えれば当然といえる。遂行機能障害は臨床上の認知・行動的な機能障害を示すための用語であり，局在損傷による障害と直接結びつけて考えることには問題がある。

　前頭前野損傷により遂行機能障害が生じることが多いが，前頭前野内における損傷部位により，障害の形式に違いが見られる。背外側損傷例（ブロードマンの8野，9野，46野）ではワーキングメモリの障害や前頭葉機能検査で成績の低下があり，思考の柔軟性などに問題が生じる。眼窩部・腹内側部損傷例（ブロードマンの10野，11野，12野）では，言語・知能・記憶検査だけでなく，ワーキングメモリ検査，前頭葉機能検査もあまり成績低下を示さないが，衝動性の亢進や不適切な情動反応などにより社会的行動が障害されやすい。

Ⅲ　症　　例

以下，自験例を紹介する。

1．41歳，男性，右利き

　交通事故により脳挫傷。「受傷後からイライラ感や怒りっぽさが強くなり，子供や妻に暴力をふるってしまう。また集中力がなくなって，簡単なことができなくなってきた」と訴え精神科受診した。頭部 MRI では，右前頭葉腹外側領域に損傷を認めた（図 1）。ウェクスラー成人知能検査（Wechsler Adult Intelligence Scale-Revised: WAIS-R）では言語性 IQ（VIQ）= 70，動作性 IQ（PIQ）= 62，全 IQ（FIQ）= 63 と全般的な成績低下を認めた。ウェクスラー記憶検査（Wecheler Memory Scale-Reviced: WMS-R）は言語，視覚，一般，注意集中，遅延再生がそれぞれ 61，69，59，59，50 未満。ウィスコンシンカード分類検査（Wisconsin Card Sorting Test: WCST）では達成カテゴリー数（CA）= 4，ネルソン型保続数（PEN）= 2，セットの維持困難（DMS）= 1，語の流暢性検査では語頭音 = 14/3 分，カテゴリー = 23/3 分，と軽度の成績低下を示した。これらからは，全般性知能の軽度低下，記憶障害，軽度の遂行機能障害が示唆される。

　本人は，「料理が得意だったのにうまくできなくなった」「家の中で配置換えをしたら，自分で決められなくて全部妻に聞いてしまう」「戸締まりを頼まれても，途中で終わってしまう」「もともと仕事で家具の組み立てを行っていたが，事故後は組み立てがうまくできなくなった。しかし作業そのものは問題なく行えるので，誰かに付き添ってもらい 1 つひとつ手順を言ってもらえば組み立てることができる」と訴えた。妻からは，「家を出るときは，ぎりぎりになっても出かける用意をしていなかったり，逆にすごく早い時間から玄関で待っていることもある」と指摘された。また「電車に乗っていても，ずっと気をつけていないと目的としている駅を通り過ぎてしま

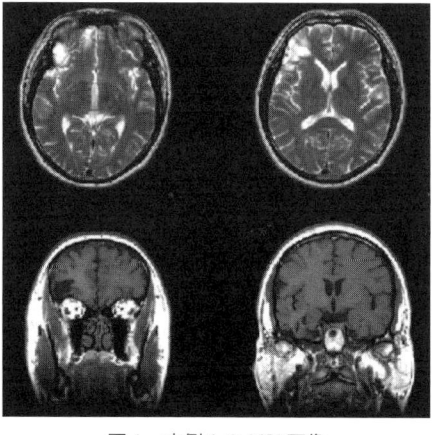

図 1　症例 1 の MRI 画像

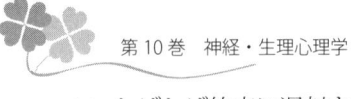
い，しばしば約束に遅刻する」「郵便局に行こうと思っていても，気をつけていないと通り過ぎてしまう」などの訴えもあった。これら日常生活活動上の障害は，遂行機能障害患者にしばしば見られる形式の行動上の問題である。

2．62歳，男性，右利き

自転車を運転中に自動車と接触，急性硬膜外血腫（右前頭部・側頭部）に対して，脳外科病院で血腫除去術を受けた。退院後も生活上の問題が続くため，受傷から 1 年 3 カ月後，精神科外来を受診した。頭部 MRI 上，両側背側前頭葉領域に損傷を認めた（図 2）。神経心理学的検査おいては，WAIS-R の VIQ ＝ 122，PIQ ＝ 97，FIQ ＝ 112，WMS-R では言語，視覚，一般，注意集中，遅延再生がそれぞれ 109，102，108，125，98，WCST は CA ＝ 6，PEN ＝ 1，DMS ＝ 0，語流暢性検査は語頭音の反応数 ＝ 20/3 分，カテゴリーの反応数 ＝ 39/3 分であった。また遂行機能障害症候群の行動評価法（Behavioural Assessment of the Dysexecutive Syndrome: BADS）の総得点も 22/24 であり，すべての検査で成績の低下は認めなかった。

日常生活活動においても，本人の話からは「とくに困っていることはない」「以前と変わりない」と障害を示す訴えはなく，まったく病識はなかった。しかし同居している妻からは以下のような訴えがあった。「何も自分で決められなくて，何でも私に聞いてくる」「食事に呼んでも部屋に来るだけでじっと座っている。もう一度声をかけると食卓に座るが，食べてと言わないと食べない」「洋服が選べない。暑くても厚着する」「2 つからどちらかは選べるが，3 つ以上になるとなかなか決められない」「戸締まりしても，ところどころ抜けている」「1 日中コンピュータゲームをやっている。やり出したら止まらない」「風呂に入っても，すすぎ残しなど全部終わらないうちに出てきてしまう。しかし入浴時間は以前より長くなっている」。これらの行動上の問題のすべてを「遂行機能障害」ということはできないが，行動障害の背景には遂行機能障害の存在が示唆される。

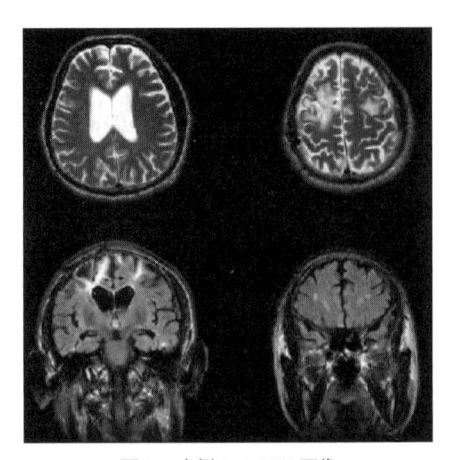

図 2　症例 2 の MRI 画像

Ⅳ　遂行機能障害の評価

　遂行機能障害は，行動の開始困難や自発性の低下，認知・行動の転換障害，行動の維持困難や中断，行動の修正困難などの障害により生じる。これらの障害は従来から「前頭葉機能障害」といわれてきた障害に近似であり，この種の障害に鋭敏な神経心理学的検査がよく知られている。しかし要素的な障害の検出を目的としたこの種の検査では，検査のどの時点においても取り組むべき明瞭な課題が与えられていたり，課題の開始が施行者の主導で行われ，達成すべき明確な目標も設定されていることが多い。また被験者が時間をかけて行為を組み立てたりすることや，2つ以上の競合する課題に優先順位をつけるといったようなことは，あまり要求されない。一方で遂行機能障害を検出するために，日常生活上の障害を忠実に反映するような自由度の高い課題も考案されているが，逆に被験者の行動や結果を客観的・定量的に評価することが困難で，検査室で施行可能でかつ般化されるような課題を作成することが難しくなる。

　遂行機能障害を評価するにあたってまず気をつけなければならないことは，いわゆる遂行機能検査で成績の低下が認められたとしても，それは必ずしも遂行機能障害を反映していない可能性があることである。前述の通り，遂行機能は記憶や言語，運動機能を含めたより要素的な機能を統合・制御して実現されるため，これら下位システムの障害がある場合でも，遂行機能障害検査の成績低下が生じる。これら下位システムの機能が正常であるにもかかわらず検査成績が低下している場合に，遂行機能障害が疑われる。

　以下，遂行機能障害の評価によく利用される検査や，遂行機能障害を定量的に評価する試みで開発された検査バッテリーを紹介する。これらの検査は患者に生じた障害のある種の側面を理解するうえで有用な手がかりとなるが，必ずしも検査成績が臨床上の遂行機能障害を十分に反映するわけではない。検査ではまったく問題がないにもかかわらず，日常生活上でさまざまな障害を有している患者も少なくないことにも留意が必要である。

1．ウィスコンシンカード分類検査（Wisconsin Card Sorting Test；図 3）

　概念ないしセットの転換障害，反応の柔軟性などを調べるカード分類検査で，前頭葉背外側皮質損傷例に鋭敏といわれている（Buchsbaum et al., 2005）。概念・セットの転換障害とは，いったん抱えられ，操作された一定の概念や心の構え

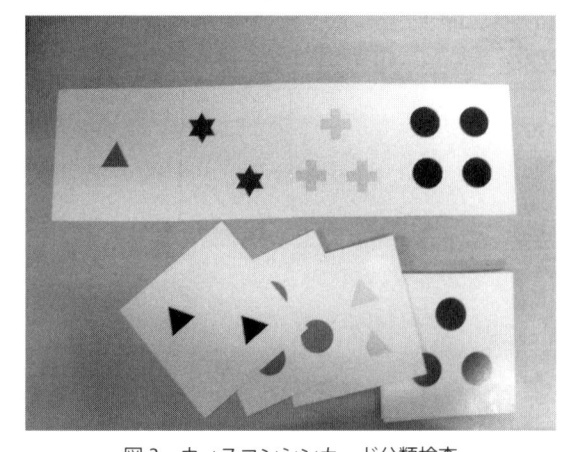

図 3　ウィスコンシンカード分類検査

（セット）から，他の概念や心の構えに移ることができなくなったり，移ること
が困難になったりするもので，より高次の水準での保続と考えられる。注意の転
換に関する能力は遂行機能を構成する重要なコンポーネントであり，遂行機能障
害患者では WCST の検査成績の低下を認めることが多い。日本では慶應版 WCST
（KWCST；鹿島ら，1995）がよく利用されている

2．修正ストループ検査（Modified Stoop Test；図 4；巻頭口絵）

前頭葉損傷患者では，日常的・習慣的な行為や認知傾向を抑えることが難しく
なるといった，ステレオタイプな行動の抑制障害が指摘されている。Stroop 検査
では，たとえば緑色で書かれた「赤」という文字を，文字を読まず文字の色を答
える，すなわち「みどり」と答えることが要求される。行動の抑制障害に対して
鋭敏な検査としてよく知られており，同時的な干渉効果を検討する課題あるいは
注意の分配能力を調べる課題でもある。前頭葉損傷例において典型的な成績低下
が認められるが，両側上内側部損傷ことに前帯状回と抑制障害による成績低下と
の関連などが指摘されている（Stuss et al., 2001）。

3．語流暢性検査（Word Fluency Test）

Fluency Test（流暢性の検査）も遂行機能の検査としてしばしば利用される。よ
く使われているのは語の流暢性の検査（Word Fluency）で，一定時間内に決めら
れた頭文字やカテゴリーに含まれる語をできるだけ多くあげてもらう。左側また
は両側前頭葉損傷患者において，検査成績が低下しやすいことが報告されている

表 1　BADS の各下位検査

1.　規則変換カード検査（Rule Shift Cards Test）
2.　行為計画検査（Action Program Test）
3.　鍵探し検査（Key Search Test）
4.　時間判断検査（Temporal Judgement Test）
5.　動物園地図検査（Zoo Map Test）
6.　修正 6 要素検査（Modified Six Elements Test）

（Milner et al., 1985）。語の流暢性以外では，アイデアやデザインなどの流暢性を調べる検査も利用される（Jones-Gotman et al., 1977）。

4．遂行機能障害の行動評価バッテリー

　種々の問題解決課題を有機的に組み合わせ，より実際的かつ包括的な評価ができるよう作成されたのが Behavioural Assessment of the Dysexecutive Syndrome（遂行機能障害症候群の行動評価法：以下 BADS）である。BADS は前頭葉症状の中核である遂行機能障害を症候群として捉え，さまざまな行動面を評価しうる系統的で包括的な検査バッテリーとして，1996 年に英国のウィルソン Wilson, B. らにより開発された（Wilson et al., 1996）。

　BADS は 6 種類の下位検査（表 1）と 1 つの質問表から構成されており，下位検査のそれぞれは，遂行機能障害をもつ患者が日常生活上でしばしば体験するような場面に類似した内容で構成されている。規則変換カード検査は，トランプカードを使って，ある規則から別の規則に変換し，カードの色と新しい規則を覚えておく能力を測定する。行為計画検査（図 5）は水，コルク，ビーカーといった材料を使用して，最終手順から逆向きに手順を計画する能力を調べる。鍵探し検査は白紙に正方形が描かれた用紙を使って，なくした鍵を見つけ出すための道筋を計画し，自分の行動を監視しながら，明確にされていない事柄も考慮する能力が求められる。時間判断検査は，時間に関する常識的な推論ができるかどうかが要求される。動物園地図検査（図 6）は，規則に従いながら目的を達成するために，行動を修正して，失敗を最小限にする能力を調べる。修正 6 要素検査は，行動を計画して系統立て，調整する能力が要求される。

　BADS では，これら 6 つの下位検査（各検査 4 点満点）の結果の合計（24 点満点）から，遂行機能障害を定量評価する。しかし原版の BADS には日本人にとってなじみの少ない内容からなる課題も含まれていたため，筆者らはウィルソンらと相談しながら，その内容を一部改変した日本語版 BADS を翻訳・作成した（鹿

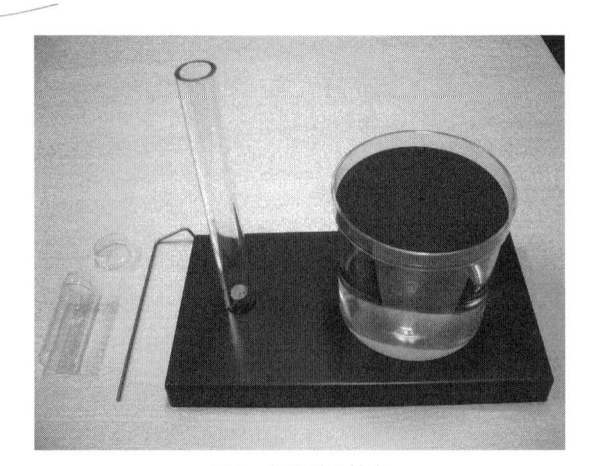

図 5　行為計画検査

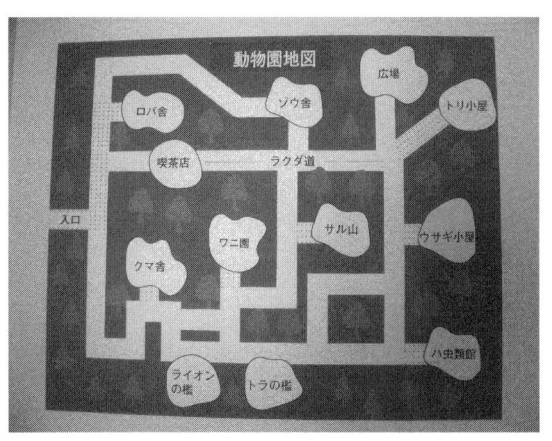

図 6　動物園地図検査

島ら，2003）。日本人の健常者・脳損傷者らに対して行った BADS の結果は表 2 に示した通りである。前頭葉損傷患者群は健常群・後部脳損傷群と比べ，有意に BADS 検査の成績低下が認められた。BADS により従来の神経心理学的検査では十分に評価しえなかった，遂行機能障害の定量的評価が可能になることが期待される。

5．他の遂行機能検査

以上に示した代表的な検査以外にも，遂行機能障害評価のために使用されているいくつかの検査を紹介する。迷路テスト（maze test）は「平面上のスタート地

表2 脳損傷患者における遂行機能障害の行動的評価の結果

	健常対象群	前頭葉損傷群	後部脳損傷群	脳損傷群全体
対象 (男性，女性)	31 名 (18 名，13 名)	11 名 (9 名，2 名)	14 名 (10 名，4 名)	25 名 (19 名，6 名)
平均年齢	48.7 ± 15.7 歳 (21 歳〜78 歳)	57.7 ± 10.3 歳 (38 歳〜69 歳)	46.4 ± 14.7 歳 (17 歳〜64 歳)	51.4 ± 13.9 歳 (17 歳〜69 歳)
WAIS-R FIQ	未施行	83.9 ± 12.8	87.1 ± 16.1	85.5 ± 14.1
BADS	18.11 ± 2.36	9.45 ± 3.05	13.31 ± 4.13	11.54 ± 4.10

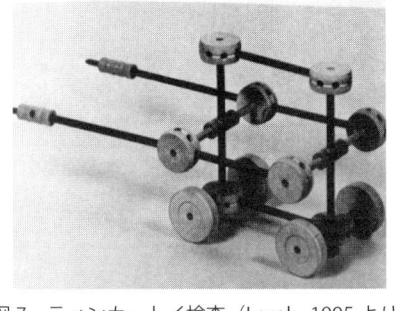

図7 ティンカートイ検査 (Lezak, 1995 より)

点から，限られたルールに従ってゴールを目指す」検査であり，代表的な Porteus Maze Test (Porteus, 1965) や WISC-Ⅲの下位検査としての迷路課題などが知られている。どのように評価するかにより必要とされる機能が異なる可能性はあるが，空間学習能力や遂行機能と関わりの深い課題といえる。時に家庭用のゲームとしても使用されるハノイの塔やロンドン塔課題も，遂行機能課題として利用されることがある (Slomine et al., 2002; Bull et al., 2004)。

　臨床上では比較的はっきりとした遂行機能障害が認められているにもかかわらず，定型的な「前頭葉機能検査」ではほとんど成績低下を示さない症例もしばしば見られる。近年このような患者の症状を評価するために，より日常生活場面に近く生態学的妥当性 (ecological validity) を有するような課題を机上検査に工夫された検査が考案されている (Odhuba et al., 2005; Gioia et al., 2004)。ティンカートイ検査 (Tinkertoy Test；図7) では与えられたプラスチック棒・円盤などのパーツを利用して，何らかの意味をもつ組み合わせを完成してもらうことが要求される。従来の検査では検出が難しいと考えられる「発散性思考」や「創造性」といった側面をうまく評価することが期待できる。

表3　遂行機能障害患者の行動・認知・情動的変化（DEX質問表からの抜粋・一部改変）

行動に関する変化	・最初に思いついた事を何も考えずに行動する。 ・自分の問題点がどの程度なのかよくわからず，将来についても現実的でない。 ・人前で，他人が困るような事を言ったりやったりする。 ・ごくささいな事で腹を立てる。 ・状況でどう振る舞うべきかを気にかけない。 ・落ちつきがなく，少しの間でもじっとしていられない。 ・たとえすべきでないとわかっていてもついやってしまう。 ・自分の行動を他人がどう思っているか気づかなかったり関心がなかったりする。
認知に関する変化	・実際になかったことが，本当にあったかの様に思い，人にその話をする。 ・過去の出来事がごちゃまぜになり，実際にはどういう順番で起きたかわからなくなる。 ・何かをやりはじめたり，話し始めると，何度も繰り返してしまう。 ・何かに集中することができず，すぐに気が散ってしまう。 ・物事を決断できなかったり，何をしたいのかを決められなかったりする。
情動に関する変化	・物事に夢中になりすぎて，度を超してしまう。 ・物事に対して無気力だったり熱意がなかったりする。 ・感情をうまくあらわせない。

6．自記式質問紙

　遂行機能障害を評価する方法として，自記式質問表を使うやり方もある。筆者らがよく利用する質問紙として「DEX（Dysexecutive Questionnaire）」「FBI（Frontal Behavioral Inventory；Kertesz et al., 1997）」が挙げられる。DEXはBADSに添付されている20項目からなる質問表で，遂行機能障害が関与していると思われる日常生活上の障害について，「全くない」から「いつも」の5段階で回答してもらう。それぞれの質問は，原著者らの解析から「行動」「認知」「情動」の3種類の因子に大別されている（表3）。FBIは，おもに前頭側頭認知症の示す認知行動障害を臨床的に簡便に検出することを目的に，1997年にカーテスKertesz, A. らにより作成された自記式質問表である。24項目の質問から構成され，それぞれ「ない」から「いつも」の4段階で回答するようになっている。

▌Ⅴ　おわりに

　遂行機能およびその障害について概念や評価方法を説明した。また遂行機能障害を示した前頭葉損傷患者例を紹介した。遂行機能障害が多くの要素から構成さ

れる複雑な認知機能であることを考えると，「何々機能に鋭敏な」といわれるような検査を使って遂行機能のある種の側面を評価するだけでは，患者の状態を十分に把握することができない。詳細な臨床的観察が重要であると思われる。一方で経過やリハビリテーションの効果を客観評価するためには障害の定量化が望まれ，包括的な検査バッテリーを用いた総合的な評価の実現が期待される。

◆学習チェック
□　遂行機能・遂行機能障害の概念について理解した。
□　遂行機能障害の臨床像について理解した。
□　遂行機能障害を評価するための神経心理学的検査について理解した。

より深めるための推薦図書
　　レザック Lezak, M. D., 鹿島晴雄監修，三村將・村松太郎監訳（2011）レザック 神経
　　　　心理学的検査集成．創造出版．
　　一般社団法人日本高次脳機能障害学会教育・研修委員会（2017）頭部外傷と高次脳機
　　　　能障害．新興医学出版社．
　　武田克彦・三村將・渡邉修編（2018）CR BOOKS 高次脳機能障害のリハビリテーショ
　　　　ン Ver. 3．医歯薬出版．

文　　献
Buchsbaum, B. R., Greer, S., Chang, W. L. et al.（2005）Meta-analysis of neuroimaging studies of the Wisconsin card-sorting task and component processes. *Human Brain Mapping*, 25; 35-45.
Bull, R., Espy, K. A. & Senn, T. E.（2004）A comparison of performance on the Towers of London and Hanoi in young children. *Journal of Child Psychology and Psychiatry*, 45; 743-754.
Gioia, G. A. & Isquith, P. K.（2004）Ecological assessment of executive function in traumatic brain injury. *Developmental Neuropsychology*, 25:135-158.
Jones-Gotman, M. & Milner, B.（1977）Design fluency: The invention of nonsense drawings after focal cortical lesions. *Neuropsychologia*, 15; 653-674.
鹿島晴雄・加藤元一郎（1995）Wisconsin Card Sorting Test (Keio Version) (KWCST)．脳と精神の医学，6; 209-216.
鹿島晴雄・三村將監訳，田渕肇・森山康訳（2003）BADS 遂行機能障害症候群の行動評価・日本版．新興医学出版社．
Kertesz, A., Davidson, W. & Fox, H.（1997）Frontal behavioral inventory: Diagnostic criteria for frontal lobe dementia. *Canadian Journal of Neurological Sciences*, 24; 29-36.
Lezak, M. D.（1982）The problem of assessing executive functions. *International Journal of Psychology*, 17; 281-297.
Lezak, M. D.（1995）*Neuropsychological Assessment*, 3rd Edition. Oxford University Press.
Milner, B., Petrides, M., Smith, M. L. et al.（1985）Frontal lobes and the temporal organization of memory. *Human Neurobiology*, 4; 137-142.
Odhuba, R. A., Van den Broek, M. D. & Johns, L. C.（2005）Ecological validity of measures of

executive functioning. *British Journal of Clinical Psychology*, **44**(Pt 2); 269-278.

Porteus, S. D.（1965）*Porteus Maze Test: Fifty year's Application*. Psychological Corporation.

Slomine, B. S., Gerring, J. P., Grados, M. A. et al.（2002）Performance on measures of executive function following pediatric traumatic brain injury. *Brain Injury*, **16**; 759-772.

Stuss, D. T., Floden, D., Alexander, M. P. et al.（2001）Stroop performance in focal lesion patients: Dissociation of processes and frontal lobe lesion location. *Neuropsychologia*, **39**; 771-786.

Wilson, B. A., Alderman, N., Burgess, P. W. et al.（1996）*Behavioural Assessment of the Dysexecutive Syndrome*. Themes Vally Test Company, Bury St. Edmundes.

神経疾患のタイプと障害

武田克彦

🔑 *Keywords*　脳梗塞, 髄膜炎, 脳炎, 脳腫瘍, てんかん, 脊髄小脳変性症, パーキンソン病, アルツハイマー病, 多発性硬化症

　ここの章の書き方について最初に述べる。筋肉, 神経筋接合部, 末梢神経, 脊髄, 脳幹・大脳（小脳や大脳基底部を含む）などを侵す疾患が神経疾患である。ここでは脳幹, 小脳, 基底核, 大脳を侵す代表的疾患に絞って解説する。個々の疾患については原則として, 病気の概要, 症状, 検査, 治療の順で書かれている。紙面の都合で用語を定義せずに用いているところがある。こちらは参考図書をお読みいただきたい。筋肉疾患などの省略だけでなく, 大脳などの病気でも省略せざるをえなかったものもある。たとえば片頭痛など頭痛だけを示す疾患, 内科疾患（たとえば膠原病など）によって神経症状を呈する場合, 薬の服用などによって神経症状を呈する場合などである。脳腫瘍, くも膜下出血などは説明してあるが, 頭部外傷などを含めて脳外科疾患の多くも除いてある。これらについては参考図書を参照されたい。

■ Ｉ　脳血管障害

　脳血管障害には, 一過性脳虚血発作, 脳出血, くも膜下出血, 動静脈奇形, 脳梗塞, 血管性認知症などがある（武田ら, 2007）。ここでは脳梗塞, 脳出血, くも膜下出血などを説明する。

1．脳梗塞

　脳梗塞とは, 脳血管の閉塞により血流が局所の代謝需要を満たさなくなり脳組織が不可逆的に障害されること, あるいは血圧低下等の血行力学的な理由により局所血流が低下し局所的に脳組織が障害されることである。アテローム血栓症, 心原性脳塞栓症, 径が 15 mm 以下の梗塞でおそらくアテローム血栓症と同様の

機序で生じるラクナ梗塞に分ける。アテローム血栓症は，脳血管の粥状動脈硬化によって生じる脳梗塞である。高血圧，高コレステロール血症，糖尿病，喫煙などが背景にある。脳動脈領域の虚血の症状が出現し，24 時間以内に症状が回復するものを一過性脳虚血発作というが，この一過性脳虚血発作がこの脳梗塞の前触れとして起きることが多い。また梗塞は夜間就寝中に発症することが多い。症状が進行することがまれならず生じる。心原性脳塞栓症は従来脳塞栓と呼ばれていた。心房細動などの病気があり，心臓内等に血栓ができ，それがはがれて飛んでいって脳の血管を塞ぐ病気である。一過性脳虚血発作が梗塞前に生じることは少なく，日中活動時に症状が突然完成する。重症なことも多く，発症時意識障害が生じることもある。失語などの高次脳機能障害は高頻度に生じる。

　閉塞した動脈ごとにそれぞれ特徴的な症状を示す。脳に行く動脈には大きく分けて内頸動脈，椎骨動脈がある。内頸動脈はさらに前大脳動脈，中大脳動脈に分かれるが，その内頸動脈系の脳梗塞の症状としては片麻痺，半身の感覚障害，失語症などがある。椎骨脳底動脈系の症状としては片麻痺や小脳性運動失調，複視（ものが 2 つに見える），感覚障害，同名半盲（視野の障害の 1 つ），めまい，構音障害などがある。

　急性期の検査として MRI 拡散強調画像が有益である。発症 1 時間後くらいから陽性所見が期待できる。

　脳梗塞の急性期と慢性期に分けて治療を論じる。急性期には，気道の確保，酸素吸入など救急救命措置が必要な場合速やかに行う。血圧が正常を越えていても通常降圧する必要はない。発症 4.5 時間以内なら組織プラスミノーゲンアクチベータ（t-PA）の静脈投与が行われることがある。この場合は 185/110 mmHg 以下に高血圧をコントロールする。慢性期には機能予後改善のためのリハビリテーションと再発予防が治療の中心となる。再発予防に関しては血栓症における抗血小板療法，心原性塞栓症における抗凝固療法が必要である。また高血圧，糖尿病のコントロールなどが重要である

2．脳出血

　おそらくすべての脳血管障害のうち 20 ％くらいを占めるといわれている。脳実質内に起こった出血を脳出血という。原因は，高血圧が持続し，そのために脳の小さな動脈が変化を起こして，動脈の破綻をきたすという高血圧性脳出血が最も多い。出血する部位がおよそ決まっていて，被殻，視床，小脳などに多い。

　脳出血では，脳圧亢進症状が生じる。脳内圧亢進症状とは出血が頭蓋内の限ら

れた空間の中で生じたため，意識障害や頭痛，嘔吐などが見られることを指す。あまりに脳が腫脹すると脳幹などの圧迫等によって死に至ることもある。そのほか出血した部位に応じた症状（巣症状という）が見られる。視床から出血し，病巣と反対側の感覚障害などが生じる。被殻の出血は近くを走る錐体路が障害され，突然病巣のある側の反対側に運動麻痺が生じる（錐体路についてはこの章の筋萎縮性側索硬化症の項目を参照のこと）。小脳の出血では，めまい，小脳失調などが生じる。

　頭部CT等の画像診断の進歩により，軽症な脳出血が確実に診断できるようになった。CTによる出血の所見は，急性期より高吸収域を示す。

　治療について述べる。小さな出血で生命の危険がない場合は血腫が自然に吸収されるのを待つ。あまりに重症で手術に耐えられないと判断される場合，脳幹出血などでも保存的に加療する。脳圧亢進症状等で救命処置が必要な場合などは，開頭血腫除去術などの適応になる。慢性の管理として，高血圧は厳密にコントロールされるべきである。またリハビリテーションが行われる。

3．クモ膜下出血

　クモ膜下出血は文字通りクモ膜下腔に血腫のある状態である。外傷性のものを除くと大半は動脈瘤が破裂して起きるものであり，たんにクモ膜下出血といえば通常は動脈瘤破裂によるものを指す。動脈瘤は動脈の分岐部にできることがほとんどである。

　「ハンマーでぶんなぐられたような」と表現される，それまで経験したことのない激しい頭痛が典型的な症状である。重症な場合は意識障害を示す。誰にも気づかれずそのまま絶命する場合も少なからずあるといわれている。診察では髄膜刺激症状である項部硬直が見られる。

　クモ膜下出血を疑った場合，速やかに頭部CTを撮像する。クモ膜下腔に血腫が確認されれば動脈瘤破裂によることがほぼ確実である。破裂動脈瘤の同定にはMRAが必要となる。脳血管撮影を行って，その後すぐに血管内治療を行うことがある。

　破裂動脈瘤の動脈瘤頸部のクリッピングを行うことが多い。水頭症と脳血管の攣縮が，その後の問題である。

▋ II　髄膜炎・脳炎

　髄膜炎の原因としては，細菌，結核菌，真菌，ウイルスがある（亀井，2016）。化膿性髄膜炎は細菌性髄膜炎のことである。結核菌，真菌の髄膜炎については省略する。

1．化膿性髄膜炎

　くも膜・軟膜およびその両者に囲まれたくも膜下腔の化膿性炎症である。発症年齢によって病気の原因となる細菌は異なる。本症の感染経路は菌血症からの波及，中耳炎などからの直接炎症が及ぶなどがある。

　持続する頭痛と発熱がその症状である。診察では髄膜刺激症状が認められる。髄液検査では，圧の上昇，多形核球優位の細胞増多，糖の低下が見られる。

　化膿性髄膜炎は，死亡する例が20％くらいある。抗生剤を選び速やかに投与を開始する。

2．ウイルス性髄膜炎

　くも膜・軟膜およびその両者に囲まれたくも膜下腔のウイルスによる炎症である。小児ではエンテロウイルスがおもな病因ウイルスである。成人ではいろいろなウイルスが原因となる。発熱頭痛で急性に発症する。髄膜刺激症状が見られるが，それを欠く場合もある。髄液ではリンパ球増多，蛋白の上昇などが見られる。とくに治療せず軽快することが多い。

3．単純ヘルペス脳炎

　日本においてウイルス性脳炎の中で最も多いのが，単純ヘルペスウイルス脳炎である。主として単純ヘルペス1型による。神経節などに潜伏していたウイルスが再活性化されて，中枢神経感染症を引き起こす。脳は壊死，炎症，浮腫を呈する。とくに側頭葉の内側，海馬などが障害される。致死率が30％くらいあるという。

　発熱，意識障害，精神症状が急に出現する。側頭葉病変が起こりやすいので，記憶障害，異食症，異常性欲，人格変化，失語などが見られる。てんかんもしばしば見られる。髄液所見としては，圧の上昇が見られ，出血性の壊死を起こすことから，髄液で赤血球や出血があったことを示すキサントクロミーが見られる。

リンパ球の増多が見られ，時に糖の低下を見る。MRI では脳実質の炎症部位，おもに側頭葉，島などに信号の変化を通常左右差をもって認める。脳波では全般的な徐波化やてんかん波を認める。診断には，PCR 法により単純ヘルペスの DNA を検出することが必要。抗ウイルス剤であるアシクロビルが第一選択である。

■ III　脳腫瘍

脳腫瘍とは頭蓋内に発生した新生物の総称である（斉藤，2016）。脳や神経から発生したものに加えて，髄膜，下垂体，骨などの脳実質外から発生したものもすべて脳腫瘍という。脳腫瘍は，どの細胞由来かと悪性度に基づいて分類される。ここでは代表的なものだけを示す。

脳腫瘍の症状は，脳圧亢進症状と局所の巣症状に分けられる。一般に症状は進行する。脳圧亢進症状は腫瘍が限られた空間の中で増大するため，あるいは腫瘍により髄液の流れが途絶えるために起きる。頭痛や嘔吐などを呈する。頭痛は朝に強いのが普通である。巣症状では，半身の運動麻痺，失語症，同名半盲などが代表的である。

1．髄膜腫

脳を包む膜には，外側より硬膜，くも膜，軟膜がある。髄膜腫は，くも膜顆粒を構成する細胞に生じる。腫瘍はすぐ硬膜とくっついて成長する。良性の腫瘍で，全脳腫瘍の 1/4 を占める。ゆっくりと成長するため，かなり大きくなるまで無症状のことが多い。診断には CT が有用で，この腫瘍は血流が豊富であるため，造影 CT で顕著に造影される。手術摘出が原則である。

2．聴神経腫瘍

神経鞘腫の 1 つである。神経鞘腫はシュワン細胞が腫瘍化したもので良性腫瘍である。神経鞘腫の 9 割以上が第 8 脳神経に生じる。聴神経腫瘍と呼ばれる。蝸牛神経を圧迫して症状を起こす。このため片側の難聴が起きる。CT や MRI で小脳橋角部に腫瘍を認める。手術で摘出できれば完治する。

3．グリオーマ

神経細胞とグリア細胞から由来する腫瘍は神経上皮性腫瘍と呼び，大半はグリア系腫瘍でグリオーマと呼ばれる。最も多いのは星細胞系腫瘍（アストロサイト

ーマ）であり，ここでは星細胞系腫瘍について述べる。

星細胞系腫瘍は悪性度によって 1 から 4 に分類され，最も悪性なグレード 4 は膠芽腫という。腫瘍は脳に浸潤性に発育するので，手術的に全摘出するのは困難である。腫瘍の生じた場所による巣症状と脳圧亢進症状が見られる。てんかんで発症することも多い。CT, MRI などの神経放射線学的検査が有用である。腫瘍は造影剤で造影される。治療では，手術のみでは再発が避けられないので，放射線療法や化学療法などが追加される。

4．転移性腫瘍

頭蓋外の臓器に原発した腫瘍が頭蓋内へ転移し発生した腫瘍を転移性脳腫瘍と呼ぶ。ほとんどの場合血行性転移である。おもな原発巣は肺が最も多く，乳腺，大腸，腎，直腸，胃，頭頸部の順である。頭蓋内のどこにでも転移しうる。多いのは前頭葉，小脳，頭頂葉などの順である。診断には CT, MRI が有用である。手術による摘出，放射線治療，化学療法などが行われる。

▐ Ⅳ　てんかん

てんかんとは，脳神経細胞の過剰な放電に由来するてんかん発作を反復して生じる慢性の神経疾患である（辻，2016）。具体的には，筋緊張や運動の異常，感覚の異常，意識の消失などが発作的に生じるもので，通常繰り返される。

1．発作型によるてんかんの分類

部分発作と全般性発作に分けられ，部分発作は単純部分発作と複雑部分発作および二次性全般発作（二次的に全般化する部分発作）に分ける。

単純部分発作は，てんかん放電が一側の大脳半球にとどまっており，患者は意識を失うことはない。そのてんかんの焦点がどこにあるかにより発作の臨床症状が異なる。運動発作には，指に始まったけいれんが同側の手，肘，肩，さらに顔や足に広がる発作を示す場合などがある。

複雑部分発作は，発作の開始時ないし途中から意識障害が見られる。口唇をなめる，舌うちをするといった常同的な動作を繰り返す（自動症）ことが多い。側頭葉の障害に起因するといわれる。

全般性の発作には，大きく欠伸発作と強直間代性の発作とがある。欠伸発作は，突然動作が中断し意識が消失するが，10 秒以内に回復する。強直間代性発作は，

突然意識消失し全身けいれん発作を来す。開眼して上方を凝視し，肘を屈曲，続いて背部が伸展し上下肢を屈曲させる。その後間代期に移行し，筋収縮が筋の弛緩により阻止されるようになる。発作は通常5分以内に終わる。発作後は睡眠またはもうろう状態になる。

2．病因による分類

特発性てんかん，症候性てんかんに大別される。

特発性てんかんは，てんかん発作以外には明らかな臨床症状がなく，脳の器質的な病変がないものを指す。最近は遺伝学の進歩によって，遺伝子異常が判明してきている。

症候性てんかんの中には，脳の先天性障害，側頭葉内側の海馬硬化，単純ヘルペス脳炎後，頭部外傷後，脳血管障害後，脳腫瘍，電解質異常などによるものなどがある。成人になっててんかんを生じた場合，症候性ではないかと疑って精査する。

3．てんかんの診断

大部分の症例では病歴を聴取することで発作型の診断を行う。診断に不可欠な検査は脳波である。てんかんであるかどうか，てんかんであれば焦点（てんかん発作が起きている場所）を知る一助となる。そのてんかんに特異的な脳波所見を認めれば，診断が確定する。脳波を繰り返して調べることも必要なことである。

4．てんかんの治療

おもに薬物治療であるが手術療法も行われることがある。

てんかんの重積状態について述べる。大部分のてんかん発作は短時間で終息するが，発作がある程度長く続くないし短い発作でも繰り返し意識の回復がない場合てんかん重積状態という。けいれん性と非けいれん性とがある。

■ V　脳の変性疾患①

神経細胞が，血管障害，腫瘍，外傷，炎症などの明確な原因なくして徐々に障害されていく神経変性疾患の1つである。言い方を変えると変性疾患とは，現段階では原因を突き止めることができないさまざまな疾患を指す。

1．脊髄小脳変性症

　脊髄小脳変性症とは，小脳，脊髄，に加えて橋や延髄の神経細胞が脱落する病気である（水澤，2013a）。日本では30％が遺伝性でそれも常染色体優性遺伝のことが多い。優性遺伝性のものでは，その遺伝子の異常で変異蛋白が作られて神経細胞機能を障害するといわれている。なお遺伝以外の孤発例は，半数以上が多系統萎縮症と呼ばれる疾患と考えられる（後述）。

　歩行が不安定ということで発症することが多い。診察では四肢の運動失調が見られる。四肢をすばやく，またあやまたず目標に到達させることができない。測定障害や運動の分解が見られる。よっぱらった人のような失調性歩行が認められる。さらに眼球を動かしながら指標を追っかけようとさせると，スムーズに追いかけられず，断続的な動きでそれを代償しようとすることが見られる。また眼振を認めることが多い。

　頭部 MRI では小脳の萎縮を示す。これに加えて橋など他の部位に萎縮がある。遺伝子診断が病気を正確に知るには必要である。

　根本的治療法はない。プロチレリンの注射が試みられる。リハビリテーションが行われる。

①多系統萎縮症（Multisystem Atrophy: MSA）

　従来オリーブ橋小脳変性症，線条体黒質変性症，シャイドレーガー症候群と呼ばれていた別々の3疾患をまとめた疾患である（水澤，2013b）。個々の疾患は，その一部が強調された病型といえる。病気の原因は不明で，グリアの1つオリゴデンドログリアの中に細胞質内封入体を認めるのが特徴である。症状は小脳運動失調であることが多い。その場合（MSA-C と分類される）は MRI で小脳に萎縮を認め，また脳幹（橋）にも特徴的な変化を認める。パーキンソン（後述）の症状が目立つことがあり，これは従来の線条体黒質変性症でいまは MSA-P と分類される。この場合は MRI で基底核（被殻）に異常信号を認める。自律神経症状（起立性低血圧，排尿障害）をほぼ全例で認める。根本的治療法はない。

2．筋萎縮性側索硬化症（Amyotrophic Lateral Sclerosis: ALS）

　運動の仕組みで最も重要な経路は皮質脊髄路（錐体路）である（中野，2016）。大脳皮質運動野（中心前回）から出力される経路であり，錐体交叉というところで交叉をする。そして脊髄を下降して脊髄の前角に終わる。ここまでを上位運動

ニューロンという。この脊髄前角から下位運動ニューロンが発する。この脊髄前角から出た軸索は末梢の運動神経となり筋肉に情報を伝達する。

　この ALS は，この上位運動ニューロンと下位運動ニューロンとが選択的に障害される原因不明の病気である。四肢の筋力低下だけでなく，構音障害，嚥下障害さらに呼吸障害を引き起こす。

　初発症状としては，一側性の上肢あるいは下肢の筋力低下であることが多い。筋萎縮は通常は一側の手の筋肉に始まり，下肢や対側の上肢，舌に広がる。また筋肉の皮膚の上から見てもぴくぴく動く線維束性収縮を広範囲の筋肉に認める。その他嚥下障害や構音障害，下肢の運動障害などが起きる。感覚障害はないという点は強調されねばならない。

　針筋電図が診断には有用である。脳神経領域，上肢，下肢などで神経原性の変化が認められる。

　根本的治療法はない。本症は常に進行性であり，平均生存期間は約 3 年である。構音障害，嚥下障害で発症する例は進行が速い。

3．パーキンソン病

　病理学的には 2 つ特徴があり，1 つは中脳黒質から線条体へと投射しているドーパミン作動性神経細胞が変性することであり，線条体（被殻など）でドーパミンの量が減少している（塚本ら，2013）。またもう 1 つレヴィ小体が，黒質などを中心に出現する。原因はまだ不明である。

　手の震えで来院される場合が多い。この震えは，安静時振戦と呼ばれ上肢にあるが，足などにもある。これに加えて無動という症状がある。顔の表情が少ない，診察台に上ったり，着替えたりという動作が遅い，片側の手を振らずに歩くなどがある。筋強剛といって，手関節などを他動的に動かそうとすると抵抗があることが見られる。体は前かがみとなり，足は小刻みとなり，一歩が出ないなどが見られる。姿勢反射の異常というのは初期には見られないものの，起立位のまま，急に検査者が後ろに引っ張ると棒のように倒れることをいう。頑固な便秘などの自律神経の障害も見られる。

　パーキンソン病を特異的に診断する検査法はまだない。頭部の MRI は他の疾患（多系統萎縮症など）を鑑別するのには大きな役割を果たす。

　治療を行っていくうえで有用なパーキンソン病の重症度分類を示す Hoehn-Yahr 重症度分類がある。Ⅰ：一側性障害のみ。通常，機能障害はないか，あってもごく軽度。Ⅱ：両側性障害があるが，姿勢保持の障害なし。日常生活・職業は

多少の障害はあるが行うことができる。Ⅲ：姿勢反射の異常が見られる。活動は
ある程度は制限されるが，まだ誰にも頼らないで生活することができる。Ⅳ：病
気は進行し，重度の機能障害を有する状態。患者はまだ歩行や起立することを支
えなしにどうにかできるが，自力のみの生活はできない。Ⅴ：介助なしには，ベ
ッドまたは車いすの生活状態である。

　パーキンソン病では黒質線条体でドーパミンが減少しており，それを補充する。
このためドーパミンの前駆体Lドーパを投与する。アゴニストといって，神経伝
達物質の受容体に作用してドーパミンと同様の薬理作用を引き起こす物質を投与
することも行われる。脳外科的手術療法として定位脳手術，深部脳刺激療法など
がある。さらに遺伝子治療なども試みられている。

①進行性核上性麻痺

　パーキンソン症状を呈する病気はパーキンソン病だけではない。姿勢反射の異
常，歩行障害が前景に立つ疾患の１つに進行性核上性麻痺がある（水澤，2013c）。
神経細胞とグリア細胞にリン酸化されたタウ蛋白が蓄積する。症状は眼球が上下
方向に動かなくなる，足がすくんで一歩が出ない，転倒しやすいという特徴を有
する一群がある。この場合脳のMRIでは中脳の委縮が見られる。他にもさまざま
な症状を示すタイプがある。

■ Ⅵ　脳の変性疾患②──認知症

　認知症とは前には痴呆と呼ばれていた（葛原，2016）。認知症は，一度発達し
た知的な能力が脳の病気によって広範囲にしかも継続的に低下した状態を指す。
認知症を実際に診断するのに，いくつかの診断基準が提出されている。どれもお
よそ似ていて，以下のような障害を認知症と呼んでいる。多彩な障害を指し，記
憶障害（新しい情報を学習する，以前に学習した情報を想起する能力の障害），失
語（言語の障害），失行（運動機能が損なわれていないにもかかわらず動作を遂
行する能力の障害）。失認（感覚機能が損なわれていないにもかかわらず対象を
認識または同定できない）。実行機能（計画を立てる，組織化する，順序立てる，
抽象化する）の障害などがある。しかもこれらの障害があるために社会的または
職業的機能の著しい障害を引き起こし，病前の機能水準からの著しい低下を示し
ており，経過は緩やかな発症と持続的な認知の低下により特徴づけられる.

　認知症と区別すべき状態としては，まずせん妄がある。せん妄とは，軽度の意

識の混濁状態があって注意力の低下を伴う状態である。うつ状態も鑑別に上がる。うつ状態の場合，不安・焦燥感が目立つ。

　認知症を来す疾患は多数あるが，ここではいくつかだけ説明する。また認知症とは治らない（不可逆的）ものだけを指すのではない。治りうるものもある。

1．アルツハイマー病

　先進国における認知症の原因の中で最も多い（50 ～ 60％）と推測されている（葛原，2016）。加齢とともに有病率が著しく増加する。海馬や大脳皮質に萎縮が見られ，顕微鏡学的には神経細胞の脱落，老年斑や神経原線維変化が広範囲に見られる。老年斑の主要構成成分はアミロイド β 蛋白であり，神経原線維変化の構成成分はタウ蛋白が高度にリン酸化されたものである。この神経原線維変化の形成から細胞死に至ることが考えられている。多くは孤発例であるがまれに家族性の症例もある。

　緩徐に進行する記憶障害で気づかれる。物忘れの内容は出来事の記憶が主であり，最近の自分の行動や身の回りに起こった出来事が思い出せない。質問に答えられないと「そんなことを急に言われても」などの言い訳や，付き添っている家族の方を振り返って見ることがよく見られる。古い記憶は比較的保たれる。その後，計算障害，簡単な図形の模写ができない。失語，失行，失認などの症状も加わってくる。これらは中核症状といわれる。それ以外に進行すると幻覚妄想などの障害が出現する。これらは周辺症状と呼ばれる。

　画像診断では，MRI で海馬を含めた側頭葉の内側の萎縮が認められ，進行するにつれ萎縮が大脳全域に及ぶようになる。SPECT では，側頭葉，頭頂葉の血流低下が見られる。脳脊髄液の検査も他の認知症との鑑別に役立つといわれている。

　根本的治療法はないが，日本ではアセチルコリンエステラーゼ阻害剤等がアルツハイマー病の症状改善，進行抑制に効果があるとして承認されている。

①軽度認知機能障害（MCI）

　アルツハイマー病と診断される前段階の状態について MCI という概念が唱えられている。自覚的な記憶障害の訴えと客観的な記憶検査で記憶力の低下があるが，日常生活は普通に行う能力があるという状態である。この MCI の状態となると，1 年後には約 10％が認知症へ移行するという。ただこの状態にとどまる例，さらに健常の状態に復した例もある。

2．レヴィ小体型認知症

　進行する認知症で，中枢神経系や自律神経系に多数のレヴィ小体を認める疾患である（葛原，2016）。レヴィ小体は神経細胞内にエオジンで染まる円形の封入体で，蓄積物質は α−シヌクレイン凝集体である。大脳皮質，辺縁系，脳幹の黒質などに認める。神経細胞の脱落，大脳皮質などの萎縮も見られる。

　記憶障害はアルツハイマー病に比べるとやや軽度,覚醒レベルの変動,幻視（誰かがいる。子どもが見えるなど），パーキンソン症状，起立性低血圧，便秘などの自律神経症状，その他夜中に大きな声を上げるなどの症状が見られる。

　パーキンソン症状はパーキンソン病より進行が早く，抗パーキンソン薬が容易に幻覚を引き起こすことがある。

3．前頭側頭型認知症

　従来ピック病と呼ばれていた（葛原，2016）。ピック病は，いまは前頭側頭型認知症という大きな範疇の中で捉えられている。精神症状，行動障害，言語障害をおもな症状として，前頭葉，側頭葉のおもに前部に病変を有する疾患である。アルツハイマー病に見られる特徴的な変化を欠いており，近年異常蓄積する異常蛋白の分子が同定されている。

　アルツハイマー病では記憶障害が前景に立つが，この病気では性格変化や感情障害が目立つ。自発性の低下，無関心，あるいは抑制の欠如などがあり，言語の障害（物の名前が言いにくい）も初期から目立つことがある。記銘力の障害は，中期になるとしだいにはっきりする。自発言語は減少して常同的な言葉を繰り返したりする。末期になると無動無言となる。

4．血管性認知症

　脳血管障害に関連して出現した認知症を総称したもので，認知症と脳血管障害があり，両者に因果関係があるものを指す（武田ら，2007）。いくつかのタイプに分かれるが，皮質下性血管性認知症（小血管病変性認知症）とは小血管が閉塞して大脳白質などに小さな梗塞が多発することによって生じる認知症である。この場合，高血圧との関連が強く，症状はしばらくの間は停止し，段階的に悪化することが見られる。治療としては，脳血管障害の再発予防，すなわち高血圧をはじめとする危険因子をコントロールすることが必要である。

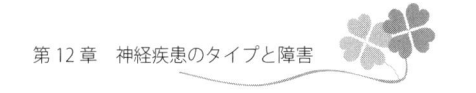

5．正常圧水頭症

　治りうる認知症の１つである（葛原，2016）。明確な原因が特定できず，脳脊髄圧が上昇していないのに，脳室の拡大が生じ，特有な症状を示すもので，短絡手術（シャント手術）によって著明な改善が見られるものを指す。

　症状は，歩行障害，精神症状，尿失禁である。歩行障害は，不安定で倒れやすい，最初の一歩が出せない。また記名力障害，無為などの症状が見られる。また尿失禁は尿意が切迫して，そのうち失禁の状態になる。画像診断では，脳室の拡大などが見られる。この病気を疑うとき，髄液排除試験（タップテスト）という腰椎の穿刺によって大量の髄液を排出して症状の改善の有無を調べる。このタップテストで効果が確認されれば，シャント手術を行う。

6．慢性硬膜下出血

　慢性硬膜下出血は，比較的簡単な手術によって症状の改善が期待される（小林，2016）。外傷により静脈が損傷され，硬膜下に出血することにより生じる。外傷は軽いのが特徴で，その外傷を覚えていないことも多い。しだいに頭痛が出現し，軽度な片麻痺や意識障害が徐々に出現進行してくる病気である。男性に多く，高齢者に多い。記憶障害などで始まることも多く，他の治らない認知症と見なされていることもありうる。頭痛や精神症状があり，軽い麻痺を示す場合にはこの病気を疑うことが必要である。CTなどの画像診断が重要である。治療としては，血腫をドレナージする。診断さえつけば予後は良好なことが多い。

▌VII　炎症脱髄疾患

1．多発性硬化症

　多発性硬化症は中枢神経系に生じた原因不明の炎症脱髄疾患である（藤原，2016）。神経細胞から軸索が伸びており，髄鞘は軸索を包んで保護している。電気的興奮（インパルス）は軸索内を伝わり次の神経細胞に伝達される。この際髄鞘が重要な役割をもち，この髄鞘が選択的に脱落するのが脱髄である。この病気は髄鞘を形成するミエリンに対する自己免疫現象が起きることで発症すると考えられている。

　若年成人に多く発症し，女性にやや多い。時間的空間的に中枢神経系に多発するのが特徴である。2，3日で完成しその後2，3カ月かけて改善（寛解）してい

く。こうして回復した後，しばらくおいて再発を起こすタイプを再発寛解型という。ほとんど寛解がなく症状が徐々に進行していくタイプを一次性慢性進行型という。

　大脳，脳幹，小脳，脊髄，視神経などに生じる病気であり，症状は，運動障害，感覚障害，眼球運動障害，視力低下など多岐にわたる。入浴などで症状が悪くなることがこの病気ではよく生じる。

　診断に最も有用な画像診断検査は MRI である。MRI は，多発性硬化症の脱髄斑を高率かつ鮮明に見えるようにした。髄液ではオリゴクローナルバンドの陽性，IgG Index の上昇が見られる。

　急性の増悪時にはステロイドパルス療法が行われる。再発予防の薬も開発され用いられている。

① NMO 関連疾患

　NMO 関連疾患とは，重症の視神経炎と脊髄炎を特徴とする疾患である（藤原，2016）。日本で多発性硬化症と診断された患者は，視神経と脊髄に病変を有する症例が多かった。それを視神経脊髄型多発性硬化症と呼んでいた。しかし視神経脊髄炎（NMO）に特異的な抗アクアポリン抗体が見つかり，従来の視神経脊髄型多発性硬化症は NMO であることが明らかとなった。ただ NMO の半数以上の例は脳にも病変を有することが判明した。これらを総称して NMO 関連疾患と呼んでいる。

2．急性散在性脳脊髄炎

　通常ウィルス感染またはワクチン接種後に起きる脳および脊髄白質の広範な脱髄性炎症である（藤原，2016）。小児に多いが成人発症もある。再発することはほとんどない。完全に回復する例が多いが，後遺症を残す例やまれに死亡する例がある。感染あるいはワクチン接種から 4 ～ 12 日くらい後に頭痛，発熱，倦怠感で始まり症状は数日で完成する。意識障害，脳神経障害，片麻痺，感覚障害，小脳失調，横断性脊髄症などが見られる。数週から数カ月で回復する。MRI にて大脳，小脳，脊髄に病変が描出される。髄液所見はリンパ球優位の細胞増多，蛋白上昇が見られる。糖は正常である。ステロイドパルス療法が有効とされている。

◆学習チェック
□　脳梗塞はその発症機序から大きく 3 つに分類される。それぞれを説明できる。

□　脳炎として日本で多い病気は何か。またその病気でとくに脳のどこが障害されるのかを説明できる。

□　脊髄小脳変性症は小脳を侵す疾患である。小脳が障害されるとどういう症状が出現するかを説明できる。

□　パーキンソン病の症状はいくつかある。それを説明できる。

□　認知症は 1 つの病気ではない。代表的な疾患を説明できる。

□　多発性硬化症という病気を解説できる。

より深めるための推薦図書

武田克彦・水野智之（2007）はじめての神経内科. 中外医学社，pp. 193-213.

楠進編（2013）脳・神経系疾患. In：北村聖総編集：臨床病態学 第 2 版 1 巻. ヌーヴェルヒロカワ，pp. 1-220.

平山惠造監修，廣瀬源二郎・田代邦雄・葛原茂樹編（2016）臨床神経内科学 改訂 6 版. 南山堂.

文　　献

藤原一男（2016）脳・脊髄脱髄疾患. In：平山惠造監修，廣瀬源二郎・田代邦雄・葛原茂樹編：臨床神経内科学 改訂 6 版. 南山堂，pp. 447-459.

亀井聡（2016）髄膜炎・脳炎・脳症. In：平山惠造監修，廣瀬源二郎・田代邦雄・葛原茂樹編：臨床神経内科学 改訂 6 版. 南山堂，pp. 285-303.

葛原茂樹（2016）大脳変性疾患 I 認知症. In：平山惠造監修，廣瀬源二郎・田代邦雄・葛原茂樹編：臨床神経内科学 改訂 6 版. 南山堂，pp. 389-406.

小林祥泰（2016）慢性硬膜下血腫. In：平山惠造監修，廣瀬源二郎・田代邦雄・葛原茂樹編：臨床神経内科学 改訂 6 版. 南山堂，pp. 281-282.

水澤英洋（2013a）脊髄小脳変性症. In：北村聖総編集：臨床病態学 第 2 版. ヌーヴェルヒロカワ，pp. 116-120.

水澤英洋（2013b）多系統萎縮症. In：北村聖総編集：臨床病態学 第 2 版. ヌーヴェルヒロカワ，pp. 121-123.

水澤英洋（2013c）進行性核上性麻痺. In：北村聖総編集：臨床病態学 第 2 版. ヌーヴェルヒロカワ，pp. 123-125.

中野今治（2016）運動ニューロン（変性性）疾患. In：平山惠造監修，廣瀬源二郎・田代邦雄・葛原茂樹編：臨床神経内科学 改訂 6 版. 南山堂，pp. 470-481.

斉藤延人（2016）脳腫瘍と脊髄腫瘍. In：平山惠造監修，廣瀬源二郎・田代邦雄・葛原茂樹編：臨床神経内科学 改訂 6 版. 南山堂，pp. 336-361.

武田克彦・水野智之（2007）脳血管障害. In：武田克彦・水野智之：はじめての神経内科. 中外医学社，pp. 193-213.

辻貞俊（2016）てんかん. In：平山惠造監修，廣瀬源二郎・田代邦雄・葛原茂樹編：臨床神経内科学 改訂 6 版. 南山堂，pp. 362-378.

塚本忠・村田美穂（2013）パーキンソン病. In：北村聖総編集：臨床病態学 第 2 版. ヌーヴェルヒロカワ，pp. 100-106.

第13章

認知リハビリテーション

坂爪一幸

⊶ Keywords 認知リハビリテーション，神経心理学的症状，高次脳機能障害，脳損傷，神経心理学的評価，機能改善の神経機序，治療介入法

■ I　リハビリテーションとは

1．リハビリテーションと人間

　リハビリテーションは広義には「全人間的な権利・資格・名誉の回復」をいう。狭義には障害者の「全人間的復権＝人間らしく生きる権利の回復」と理解され，疾患に起因するさまざまな障害からの回復や改善，また日常・社会生活上の適応の増大と不利の軽減を目的にする。リハビリテーションには医学のみならず，心理学，教育学，言語学，福祉学，工学など広範囲の領域が関連する。

　リハビリテーションは人間の存在全体に関わる概念であり実践的活動でもある（坂爪，1999）。人間は物理・生物・社会・自己の各レベルからなる存在として理解できる。人間は物質（例：脳）から構成された生命体（基礎・高次機能）であり，他者と共に生活（能力・行動）するが，他者とは異なる自分（自己）という唯一無二の価値を形成していく存在である（図1）。これらのどのレベルにも障害は生起する。あるレベルで生じた障害は他のレベルにも影響し，人間存在全体に関わり，さまざまな「苦悩」を本人や家族，また職場や社会にもたらす。リハビリテーションは各レベルの障害や問題や苦悩からの解放，および可能性を最大限に追求し実現する過程といえる（坂爪，2007）。

2．リハビリテーションと障害

　世界保健機関（WHO）は1980年に「国際障害分類（ICIDH）」で障害を機能・形態（構造）障害，能力障害・低下，社会的不利に分けた。その後，2001年の総会で「国際生活機能分類―国際障害分類改訂版（ICF）」に改訂された。ICFで

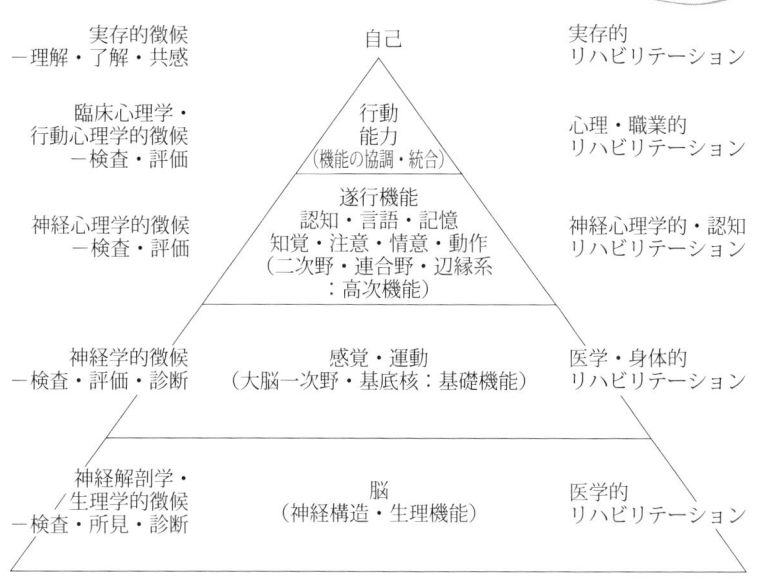

図1　徴候と評価とリハビリテーションのレベル

は生活機能を心身機能・身体構造，活動，参加に分類し，障害を機能・構造障害，
活動制限，参加制約に分けている。前述の人間存在の各レベルに障害を対応させ
れば次のようになる。

①機能・構造（形態）障害

　人間存在の物理・生物レベルで生起した障害である。たとえば，脳外傷や脳血
管障害などの脳への損傷による言語機能や運動機能の障害は脳の神経構造や生理
機能の問題から直接生起したものである。

②活動制限（能力障害）

　生物・社会レベルの障害であり，機能・構造障害を原因とする日常生活や社会
生活上に現れる能力の障害である。言語機能の障害でコミュニケーション能力が
損なわれる。運動機能障害で歩行による移動能力が失われる。

③参加制約（社会的不利）

　社会レベルの障害である。機能・構造障害や活動制限があると，社会生活上に
不利益や社会参加に制約が生じやすい。言語機能障害によるミュニケーション能

力の低下や運動機能障害による移動能力の低下は就学や就労に制約をもたらす。

④価値的苦悩

WHO の ICIDH や ICF の分類にはないが，自己レベルの問題もある。各個人には固有の苦悩が生じる。障害前までの生き方や価値観，そして障害後の新たな生き方や価値観の形成などにさまざまな軋轢や葛藤が生起する。障害受容などの障害への適応の問題は一例である。これらは他者とは異なる1人の人間という存在性から生じる「価値的苦悩」といえる。

3．リハビリテーションと専門職

リハビリテーションには多種の専門職が携わる。医師，看護師，理学療法士，作業療法士，言語聴覚士，ケース・ワーカーなどが各専門性に応じた役割を果たす。医療以外に，保健・福祉と連携するには，保健師，精神保健福祉士，社会福祉士，介護福祉士とも関わる。多種の専門職の参加と同時に，各専門職が相互に連携した総合的な取り組み（チーム・アプローチ）が欠かせない。

心理職（公認心理師など）には心理学という専門性に立脚した関わりと同時に，他の専門職と連携したチーム・アプローチへの積極的な参加が求められる。そのためには他の専門職の独自性への理解と尊重が欠かせない。ともすれば心理職は"心の問題"だけに強くこだわる傾向があり，他の専門職との連携がおざなりになる場合も少なくない。そのような独断的偏見や内閉的態度は心理職を孤立させるだけでなく，リハビリテーションの対象者に不利益をもたらす危険性がある。

▌ II　認知リハビリテーションと心理学

理解（評価）と対応（治療介入）は表裏一体の関係にある。心理学は心を対象にするが，心への特有の理解は特徴的な対応を生み出してきた（坂爪，2007）。たとえば，無意識の存在と重要性を明らかにした精神分析学からは精神分析療法，行動を対象に客観性を重視した行動主義や新行動主義の心理学からは行動療法，その後の認知主義の流れからは認知療法，また行動する主体者の認知を重視した認知行動療法，そして人間の自由意志と主体性を強調した人間性心理学からはクライエント中心療法が提唱されてきた。これらは今日まで心理学的な治療介入の主要な技法になっている。

認知リハビリテーションは神経心理学を基盤に発展してきた。認知リハビリテ

ーションと神経心理学は表裏一体の関係にある。神経心理学は脳と心との関係の解明を目指す学問分野である。脳損傷に起因する心の変化（高次脳機能障害 / 神経心理学的症状）を神経心理学が明らかするにつれて，それらへの治療介入が進展した。

　認知リハビリテーションはおもに高次脳機能障害を対象にするが，高次脳機能障害のある「者」への対応も欠かせない（坂爪，2007, 2008a）。これは脳損傷のある対象者の状態には，器質性（脳損傷）と心因性（心理反応）の両者に関係する問題が絡み合ってくるためである。高次脳機能障害「者」への正確な理解と的確な対応には，幅広い視点の評価と多様な治療介入の技法が必要になる。そのために，認知リハビリテーションでは，認知心理学的な見方による障害の分析，また行動療法や認知行動療法やカウンセリングなど，他の心理学の視点による評価や治療介入の技法も積極的に取り入れている（坂爪，2008a）。なお，広義の認知リハビリテーションには，言語療法，作業療法，薬物療法，認知薬物療法など，他の領域の治療法も密接に関連する。

■ III　認知リハビリテーションの略史と変遷

　認知リハビリテーションの歴史は神経心理学の発展に対応している。認知リハビリテーションと明確に銘打った領域は 1970 年代から 1980 年代頃に始まった。成書も 1980 年代頃より出版されてきた（例：Powell, 1981; Trexler, 1982）。

　認知リハビリテーションの出現は比較的近年だが，高次脳機能障害に対する治療介入は古くから実施されていた。たとえば，失語症の言語療法は 17, 18 世紀頃から始められていた（Howard et al., 1987）。しかし，認知リハビリテーションの実質的な歴史は神経心理学とともに始まった。科学的な神経心理学の歴史は 19 世紀後半のフランスのブローカ Broca, P. による失語症の研究に遡るが，同時にブローカは音読が困難な症例に対するリハビリテーション・プログラムも報告していた（Berker et al., 1986）。

　認知リハビリテーションは多数の脳損傷患者の発生を契機に大きく発展した。第一次世界大戦中に，戦闘で脳に創傷を負った兵士のためのリハビリテーション・センターがドイツやオーストリアで設置された。これらのセンターには，診療部門，心理評価部門，職業技能部門などが設けられた。この時期に，ドイツのゴールドシュタイン Goldstein, K. は会話や読字や書字などの言語関連の障害に対して，残存機能を利用した代償的な治療介入を実施した（Goldstein, 1942, 1934）。

　第二次世界大戦も認知リハビリテーションの発展の契機になった。ロシアのルリア Luria, A. R. は脳に銃創を負った患者たちの観察から，大脳の機能系理論を提唱して機能系の再編成という立場から，認知リハビリテーションを実践した（Luria, 1963, 1970）。ルリアが対象にした障害は失語，失認，記憶障害，遂行機能障害など広範囲に及んでいた。イギリスでは，ザンクヴィル Zangwill, O. L. が障害された機能に直接的再訓練と置換（代償）という 2 つの治療介入の方略を提唱し，治療効果の実証的研究に取り組んだ（Zangwill, 1947）。

　その後，神経心理学の発展に伴い，高次脳機能障害が詳細に解析されるようになった。知覚，認知，記憶，注意などの機能は下位の要素的な構成機能に分けられ，健常な機能と障害された機能とを明らかにし，さらに障害された機能の障害単位の同定と障害の生起する過程や機序を考えるようになった。これらは治療対象の明確化と治療介入の具体的な工夫と実践をもたらした。たとえば，アメリカのディラー Diller, L. らは左半側空間無視の患者には左方への視覚走査に障害があるとして，視覚走査を改善する治療介入を実施した（Diller et al., 1974）。

　近年，認知リハビリテーションは失語や失認などの神経局在的な高次脳機能障害だけでなく，社会的行動障害や心理・感情反応の問題（坂爪，2017a），また障害への意識性（病識）や現実受容の問題や就業も対象にしてきている（Ben-Yishay, 1996）。比較的最近では，精神疾患，高齢者や認知症（坂爪ら，2000a, 2003; 坂爪，2005），そして小児の高次脳機能障害や発達障害（神経発達症群）への対応も重要になってきている（坂爪ら，2000b; 坂爪，2017b, 2018）。さらに，病院やリハビリテーション・センターなどの臨床の場だけでなく，対象者の実際の生活の場（家庭・職場）で社会復帰を支援する認知リハビリテーションも試みられている（本田ら，2006; 坂爪，2008b）。

■ IV　認知リハビリテーションと心理職の役割

1. 一般的面接と観察

　主訴，病歴，生活歴，現在の生活環境における問題，自己の状態に関する病識，面接者への態度，全般的な行動の様子などを面接で確認する。実生活で実際の活動を観察することも必要になる。それらの情報は家族や関係者から取得しなければならない場合もある。

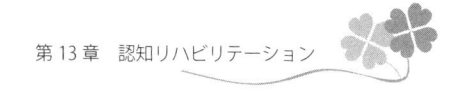

2．脳損傷の確認

　高次脳機能障害は脳の損傷（病変・萎縮など）が原因である。症状はさまざまな様相を呈するが，それらは脳の特定の領域に生じた病変に依存する。脳の病変の有無や病変部位の神経学的診断，また脳の構造画像（CT，MRI）や機能画像（fMRI，PET）の所見などで確認する。

3．心理学的な評価

　言語，認知，行為，注意，記憶，遂行機能などの高次脳機能を対象にした神経心理学的評価，また活動に現れる知能などの心的能力や自己を対象にした臨床心理学的評価，そして不適応行動や問題行動などの行動を対象にした行動心理学的評価を適宜に実施する。高次脳機能障害を対象にする認知リハビリテーションでは神経心理学的評価は不可欠になる。

4．障害の解析と治療介入の策定と実施

　一般的面接・観察や各種の心理学的評価に基づいて対象者の状態を明らかにする。障害の有無を確認し，障害の本体を同定し，さらに障害の発現過程や機序を解析する。これらによって治療介入する対象が明確になれば，必要な治療介入を具体的に決定できる。そして治療介入の計画を策定し実践する。

5．報告書の作成とカンファレンス

　心理専門職の立場から評価と治療介入実施の報告書を作成する。カンファレンスでは他の専門職と情報を交換して対象者の状態を共有する。さらにそれらに基づいて治療介入の目標，実施する治療介入と必要な期間，および対象者に関わるうえでの留意点などを総合的に判断する。

V　認知リハビリテーションの評価

1．障害の徴候と評価の種類

　前述のように人間の存在性にはレベルがある。脳の神経構造と生理機能を基盤にして，感覚や運動といった脳の基礎機能，また言語，認知，記憶などの高次機能がある。それらの機能が統合されて能力や行動が実生活で創出される。さらに唯一無二の価値を指向する自己がある（図1）。

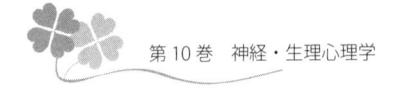

　脳損傷によって，存在性の各レベルには特有の徴候が現れる。脳の神経構造・生理機能には脳の構造・機能画像や脳波などの所見に特徴的な神経学的徴候が，また基礎機能には感覚の低下・脱失や運動マヒや異常運動などの神経学的徴候が見られる。脳の神経構造・生理機能や基礎機能に現れる徴候には神経学的評価（診断）が実施される。言語，認知，記憶などの高次機能には低下や喪失といった神経心理学的徴候が生じる。それらには神経心理学的評価が実施される。基礎機能や高次機能の問題のために，実生活では能力が不十分になったり，行動が不全になったりする。そのために自己はさまざまに苦悩する。それらの徴候は臨床心理学または行動心理学的に評価される（図1）。

　脳の神経構造・生理機能や基礎機能の問題は測定器機（例：CT，MRI，脳波計など）や臨床的な診断課題で客観的に評価されやすい。また能力の不十分さや行動の不全さ，それらに起因する苦悩は実生活で目につきやすく評価の対象にされやすい。対して，脳の高次機能は直接目につきにくいために，評価対象にされづらい傾向がある。しかし，脳の神経構造・生理機能や基礎機能と能力，行動，自己とを仲介するのは高次機能である。認知リハビリテーションには高次機能を対象にする神経心理学的評価が欠かせない。

2．神経心理学的評価の役割

　神経心理学的評価は検査課題の解決や実生活の能力や行動の基盤になる高次脳機能の状態を明確にする。たとえば，面接では対象者の言語機能の状態への配慮が必要になる。知能検査の実施とその結果の解釈には，検査課題の理解や解決の前提となる言語や視覚認知機能などの状態の確認が前提になる。神経心理学的な視点を欠けば，対象者の真の状態を見誤ってしまう危険性がある。

　神経心理学的評価は治療対象の明確化と治療介入法の策定と実施に欠かせない。また治療介入効果の実証的な確認に必要になる。さらに，神経心理学的評価は認知リハビリテーションに関係する他の専門職との連携に必要な基礎情報を提供する。神経心理学的評価の実施には，失語，失認，失行，記憶障害，注意障害，遂行機能障害，知能障害（認知症），感情障害，意欲障害などの症状への深い知識と臨床経験が欠かせない。

3．神経心理学的評価のアプローチ

　神経心理学的評価のアプローチは臨床診断，心理測定，構造分析に大別される。これらを適宜に使い分けなければならない。各アプローチの特徴は次のようにな

る。

①臨床診断アプローチ

　臨床神経学的診断に由来する。機能障害の有無を評価する。評価者は対象者の状態に合わせて伝統的に使用されてきた臨床的な課題を臨機応変に利用する。対象者の個人的条件（原因疾患，発症からの経過，脳損傷部位，年齢，性別，利き手，生活歴など）を考慮して障害を総合的に判断する定性的な評価になる。

②心理測定アプローチ

　心理（精神）測定学に由来する。機能や能力の水準を評価する。標準化された心理検査（例：知能検査）を利用することが多い。障害の存在は対象者の検査得点と健常集団から算出された代表値との比較や典型的な得点パターンからの逸脱の程度から決定される。対象者と健常集団を代表する "平均的個人" の水準とを比較する，定量的な個人間比較の評価になる。

③構造分析アプローチ

　情報処理理論に由来する。機能の構造を評価する。心理過程を情報処理過程と見なして，処理単位（要素的な機能）の同定と処理過程（要素的機能の系列）の解明からなる。前者は健常な機能と障害のある機能を区別するプロフィール分析，後者は障害機能をさらに解析して，障害の生起する過程や機序を解明するプロセス分析になる。分析には特別に工夫した課題（実験的な課題）を用いる。対象者の機能の健常性（強み）と障害性（弱み），および障害性の本質を明らかにする，定性的な個人内比較の評価になる。

■ Ⅵ　認知リハビリテーションの効果の考え方

1．機能改善の神経機序

　脳損傷で障害された機能への治療介入による効果（回復，改善，代償）には脳の可塑性が関係する。神経構造的には，脳の可塑性は神経細胞のシナプス伝達やシナプス発生の調節，また神経回路の調整による。それらには神経伝達物質と神経栄養因子が関与する。神経機能的には，脳の可塑性は神経細胞の活動に依存する。神経細胞の興奮によって神経細胞間のシナプスの伝達効率が増強し，神経回路の連絡は強固になる。

　障害機能に回復・改善や代償が生起する機序には，損傷された脳領域の自然回復に伴う機能の回復，損傷脳領域の神経回路の冗長性による機能の維持，損傷脳領域からの抑制の解除に伴う反対側の脳領域における機能の発現，損傷脳領域における神経回路の迂回路の形成による機能の再現，そして他の健常機能の介在による機能の再編成，などが考えられている。

　脳の可塑性は神経回路の冗長性が高く，また機能の局在性が弱い脳領域で大きい。神経回路の冗長性が低く，機能の局在性が強い脳領域である一次野に比べて，冗長性が高く，局在性が弱い二次野や連合野の脳領域で可塑性の余地は大きい。つまり，一次野の基礎機能（感覚，運動）に比べて，二次野や連合野の高次機能（言語など）ほど治療介入に大きな効果が期待できる。

2．機能改善の実践的考え方

　脳の可塑性に基づけば，機能を改善するには，その機能を支えている神経回路（神経基盤）の活性化が不可欠である。活性化の反復によって神経回路の連絡が強固になれば，当該機能の実行は容易になり，またそのレベルも向上する。主観的には，神経回路の連絡が不十分な機能の実行には強い努力感を伴う。対して，神経回路が十分に連絡された機能は努力感なしに実行される（坂爪, 2000, 2017b）。

　神経回路の活性化には，当該の神経回路を働かせることが不可欠になる。このためには，治療介入の対象にした機能を支える神経回路を効果的・効率的に活性化できるように課題の内容とレベルを工夫し調整しなければならない。具体的には，対象とする機能に特異的に負荷をかける課題内容，および機能の上限に合わせた課題レベルが重要になる。

　さらに，機能を使う対象者の態度への配慮が欠かせない。機能を効果的に改善するには，機能の「自発的な使用」が原則になる。機能の自発的な使用は対象者に主体者意識をもたらす。また機能を上限のレベルで使うことで成功感や効力感，それらに伴う喜びや楽しさを感得できる。

　一方，機能の「受動的な使用」や「強要した使用」は強いストレスを与えるだけでなく，機能を改善する効果も乏しい。上限を超えたレベルで無理に機能を使うよう求めた場合，対象者に非主体者意識と失敗感や無力感を生じさせ，さらにそれらに伴う悲しみや苦痛などを体感させやすい。

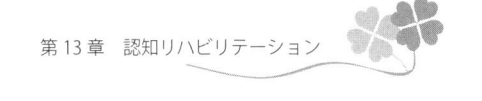

VII　認知リハビリテーションの治療介入

1．治療介入の時期

認知リハビリテーションの治療介入の役割は脳損傷発症時からの経過期間によって異なる。各時期に必要な治療介入を実施する期間は対象者の状態に応じて調整しなければならない。

①発症初期

脳損傷の発症初期は脳機能が全般に低下し，周囲への反応や応答に乏しい場合が多い。原因は覚醒レベルの低下や変動の大きさなどによる。このような時期には特定の高次脳機能障害に対する治療介入は難しい。周囲からの働きかけ（刺激）による脳全体の活性化と覚醒レベルの改善が中心になる。

②発症中期

機能障害を改善するための基本的な原則は前述の「機能の自発的使用」にある。覚醒レベルの改善による自発性の高まりに伴って，高次脳機能障害を対象にした治療介入が可能になる。高次脳機能障害への治療介入を集中的に実施できる時期であり，認知リハビリテーションの中核になる時期といえる。

③発症後期

高次脳機能障害の改善に伴って，対象者の実情に合わせた実生活への適応が重要になる。対象者に求められる日常生活や社会生活に応じた能力や行動の獲得が必要な時期である。後述する高次脳機能障害の代償や補填や環境調整など，実生活をできるだけ支障なく送るために必要な治療介入を実施する。

2．治療介入の型

高次脳機能障害「者」への認知リハビリテーションの治療介入は対象（治療標的）の違いから次の7つの型に分けられる（坂爪，2000, 2007, 2016）。対象者の状態や発症からの経過などを考慮して，適する型の治療介入を適宜に実施する（図2）。

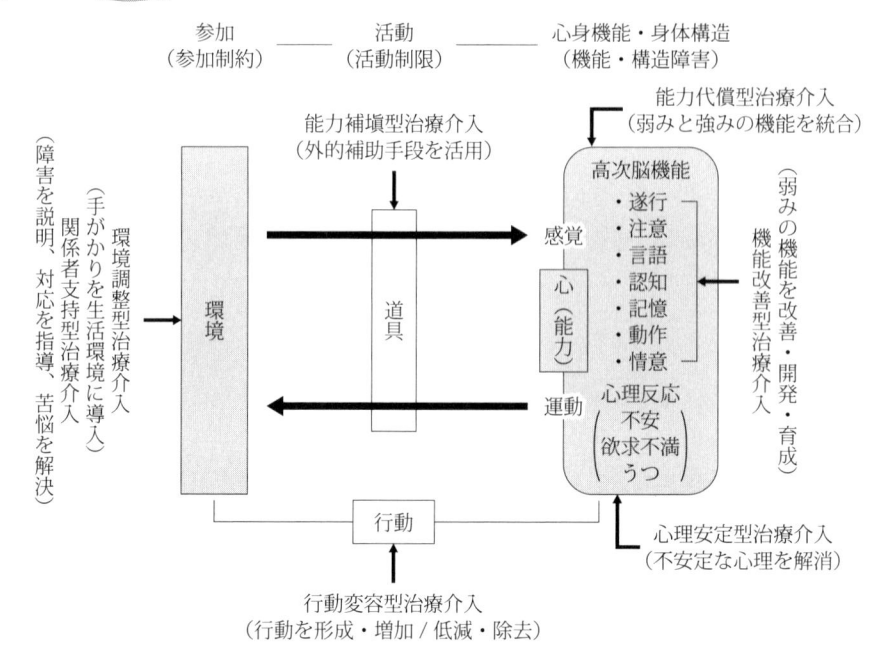

図2　治療介入の対象と型（坂爪，2000，2007，2016 を改変）

①機能改善型治療介入

　障害された機能を対象にする。障害機能に直接働きかけて回復・改善する。障害機能を反復使用して，損傷された神経回路を刺激・賦活する。当該の神経回路を構成する神経細胞の軸索の発芽や再生を促して，神経回路を再形成する。認知リハビリテーションでは治療介入の基本になる。

②能力代償型治療介入

　低下した能力を対象にする。実生活の能力は複数の機能から成り立っている。障害機能と健常機能とを組み合わせて必要な能力を補う。損傷された神経回路に健常な神経回路を介在させ，さらに統合的に組織化して，実用的な能力を実現する。

③能力補塡型治療介入

　低下した能力を対象にする。機能障害に伴う実生活上の能力の低下を外的補助手段（道具）を活用して補う。障害機能の回復や代償が難しい場合，何らかの道具を工夫して不十分な能力を補い，実生活上の不便さを解消して，周囲との適応

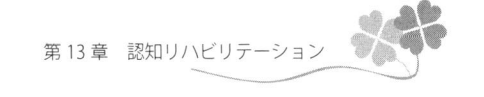

的な関係を補償する。

④心理安定型治療介入

　不安定な心理状態を対象にする。障害があると周囲（環境）との適応的な関係が低下する。その結果，不安や欲求不満や抑うつ（落ち込み）などの負の心理反応が生起しやすい。また実生活上の問題から，さまざまな苦悩も抱えやすい。そのような過緊張な心理状態の解消，苦悩への受容的な理解，そして支持的な対応が重要になる。カウンセリングなどはここに入る。

⑤行動変容型治療介入

　実生活での行動（認知を含む）を対象にする。学習機序に基づいて行動を変容させる。不適応行動や問題行動の減少，適応行動の増加，そして認知の偏りや歪みの修正を目的にする。「先行刺激→行動→後続（強化）刺激」の関係を明らかにして，それらを操作（刺激の付加や撤去など）することで行動を変える。応用行動分析などはここに含まれる。

⑥環境調整型治療介入

　生活環境を対象にする。実生活で混乱せずに活動できるように生活環境を調整する。機能障害の状態に合わせて，活動の誤りを予防する情報や活動しやすくする情報などをわかりやすく生活場面に配置する。必要な情報を理解しやすく提供するために，情報を視覚的に構造化（明確化）する仕方がよく利用される。

⑦関係者支持型治療介入

　関係者（家族）を対象にする。障害のある対象者と生活をともにする関係者を支える。障害の状態と実生活に現れる影響についての正確で具体的な説明，それらへの適切な対応の仕方の指導，関係者の抱えるさまざまな苦悩への支持的な対応などが求められる。

◆学習チェック
□　リハビリテーションの理念と人間存在との関係を理解した。
□　認知リハビリテーションと心理学および心理職との関係を理解した。
□　認知リハビリテーションの変遷を理解した
□　認知リハビリテーションの評価を理解した。
□　認知リハビリテーションの治療介入を理解した。

より深めるための推薦図書

本田哲三編（2016）高次脳機能障害のリハビリテーション—実践的アプローチ 第3版. 医学書院.

本田哲三・坂爪一幸・高橋玖美子編（2006）高次脳機能障害のリハビリテーション—社会復帰支援ケーススタディ. 真興交易（株）医書出版部.

Prigatano, G. P., 中村隆一監訳（2002）神経心理学的リハビリテーションの原理. 医歯薬出版.

坂爪一幸（2007）高次脳機能の障害心理学—神経心理学的症状とリハビリテーション・アプローチ. 学文社.

武田克彦・三村將・渡邉修編（2018）高次脳機能障害のリハビリテーション Ver. 3（Journal of Clinical Rehabilitation 別冊）. 医歯薬出版.

文　献

Ben-Yishay, Y.（1996）Reflections on the evolution of the therapeutic milieu concept. *Neuropsychological Rehabilitation*, 6; 327-343.

Berker, E. A., Berker, A. H. & Smith, A.（1986）Translation of Broca's 1865 report: Localization of speech in the third left frontal convolution. *Archives of Neurology*, 43; 1065-1072.

Diller, L., Ben-Yishay, Y., Gerstman, L. J. et al.（1974）*Studies in Cognition and Rehabilitation in Hemiplegia* (Rehabilitation Monograph No. 50). Institute for Rehabilitation Medicine, New York University Medical Center.

Goldstein, K.（1934）*Der Aufbau Des Organismus: Einführung in die Biologie unter Besonderer Berücksichtigung der Erfahrungen am kranken Menschen*. Martinus Nijhoff.（村上仁・黒丸正四郎訳（1970）生体の機能—心理学と生理学の間. みすず書房.）

Goldstein, K.（1942）*After Effects of Brain Injuries in War: Their Evaluation and Treatment; the Application of Psychologic Methods in the Clinic*. Grune & Stratton (originally published 1919).

本田哲三・坂爪一幸・高橋玖美子編（2006）高次脳機能障害のリハビリテーション—社会復帰支援ケーススタディ. 真興交易（株）医書出版部.

Howard, D. & Hatfield, F. M.（1987）*Aphasia Therapy: Historical and Contemporary Issues*. Lawrence Erlbaum Associates.

Luria, A. R.（1963）*Restoration of Function after Brain Injury*. Macmillan (originally published 1948).

Luria, A. R.（1970）*Traumatic Aphasia: Its Syndromes, Psychology, and Treatment*. Mouton (originally published 1947).

Powell, G.（1981）*Brain Function Therapy*. Gower Publishing Company.

坂爪一幸（1999）リハビリテーション. In：中島義明・安藤清志・子安増生ら編：心理学辞典. 有斐閣, p. 884.

坂爪一幸（2000）認知リハビリテーション. In：渡辺俊之・本田哲三編：リハビリテーション患者の心理とケア. 医学書院, pp. 236-249.

坂爪一幸（2005）認知症の認知リハビリテーション. In：水島繁美編：認知症のリハビリテーション実践マニュアル（Monthly Book Medical Rehabilitation 第54巻）. 全日本病院出版会, pp. 85-95.

坂爪一幸（2007）高次脳機能の障害心理学—神経心理学的症状とリハビリテーション・アプロ

ーチ．学文社.

坂爪一幸（2008a）心理療法・行動療法．In：鹿島晴雄・大東祥孝・種村純編：よくわかる失語症セラピーと認知リハビリテーション．永井書店，pp. 124-135.

坂爪一幸（2008b）高次脳機能障害者の社会復帰支援を目指して．*Brain Medical*, 20(4); 69-76.

坂爪一幸（2016）各障害の診断とリハビリテーション—概要．In：本田哲三編：高次脳機能障害のリハビリテーション—実践的アプローチ 第3版．医学書院，pp. 35-41.

坂爪一幸（2017a）前頭葉損傷に起因する社会的行動障害への対応．*Clinical Rehabilitation*, 26(3); 274-280.

坂爪一幸（2017b）障害を持つ子どもの神経心理学的評価—その意義と実践．小児の精神と神経，57(3); 167-177.

坂爪一幸（2018）高次脳機能障害・発達障害のある子どもの就学・復学支援．*Japanese Journal of Rehabilitation Medicine*, 55; 327-333.

坂爪一幸・本田哲三（2000a）痴呆のリハビリテーション．からだの科学，213; 34-38.

坂爪一幸・本田哲三（2000b）小児の認知障害のリハビリテーション．小児科，41(7); 1305-1314.

坂爪一幸・久保田恭子・植屋悦男ら（2003）痴呆性高齢者への治療的レクリエーションの試み—知的機能の変化を指標にした効果の検討．日本健康医学会雑誌，12(1); 16-21.

Trexler, L. E.（1982）*Cognitive Rehabilitation: Conceptualization and Intervention*. Plenum Press.

Zangwill, O. L.（1947）Psychological aspects of rehabilitation in cases of brain injury. *British Journal of Psychology*, 37; 60-69.

脳波研究

片山順一

⊶ *Keywords*　　脳波，EEG，事象関連（脳）電位，ERP，FFT

Ⅰ　脳波とは

　ヒトの頭皮上に置いた 2 つの電極間の電圧の変動を，時間を横軸としてプロットすると波として記録される。これが脳波（brain wave）である（図 1）。学術的には脳電図（electroencephalogram: EEG）と記されることが多いが，ここでは以下「脳波」と呼ぶ。脳波は脳の表面や脳内部の電極から記録されることもあるが，ヒトを対象とした心理学研究で扱う脳波は頭皮上から記録されるものがほとんどである。ヒトの頭皮上記録脳波を最初に報告したのはドイツの精神科医ハンス・ベルガーであり（Berger, 1929），脳波の基本律動である α 波，β 波（後述）も彼による命名である。

　脳での電気活動の代表はニューロンの活動電位（action potential）であろうが，これは頭皮上には到達しない。脳波は，大脳皮質にあるニューロンの中でも大型で長い樹状突起をもつ錐体細胞の同期したシナプス活動の反映であり，シナプス後電位によって生じるダイポール（電気双極子）の総和が容積伝導を経て頭皮上に置いた電極から記録されている（Jackson et al., 2014）。発生源から頭皮上の電極までの間には，脳，膜，髄液，頭蓋骨，皮膚という電気特性の異なる物質が存在する。そのため，脳波の空間分解能は神経画像法に比べるとかなり低く，ある脳波が脳のどの部位の活動であるかを探るのは得意ではない。反面，脳の電気活動の反映なので，代謝活動を測っている神経画像法に比べると時間分解能はかなり高く，これが指標としての脳波の強みである（宮内，2013）。

　本章では，心理学研究の指標としての脳波を理解するために必要な情報提供を主目的とし，脳波の測定法と分析法について，事象関連脳電位（ERP）を中心に

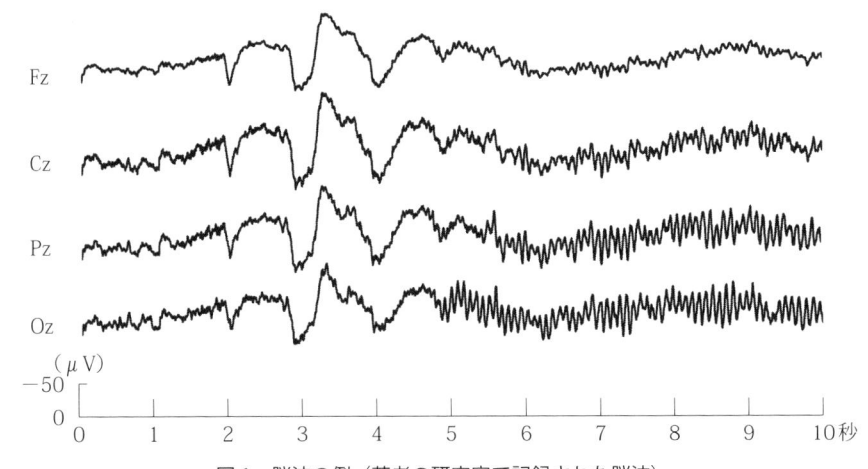

図1　脳波の例（著者の研究室で記録された脳波）

(注)　開眼で安静にしている状態から閉眼したときの 10 秒間の脳波の例。被験者は 23 歳の女
性。正中線上前頭部（Fz），中心部（Cz），頭頂部（Pz），後頭部（Oz）に置いた電極からの
記録（基準電極は鼻尖，接地電極は前頭部 AFz）。
　　　　閉眼後，後頭部（Oz）優勢な α 波が出現している。なお，2 秒時の下向きの波は瞬目（ま
ばたき），その後 5 秒前にかけての大きな揺らぎは閉眼に伴う眼瞼や眼球の動きの反映であ
る。

紹介する。

■ II　脳波の測定法

　本節では，脳波を指標とした心理学実験論文の方法に記載される項目について
簡単に紹介する。

1．電　　極

　脳波測定では 2 つの電極間の電圧を記録する。電圧は相対値なので，2 つの電極
間の電位の差を測定することになる。心理学実験では，ある部位を基準（基準電
極：reference electrode）として，頭皮上の活性電極（active electrode）での電位変
化を記録する基準導出法（referential recording；あるいは単極導出法〔monopolar
recording〕）を用いることが多い（医学臨床検査として脳波を記録する際には 2
電極とも活性電極として記録する双極導出法〔bipolar recording〕が用いられる）。
基準電極は，脳波の出現が少ないと考えられる耳朶，乳様突起（mastoid），鼻先
等に置く。また，活性電極を 1 カ所とすることはまれであり，頭部の複数の部位

に電極を置く多チャンネル記録が行われる。脳波測定時とは別の電極を基準として再計算することもある（re-reference）。また，左右の耳朶・乳様突起の平均値や，記録電極すべての平均値（average reference）を基準とする場合もある。なお，脳波計を含む生体アンプは，外来ノイズを除去するための平衡増幅器なので，1 チャンネルの脳波を記録する場合でも接地電極（ground electrode）を含む 3 カ所に電極を置く。つまり，電極の装着位置については，活性電極，基準電極，接地電極をそれぞれどこに置いたかが記載されている。

　被験者間や実験間で脳波データを比較できるように，標準的な電極配置法が決まっている。最も多く用いられているのは頭蓋骨の特徴点を基準に電極部位を決定する国際 10-20 法や，同じ基準で電極部位を増やした 10％法（10-10 法，拡張 10-20 法とも呼ばれる）である（Jasper, 1958; Klem et al., 1999）。各電極の記号は，おおまかな部位を示すアルファベット（Fp: frontal pole：前頭極），F（frontal：前頭），C（central：中心），P（parietal：頭頂），O（occipital：後頭），T（temporal：側頭）と，続く数字（奇数は左側，偶数は右側，正中線部位は z〔zero〕）で位置を示す（第 4 章図 8 を参照）。また，A1，A2 は左右の耳朶を指し，左右乳様突起は M1，M2 と表されることもある。

2．増幅部

　頭皮上で記録される脳波の振幅は数十 μV であり，後の処理のために増幅する必要がある。ここでは脳波以外のノイズや研究対象としない脳波の周波数成分を除去するためにフィルタリング（filtering）が行われる。

　低周波成分を除去するフィルタを低域遮断（low-cut）あるいは高域通過（high-pass）フィルタ，逆に高周波成分を除去するフィルタを高域遮断（high-cut）あるいは低域通過（low-pass）フィルタと呼ぶ。これらを組み合わせて，特定の帯域のみを通過するバンドパス（band-pass）フィルタや特定の帯域のみを遮断するバンドストップ（band-stop）フィルタを作ることができる。測定時のフィルタに加えて，後にオフラインで計算してフィルタをかけることもできる。なお，古い文献だと，低域遮断フィルタを時定数（単位は秒）として記載している場合もある。

　フィルタについて注意すべき点として，例えば，30 Hz の高域遮断フィルタをかけたからといって 30 Hz 以上の成分がすべてなくなるわけではなく，また，30 Hz 以下の成分も減衰する（ロールオフ特性）ことがある。また，フィルタをかけることにより脳波の位相のずれが生じ，波形が歪む。文献間でデータを比較する際にはフィルタの適用が大きく異なっていないか確認が必要な場合もある。

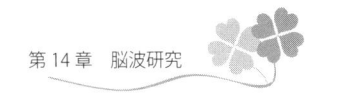

3．記録部

　昔のように紙にペン書きで脳波を記録することはまれで，デジタル化（AD 変換）して記録することの方が多い。記録に関する記載事項にサンプリング周波数（sampling frequency）がある。これはアナログ信号を 1 秒間にいくつサンプリングするかを表す数値で，たとえば 500 Hz は 1 秒間に 500 ポイントの割合，すなわち 2 ミリ秒ごとにデジタル化して記録することを指す。後にデータを間引くことによってサンプリング周波数を下げる（downsampling）こともできる。

Ⅲ　脳波の分析法

　本節では，記録された脳波の分析法について紹介する。脳波は文字通り「波」なので，主要な評価対象は周波数（frequency）と振幅（amplitude）である。特定の周波数成分がどれくらい含まれているかという周波数領域（frequency domain）での分析はおもに「状態」の指標として用いられる。これに対して，特定の刺激に対する「反応」としての指標は時間領域（time domain）での分析によって得られる。

1．周波数領域

　脳波は覚醒水準が下がるにつれて低振幅・速波（高周波数）から高振幅・徐波（低周波数）化していく（図 2）。脳波はその周波数によって，δ 帯域（0.5 〜 3 Hz〔4 Hz 未満〕），θ 帯域（4 〜 7 Hz〔8 Hz 未満〕），α 帯域（8 〜 13 Hz〔14 Hz 未満〕），β 帯域（14 〜 40 Hz），および γ 帯域（40 Hz 以上）に分類される。典型的には，閉眼安静時に後頭部優勢なきれいなサイン波として α 波を観察することができる（図 1）。このときに暗算などの精神負荷をかけると，すなわち安静状態でなくなると α 波が減衰・消失する（α 減衰・α ブロッキング）。

　簡易な分析法としては，調べたい周波数帯域のバンドパスフィルタを施すことで，特定の周波数帯の振幅値（またはその 2 乗値であるパワー値）を評価することができる。しかし，多くの場合，高速フーリエ変換（fast Fourier transform: FFT）を用いたパワースペクトル密度（power spectral density: PSD）を計算する。ここで注意を要するのは，FFT の結果に特定の周波数帯のパワーが観察されたからといって，必ずしも脳波にその周波数帯の活動が存在することを意味しない，ということである。もちろん，α 波等，実際に存在する活動を反映することもある。

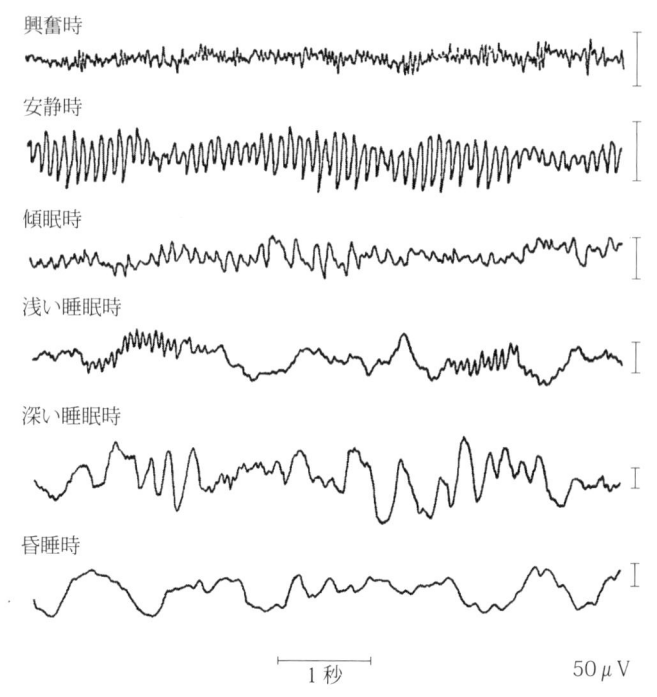

興奮時

安静時

傾眠時

浅い睡眠時

深い睡眠時

昏睡時

1 秒　　　　　　　50 μ V

図 2　覚醒水準と脳波（Penfield et al., 1954, p. 188）

（注）　覚醒水準に応じた脳波の変化の例。覚醒水準が低下するにつれて脳波は高振幅・徐波化する。状態によって縦軸のスケールが異なることに注意（右の線分の長さが 50 μ V の大きさを示す）。

　　　　上から，興奮時には β 波，安静時には α 波，傾眠時には θ 波が見られる。続く，浅い睡眠時，深い睡眠時，昏睡時にはいずれも δ 波が見られ，下に行くほど周波数が低く振幅が大きくなっている。なお，浅い睡眠時に 2 カ所見られる速い波は睡眠紡錘波で，浅い睡眠（睡眠段階 2）での特徴的な波である。

2．時間領域（事象関連脳電位）

　脳波の時間領域分析の代表は事象関連脳電位（event-related brain potential: ERP）である。ERP とは文字通り，事象に（時間的に）関連した脳の電位反応のことである。刺激に誘発される脳波反応として誘発電位（evoked potential: EP）という用語もあるが，期待する刺激の欠落に対する反応等，必ずしも誘発刺激を必要としないことから，より大きな概念として ERP を用いることが多い。とくに誘発刺激の感覚モダリティを強調する場合には視覚誘発電位（visual evoked potential: VEP），聴覚誘発電位（auditory evoked potential: AEP），体性感覚誘発

電位（somatosensory evoked potential: SEP）などと表記する。

　ERP は大きく，外因性電位（exogenous potential）と内因性電位（endogenous potential）に分けられる。外因性電位は文字通り，外部に起因する電位反応であり，潜時が短く，刺激の強度等の物理特性の影響を受け，刺激の感覚モダリティに特異的な頭皮上分布を示す。これを狭義の EP と捉えることもできる。内因性電位は比較的潜時が長く，一般的に刺激の感覚モダリティとは無関係の頭皮上分布を示し，脳での認知処理を反映する。心理変数の指標として用いられるのは後者であることが多い。

①加算平均処理

　ERP は背景の通常脳波（ongoing or spontaneous EEG）に比べて著しく振幅が小さく，普通は脳波記録上で ERP を観察することはできない。そこで，刺激提示など特定の事象を時間的基準点として加算平均処理（averaging）を行う。ここでの前提条件は，全試行でその事象（たとえば提示された刺激）に対する同一の反応（信号）が生じている，というものである。記録される脳波はこの信号と，この事象とは無関係に揺らぐ背景脳波（ノイズ）との和なので，加算平均することによって事象とは無関係に揺らぐ背景脳波は平坦化し，事象に対して特異的な反応のみを抽出できる。

　加算平均の結果得られる ERP 波形は時間を横軸に陽性・陰性の複数の波から構成される。波形の命名法として，波形の極性と頂点潜時で記載する方法がある。たとえば，N100 は頂点潜時が約 100 ミリ秒の陰性波，P250 は頂点潜時約 250 ミリ秒の陽性波，である。また，各極性での出現順位を記す方法もあり，P1 は陽性で 1 つ目の波，N2 は陰性の 2 つ目の波，である。ただし，加算回数や刺激の強度などにより，とくに短い潜時帯でいくつの波が観察されるかは変化する。そこで実際には他の研究との整合性を図る意味でも，いわゆる N2, P3 という表現をすることが多い。出現潜時を用いる場合にも，たとえば P300 といっても頂点が 300 ミリ秒であるとは限らず，複雑な刺激に対して潜時は延長する（だからこそ，心理変数の指標として使うことができる）。この場合もいわゆる P300 と表記しているわけである。もちろん，感覚の評価など，厳密に出現潜時を示す必要があるときには P14, N20 などと表記することもある。

　ERP の最大の欠点は算出のために加算平均を要することにある。1 試行では評価できず，数十回の試行を要することもあり，そもそも反復できない現象の測定は不可能である。また，実験時間が長くなれば，学習や飽き・疲労など，時間経

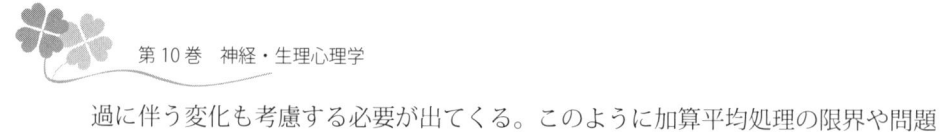

過に伴う変化も考慮する必要が出てくる。このように加算平均処理の限界や問題点もあるが，刺激の提示前から行動反応の後までを連続的にミリ秒単位で評価可能な ERP は，低コストで簡便な中枢神経機能測定法として非常に有力な指標であることは間違いない。

② ERP の評価法

各 ERP は，出現潜時，極性，頭皮上分布，そして，惹起条件によって規定される。出現潜時は条件によって変動することもあり，前後の他の ERP との順序関係も重要である。また，極性や頭皮上分布は基準電極の位置によって変動するので注意を要する。最後の惹起条件も重要である。たとえば，頂点潜時 400 ミリ秒で陰性波が観察されたからといって，それが意味処理過程を反映するいわゆる N400 であって，このときに被験者が意味処理を行っていたとはいえない。どういう刺激に対してどういう処理を求めていたときの反応なのかを考える必要があり，ERP 波形だけからその背景にある処理過程を確定することはできない。

ERP の量的評価法について，まず各 ERP 波の時間的な評価としては，頂点までの時間（頂点潜時：peak latency）と立ち上がるまでの潜時（開始潜時：onset latency）がある。振幅の評価法としては，刺激提示前の平均電位（ベースライン）から頂点までの頂点振幅や波の面積（積分値），ある区間の平均振幅などがある。

各条件での特定の ERP の比較だけでなく，条件間の ERP 波形の差分，すなわち引き算波形（difference wave）を検討することが有用な場合もある。2 つの条件で同じ反応は相殺されるので，ある条件にのみ特定の ERP が出現すると考えられる場合には引き算波形が適している。高い時間分解能がメリットである ERP では，波の頂点の振る舞いよりも 2 つの刺激が入力後何ミリ秒頃から異なった処理を受けたか。言い換えると，脳が違いに気づくまでに要した時間の方が有用である場合もあろう。ただし，引き算波形の立ち上がり時点，すなわち，両波形の分岐点は遅くともこの時点までに異なる処理がなされた，という時点を示し，それ以前の処理が同じであることを保証するものではない。

3．時間周波数分析

最後に，周波数領域と時間領域両者にまたがる分析について触れておく。α ブロッキングのように，ある事象に対して脳波が脱同期（事象関連脱同期：event-related desynchronization: ERD）を示したり，逆に同期（事象関連同期：event-related synchronization: ERS）を示すことがある。このように，ある事象に対する

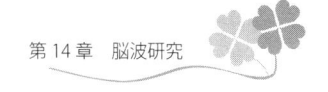

反応としての周波数領域の分析を時間周波数分析（time-frequency analysis: TFA）
と呼ぶ。

■ IV　心理学の指標としての脳波

　他の心理指標と同じく，脳波も個人の特性を表す側面と，個人内での条件差を
調べる側面がある。たとえば前者には，特異的な脳波の出現によるてんかんの有
無の診断や認知症等による ERP 潜時の延長，臨床群やある性格特性をもつ群での
特定の刺激に対する反応性の特徴，等の例がある。
　周波数領域の分析結果は状態の指標として用いられることが多い。典型的な例
は睡眠段階の判定であろう（第 17 章参照）。上述の通り，脳波は覚醒水準に対応
して周波数と振幅が変化する（図 2）。浅い眠りの人に声をかけるとすぐに起きる
だろうが，深い眠りだと大声で呼んでもなかなか起きないかもしれない。寝てい
る人の睡眠の深度を確かめるためにはどれくらいの強度の刺激で目覚めるかを調
べればよいが，これは一種の破壊検査で睡眠を阻害してしまう。脳波に限らず生
理指標の利点は，被験者に行動反応を求めることなく生理反応を記録できること
にある。睡眠中の被験者の脳波を計測することによって，睡眠を妨げることなく
睡眠深度を評価することができる（実際の睡眠段階の判定には脳波に加えて，眼
球運動と筋電図が用いられる）。
　さらに，通常は覚醒水準が低下した際に観察される θ 波が精神作業に集中して
いるときに前頭正中線部で観察されることがある（fm θ；Ishihara et al., 1972）。
また，前頭部での α 帯域脳波が快 − 不快（あるいは接近 − 回避）に応じて左右の
偏側性を示すとの報告もある（Davidson et al., 1990）。このように，周波数領域
での分析によって，覚醒水準だけでなく認知・情動といった心理変数を反映する
指標として脳波を用いることができる。
　刺激に対する反応としての ERP は，その刺激に対する情報処理を反映する。た
とえば，物理的に同一な刺激に注意を向けているときと無視しているときでは異
なる ERP が得られる。さらに，無視した刺激がどのように処理されていたかを調
べることもできる（片山，1997）。また，ERP は文脈や期待からの逸脱に対して
敏感であり，違う刺激と認識されれば異なる ERP が出現することから，たとえば
英語の "l" と "r" の音など，刺激を区別できているかどうかの客観的指標にもなり
うる。上述の引き算波形を用いることによって，2 つの刺激に対する処理の違い
が，どれくらいの潜時でなされているのかを知ることもできる。さらに，課題と

は無関係な刺激（プローブ）に対する ERP から「状態」の評価を行うこともでき
る（杉本ら，2014）。

■ V　最後に——脳波でわかること・わからないこと

　脳波は脳の活動のすべてを反映しているわけではなく，脳活動の一部を反映し
ているだけである。したがって，脳波に差があれば脳での活動に差があったとい
えるが，脳波に差がなかったとしても脳活動に差がなかったとはいえない。また，
高い時間分解能が脳波の強みであるが，空間分解能は低く，どこの脳部位の活動
かを探るのは得意ではない。とくに，脳波は必ずしも記録電極の下の脳部位の活
動を反映しているわけではないことには注意を要する。

　もう１つ重要な点は，脳波計から出力される信号がすべて脳波というわけで
はないことである。脳波と同時に記録される脳波以外の記録をアーチファクト
（artifact）と呼ぶ。外部装置などからのノイズに加え，被験者由来の筋活動（筋
電図：EMG），眼球運動（EOG），瞬目などは代表的なアーチファクトの例である
（図 1）。脳波での条件差がこれらと交絡していないかに十分注意する必要がある。
たとえば，ある条件では他方の条件に比べてほんの少し視線が動いていたら脳波
に条件差が見られる。とくに前頭部での記録には眼球由来のアーチファクト混入
が多く，脳波を測っているつもりで眼球の反応での条件差を測っていたというこ
とにもなりかねない。

　脳波は被験者への制約・負担が少なく，安価で簡便に脳神経活動を測定可能な
指標である。脳波データを正しく解釈することで，他の心理指標では得ることの
できない情報を得ることができる。我々の精神活動は脳活動の産物であるから，
脳波は今後も重要で興味深い指標であり続けるだろう。

◆学習チェック
- □　脳波は何を測っているのかを説明できる。
- □　脳波の時間分解能，空間分解能について説明できる。
- □　脳波を指標とするのに向いている心的過程や研究テーマ，逆に向いていない心的過程・研究テーマを考えてみよう。

より深めるための推薦図書
　堀忠雄・尾﨑久記監修（2017，2018）生理心理学と精神生理学 第 I 〜III 巻．北大路書房．

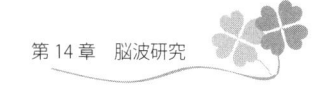

Luck, S. J.(2014)*An Introduction to the Event-related Potential Technique*, 2nd Edition. The MIT Press.

入戸野宏（2005）心理学のための事象関連電位ガイドブック．北大路書房．

Rugg, M. D. & Coles, M. G. H.（Eds.）（1995）*Electrophysiology of Mind: Event-related Brain Potentials and Cognition*. Oxford University Press.

文　献

Berger, H.（1929）Über das Elektrenkephalogramm des Menschen. *Archiv für Psychiatrie und Nervenkrankheiten*, 87; 527-570.

Davidson, R. J., Ekman, P., Saron, C. D. et al.(1990)Approach-withdrawal and cerebral asymmetry: Emotional expression and brain physiology I. *Journal of Personality and Social Psychology*, 58; 330-341.

Ishihara, T. & Yoshii, N.(1972)Multivariate analytic study of EEG and mental activity in Juvenile delinquents. *Electroencephalography and Clinical Neurophysiology*, 33; 71-80.

Jackson, A. F. & Bolger, D. J.(2014)The neurophysiological bases of EEG and EEG measurement: A review for the rest of us. *Psychophysiology*, 51; 1061-1071.

Jasper, H. H.（1958）Report of the committee on methods of clinical examination in electroencephalography. *Electroencephalography and Clinical Neurophysiology*, 10; 370-375.

片山順一（1997）注意と事象関連電位（ERP）．In：宮田洋監修，柿木昇治・山崎勝男・藤澤清編：新生理心理学 第2巻：生理心理学の応用分野．北大路書房，pp. 10-17.

Klem, G. H., Luders, H. O., Jasper, H. H. et al.（1999）The ten-twenty electrode system of the International Federation. *Electroencephalography and Clinical Neurophysiology Supplement*, 52; 3-6.

宮内哲（2013）脳を測る：改訂―ヒトの脳機能の非侵襲的測定．心理学評論，56; 414-454.

Penfield, W. & Jasper, H.（1954）*Epilepsy and the Functional Anatomy of the Human Brain*. Little, Brown & Co.

杉本史惠・片山順一（2014）注意資源配分量の指標としてのP300―体性感覚プローブ刺激と聴覚プローブ刺激の比較．生理心理学と精神生理学，32, 18-28.

第15章

画像研究

小野田慶一・皆川泰代・尾上浩隆・田中慶太

Keywords　MRI，ボクセルベース形態計測，拡散テンソル画像，fMRI，近赤外分光法（NIRS），ヘモグロビン，血行動態，脳機能結合，乳幼児，PET，分子イメージング，非侵襲測定，画像診断，脳磁図（MEG），脳機能計測法，活動源（信号源）推定法

I　MRI

1．MRI の原理

　磁気共鳴画像（magnetic resonance imaging: MRI）は核磁気共鳴を利用して，生体の解剖学的組織や生理学的過程を描画する画像化技術である。共鳴現象とは固有周波数を有する物体が外部から同じ周波数で振動するエネルギーを吸収し振動することを指し，磁場中に置かれることで一定の周波数で運動する原子が同じ周波数の磁場からエネルギーを吸収することを核磁気共鳴という。エネルギーを吸収した状態で，磁場を止めると原子は吸収したエネルギーを同じ周波数の磁場として放出する。この磁場を受信したものが磁気共鳴信号で，その位置情報に基づいて再構成し二次元の断層画像として画像化したものが MRI である。

　MRI では生体内に多く存在する水分子や脂肪を構成する水素原子を対象とする。水素原子核は正の電荷をもち，核スピンと呼ばれる自転運動によって磁性をもつ。水素原子の核スピンに対応した電磁波をかけると，核スピンがエネルギーの高い状態に遷移し，これを励起と呼ぶ。このときの磁化ベクトルは，磁場に向きに沿ったスピン（基底状態）と逆向きのスピン（励起状態）が同じ量になるため巨視的縦磁化成分（T1）はゼロとなり，さらにスピンの位相が揃うため垂直平面上に巨視的横磁化成分（T2）が表れる。電磁波を止めると，次のような緩和現象が始まる（図1）。吸収されたエネルギーが放出され，励起状態のスピンが減少し巨視的縦磁化成分が回復する（T1 緩和）。また核スピンの位相がずれることにより横磁化成分が巨視的に徐々に減衰しゼロになる（T2 緩和）。このとき受信コ

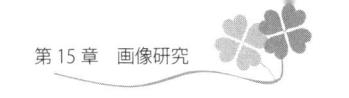

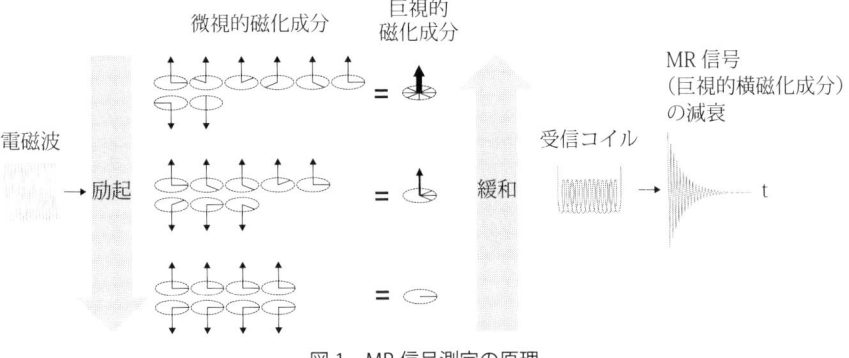

図 1　MR 信号測定の原理

イルに発生した起電力が磁気共鳴信号となる。この緩和に要する時間は，水素原子が組織内でどのような原子や分子と結合しているかによって異なる。そのため，励起から一定時間後の磁気共鳴信号の強度は灰白質，白質，脳脊髄液などの組織によって違う値を示す。それぞれの領域における磁気共鳴信号にグレースケールを割り当てて画像化したものが MRI となる。MRI には T1 強調画像や T2 強調画像，そのほかにも水分子の異方性を測定する拡散テンソル画像などさまざまな測定手法が存在する。

2．臨床画像

　MRI は脳病変の同定に有用である。たとえば，脳腫瘍や脳浮腫，脳梗塞や脳出血に関する情報を得ることができる。ブローカ Broca, P. がブローカ失語を発見したときのように，古典的な神経心理学では死後脳の解剖によって傷害部位を同定し，生前の症状との対応関係を調べていた。MRI に代表される画像技術の発展により，死後脳の解剖に頼らずとも病変がどこにあるかがわかるようになった。MRI の出現は神経心理学における大きな転機であった。

3．ボクセルベース形態計測

　MRI 技術の進展により非常に高解像（1 mm^3 程度の分解能）の脳画像を得ることができるようになった。高解像度の T1 強調画像を利用して，局所的な灰白質容量を正確に評価するボクセルベース形態計測（voxel-based morphometry: VBM）も標準的に用いられるようになっている。ボクセルとは体積を構成する要素・立方体を意味し，体積を意味する volume と画素を意味する pixel を合わせた造語である。ボクセルごとに灰白質，白質，脳髄液に分割し，それぞれの局所的な容積

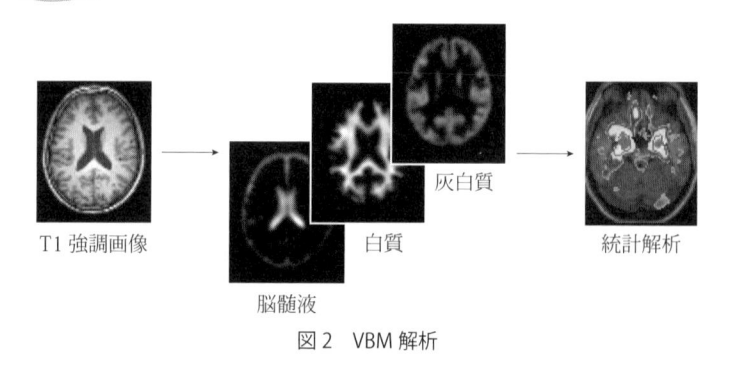

T1 強調画像

脳髄液

白質

灰白質

統計解析

図 2　VBM 解析

を算出する（図 2）。

　VBM 研究により，成長や加齢による神経細胞の変化を反映して，灰白質容積は増加・減少することが確かめられている。さらに，VBM は自閉症やうつ病，認知症などの疾患群と健常群の比較のように，異なる群間の灰白質容積の違いを検出する目的で用いられることが多い。たとえば，認知症のおよそ半数を占めるアルツハイマー病では，海馬の萎縮が顕著に認められ，VBM の解析結果が診断補助に用いられている。また，VBM を用いて学習や個人差といった要因でも重要な知見が蓄積されている。たとえば，ロンドンの熟練したタクシー運転手は一般の人よりも海馬容積が大きく，タクシー運転手歴が長いほど海馬後部が肥大していた（Maguire et al., 2000）。この知見は経験によって成人後も脳機能が増進することを示唆している。VBM によって検出された灰白質容積変化の詳細な機序は明らかになっていないが，経験や学習による容積増加は樹状突起，棘突起，およびシナプスの増加に依存し，加齢や疾患による容積減少はニューロン数の減少を反映すると考えられている。

4．拡散テンソル画像

　MRI では水分子の拡散の程度を測定することも可能である。これにより白質の神経線維の走行路を可視化することができる。通常，水分子はブラウン運動を行い，特定の方向をもたずに拡散するが，神経線維内の水分子は細胞膜がその拡散を制限するため，線維と垂直方向に運動は小さくなり，平行方向の運動は相対的に大きくなる。このような状態を異方性拡散という。この水分子の異方性の方向や程度を定量したものが拡散テンソル画像である。このテンソル情報をもとに，近接したボクセル間を最も滑らかにつなぐ線を描画して，白質線維束を三次元的

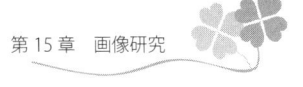

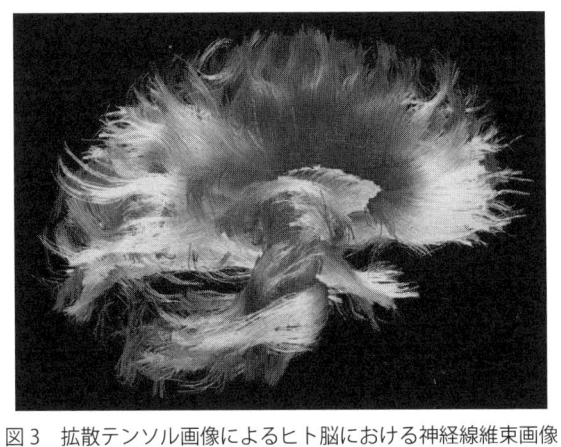

図3　拡散テンソル画像によるヒト脳における神経線維束画像
（http://www.humanconnectomeproject.org/gallery/）

に再構築する線維追跡法も広く用いられている（図3）。この解析により，脳領域間の解剖学的な結合の有無や程度を推定することができる。

　拡散テンソル画像は臨床医学において脳損傷に伴う神経線維損傷の可視化に有用である。それだけでなく，たとえば，音楽の訓練をより幼い時点を始めた音楽家ほど，遅く始めた音楽家よりも皮質 – 脊髄神経束の発達度を示す異方性が高くなっていたことが報告されており（Imfeld et al., 2009），拡散テンソル画像によって学習や経験による神経線維の可塑的な変化を検出できる。

5．機能的磁気共鳴画像

　機能的磁気共鳴画像（functional MRI: fMRI）では，ボールド効果を利用して，局所的な神経活動の変化を推定する（図4A）。血中にあるヘモグロビンは酸素との結合状態によって磁化率が異なり，脱酸素化ヘモグロビンは磁場の不均一をもたらし，信号強度を弱める性質があり，これをボールド効果と呼ぶ。局所的な神経活動によって酸素消費量が増大すると，一時的に脱酸素化ヘモグロビンの割合が高くなり信号は低下する。活動した神経細胞へ酸素を供給するため，周辺の毛細血管が拡張し，血流量が増大する。その灌流効果によって脱酸素化ヘモグロビンの割合が低下し，信号は増大する。この信号増大は神経活動から5〜6秒でピークに達し，およそ20秒でもとに戻る。これの変化は血流動態反応関数として定式化され（図4B），神経活動の推定に用いられている。

　fMRIは特定の心理過程の神経機序を調べるため，課題遂行中に測定されるこ

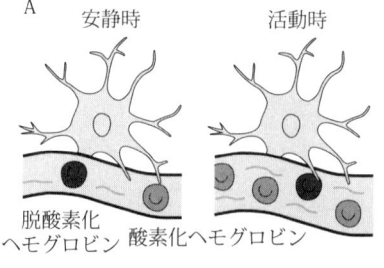

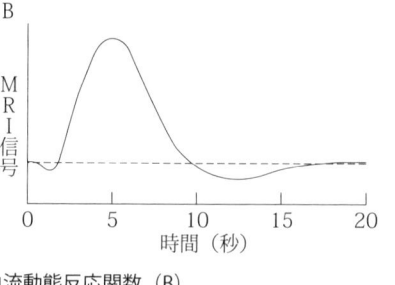

図4　灌流効果（A）と血流動態反応関数（B）

とが多い。課題デザインから予測される MR 信号の変化にそれぞれのボクセルの信号がどの程度適合するかを一般線形モデルによって算出する。初期の課題ベースの fMRI 研究ではブロックデザインが用いられていた。単純なブロックデザインでは，実験条件と統制条件を一定の時間ごと（20 ～ 60 秒）に何度も切り替えて測定を行う。例としてブロックデザインの言語流暢性課題を示す。この課題では，実験条件においてひらがな 1 文字を提示し，それで始める単語を声に出さずに列挙させ，統制条件において "やすみ" という単語を提示し，繰り返し黙読させた。この 2 条件を 30 秒ごとに切り替え，それぞれ 3 ブロック行ったときの個人例を図 5A に示した。血流動態反応から予測される MR 信号の変化と相関する時系列をもつボクセルがマッピングされ，ブローカ野が活動していることが確認できる。一方，近年では多くの fMRI 研究が事象関連デザインを採用している。このデザインは，特定に事象に伴う一過性の信号変化を捉え，その事象に特異的に関与する脳活動を検出しようとするアプローチである。事象関連デザインを用いることで，より複雑で柔軟な課題にて脳活動を測定することが可能になる。図 5B に事象関連デザインを用いた意思決定課題の知見（Nagase et al., 2018）を例として示した。この課題では難しい，あるいはやさしい計算問題に紐づけられた 2 つの選択肢に対して，難しい問題を避けるかどうかの意思決定を行わせた課題である。選択肢が提示された時点における脳活動をモデル化し，そのモデルに相関するボクセルをマッピングしている。このように刺激に対して一過性に生じる認知過程に関連した脳活動の検出も事象関連デザインによって可能となる。

　新たな展開として，安静時 fMRI 研究が拡大している。課題時ではなく安静時において活動が増加する領域が複数あり，その安静時活動が高い相関をもって同調していることが発見され，デフォルト・モード・ネットワークと命名されている（Raichle et al., 2007）。この発見を契機に，これまでノイズとされてきた自発的活動が重要な脳機能と密接に関連していることが示されてきている。デフォル

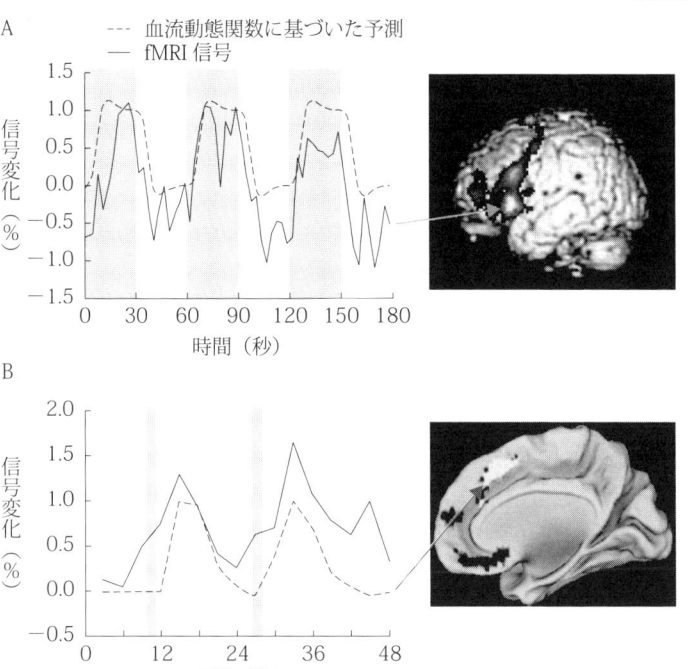

図5 ブロックデザイン（A）と事象関連デザイン（B）のfMRI研究

（注） A は言語流暢性課題，B は Nagase et al.（2018）の意思決定課題のデータをもとに作成した。

ト・モード・ネットワーク以外にも，機能的に関連した複数の脳領域が同調した自発的活動を示し，安静時ネットワークを形成していることが明らかになっている。これらのネットワークは，発達や加齢，個人の性格，および多様な疾患で変化することが報告されている。安静時 fMRI は参加者に課題や刺激を負荷せず，覚醒を維持するだけでよいため，研究対象者が大幅に広がることが重要なメリットとなる。神経・精神疾患における安静時 fMRI の測定は，病態の解明や治療効果の脳機能的評価において有用である。

II NIRS

1．はじめに

本章にて紹介されている脳画像手法の中でも NIRS（近赤外分光法：Near-Infrared Spectroscopy）は，今世紀になって発展した新しい手法である。知覚や

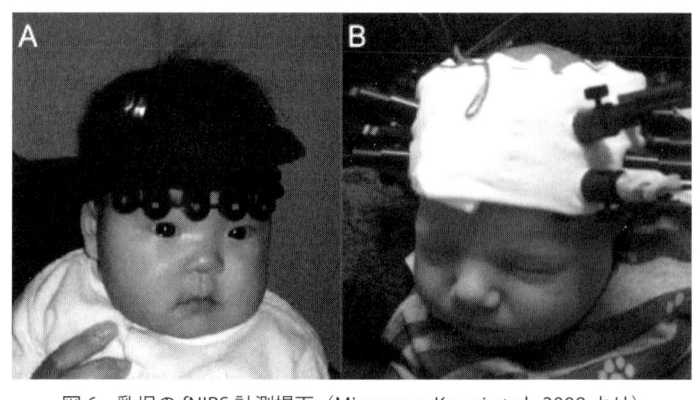

図 6　乳児の fNIRS 計測場面（Minagawa-Kawai et al., 2008 より）

認知の脳機能を測定するという意味合いからも functional NIRS（fNIRS）とも呼ばれる。安全な近赤外光を使って脳内の血行動態を測定する装置であるが，図 6 の通りセンサーさえ装着すれば大きな拘束なしに自然な環境での測定が可能であるために，乳幼児，小児そして発達障害児や人工内耳装着者など MRI 等の適用が困難な対象者へ多く使用されてきた。ここでは fNIRS の計測原理，実験の手法や解析法について概要のみを述べるが，原理等の詳細は酒谷ら（2013），実験手法の詳細は今泉ら（印刷中）を参照されたい。また，fNIRS は計測原理によってさまざまな装置が存在し，ヘモグロビン濃度の絶対量を測定する時間分解 NIRS なども最近は一般的になってきたが，ここでは心理学分野で多く用いられる連続光 NIRS に限定して述べる。

2．NIRS の原理

　脳活動が起こると神経細胞に電位変化が起き，その結果，細胞に酸素やエネルギー供給のための代謝活動や血液流入が起こる。この過程の一次信号である電位変化を脳波計や MEG は捉えるが，fNIRS や fMRI は二次あるいは三次信号ともいえる血行動態すなわち局所脳活動による神経血管カップリングを測定信号源とする。典型的な脳活動は血液中の酸素化ヘモグロビン（oxy-Hb）の増加と脱酸素化ヘモグロビン（deoxy-Hb）の軽微な減少として特徴づけられる。fMRI のボールド信号が後者をおもな信号源とするのに対し，fNIRS は両者のヘモグロビンを測定する。

　連続光 NIRS は，近赤外光をプローブから照射し，光は生体で散乱，吸収を繰り返し，数 cm 離れた検出プローブが減衰した光量を計測する（図 7）。実際の計

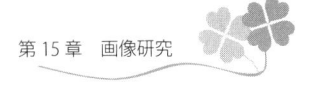

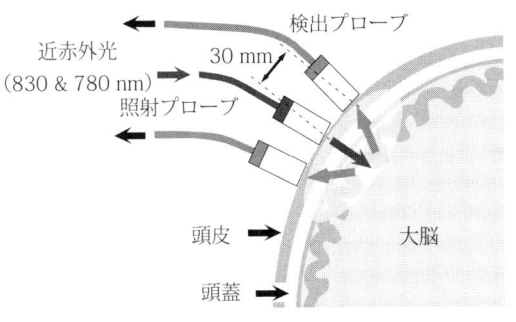

図 7　NIRS 計測原理

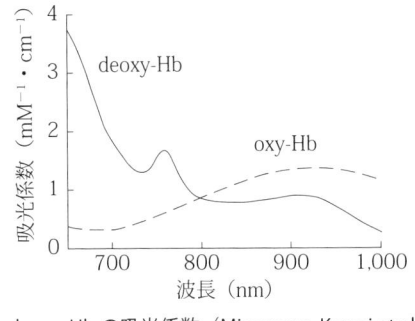

図 8　oxy-Hb，deoxy-Hb の吸光係数（Minagawa-Kawai et al., 2008 を改変）

測箇所は照射と検出プローブ間にある脳表であり，その部分はチャンネル（CH）と呼ばれる。脳活動が起これば新しい血液が流入するため光は多く血液に吸収され，光量は減衰する。fNIRS はこのような原理で血行動態すなわち脳活動を計測する。

　NIRS は生体透過性の高い 700 〜 1,000 nm の近赤外光を用いるが，その中でも oxy-Hb，deoxy-Hb の吸光係数が異なる特徴（図 8）を生かして 2, 3 種の波長の近赤外光を照射する。組織中の Hb 酸素化状態が変化すると，照射された光が各 Hb の吸光係数に応じて減衰する。この光減衰量の変化（照射量－検出量）を測定することで oxy-Hb，deoxy-Hb の濃度変化値を得る。たとえば 780 nm 照射の場合，（光の減衰量変化）＝（oxy-Hb 濃度）×（780 nm の oxy-Hb 吸光係数）＋（deoxy-Hb 濃度）×（780 nm の deoxy-Hb 吸光係数）という式が得られ，2 つ目の波長 830 nm からも同様な 2 つ目の式が得られるが各吸光係数は図 8 より既知な値であり，各波長の光減衰量を計測すればこれらの 2 式の連立方程式を解くことで各 Hb 濃度を求めることができる。上記は単純化した式であるが，正しくは後

半の式に光路長がかけ合わされる。ところが，実際には現在においてこの光路長は正確には求められず，得られる Hb 濃度変化は絶対量ではない。そこで濃度の単位としては濃度 mM に光路長の mm がかけられた mM・mm となる（ただし計算方式によってモデル化された光路長をあらかじめ考慮している場合もある）。

3．NIRS の特徴とその応用

　NIRS の利点として装置の簡便性，可搬性，騒音が生じないという点がまず挙げられる。脳波で用いられるシールドルームも不要であり，MRI のように金属などの磁性体の禁忌事項もない。少々の体動は許されるため，自然な環境での実験遂行が可能だ。このために，冒頭でも述べた通り乳幼児，障害をもつ者，高齢者等を対象とする計測に適しており，他の装置との同時計測（例：fNIRS – 脳波計）も行いやすい。MRI や MEG では行えないような現実世界に近い社会的場面や運動場面における測定も可能であるため，二者間の社会的相互作用時のハイパースキャンニング研究も現在増加している。リハビリの研究では歩行訓練中の脳機能計測やバイオフィードバックにも有用であることが報告されている。近年は無線通信を使用することによりモバイル計測も可能になってきており，より自由度が高くなった。生理学的な側面からは，oxy-Hb，deoxy-Hb の両方が測定できるという利点を生かして神経血管カップリングのメカニズムの研究も行われている。

　空間分解能については，脳波計より優れた 2 ～ 3 cm 程度の空間分解能をもつ一方で，MRI ほど優れた空間分解能をもたない。とくに連続光 NIRS は頭表から 1.5 ～ 3 cm 程度の深さまでしか計測できない。時間分解能はミリ秒レベルの脳波計には劣り，サンプリング周波数は 10 Hz 程度である。この分解能は MRI よりは優れている，そのため血行動態の時間経過情報が重要となる脳機能結合の解析には MRI よりもやや有利になる。ただし血行動態は前述した通り三次信号であり反応が得られるのは早くて 4 ～ 5 秒程度であるので，時間分解能がよくとも脳反応の潜時をより正確に捉える能力は限られている。

　NIRS 独特の欠点もあり，たとえば皮膚血流信号が混入する場合がある。とくに成人の前額部計測で顕著であり，このアーチファクトを除去する計測法や解析法なども開発されている。また fNIRS は比較的新しい手法のために，計測や解析に“標準”が存在しない。このために試行錯誤する点が多く，とくに解析手法は fMRI と同様に日々進展しているため最適な解析を使用できる実験デザインを立案することが重要となる。

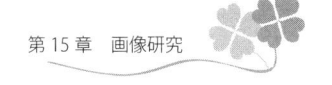

4．実験のデザインと解析

　fNIRS の実験デザインは基本的には fMRI や脳波と類似しているので，用語の説明などは，別章の実験デザインを参照いただきたい。fNIRS にもブロックデザインとイベント（事象関連）デザインの 2 種がある。多くの場合，ベース区間（あるいはレスト区間）に対する 5 〜 30 秒程度の刺激区間（タスク区間）の脳血液量の変化として計測され，それらのブロックを繰り返し行うことで安定したデータを得る。たとえば N-back 課題の場合，ベース区間では注視点や呈示される文字を注視するのに対し，タスク区間では注視だけではなく文字の記憶課題を行うことで，ベース区間に対する記憶タスク負荷による脳活動の変化を捉える。以上のブロックを設定する方法以外にも，脳波の睡眠研究と同様に長時間の計測が行われることもあるし，fMRI の Resting 計測のように 4，5 分以上安静状態での連続計測が行われることもある。

　解析手法は脳波計と fMRI の解析に類似した部分が多い。基本的には先述した通りベース区間からどの程度タスク区間で Hb が増減するかを検討するので，ベース区間とタスク区間それぞれの Hb 反応の平均値を各 CH で比較することで各 CH の活動の強度や有意性を検討する。この有意性を脳部位別にマッピングすることでどの脳部位が活性化したかを同定できる。さらには同じ CH の Hb 平均値を実験条件別に比較することもできる。これら脳活動の強度は行動指標との相関などを見ることで何に関与する脳活動かを考察できる。これらの他にも fMRI で用いられている一般線形モデル（GLM）を使用した解析手法も用いられている。これらタスクに関連する脳活動を評価する方法以外にも，脳部位同士の結合を評価する脳機能結合の解析も一般的である。脳反応の時系列変化パタンが類似している CH 同士を結合が強い CH と見なす。これは二者間の脳機能結合にも応用され，二者間の脳の同期性の評価指標となる。

5．研究事例

　fNIRS を用いた乳幼児の先行研究について，いくつか例を挙げ手法，特徴の理解につなげたい。従来，乳幼児の脳機能研究では脳波計測が主流であったが，脳波計は空間分解能が悪いために，乳幼児の認知機能の脳部位特異性や機能局在の発達については不明な点が多かった。近年 fNIRS を用いてこれらの点が解明されつつある。音声処理（音韻，韻律）に関連する左右側頭部の機能側性化の発達過程について聴覚刺激を用いて検討した数々の研究より韻律処理の右優位性が新生児

期に見られる一方で，音韻処理は言語経験を経ることで左の側性化が進むことが示された（Minagawa-Kawai et al., 2011）。顔の処理や社会的刺激処理の右優位性（Loyd-Fox et al., 2010）がすでに乳児でも見られることなど，乳児の脳は比較的成人に近い脳機能の部位特異性をすでにもっている点が明らかにされてきた。吃音や発達障害児の機能側性化の非典型性，早産児と正期産児の脳機能結合の異なりなども示されている。今後，fNIRS は発達障害の早期診断補助などさまざまな応用可能性を秘めていると考えられる。

III　PET

1．はじめに

　機能的磁気共鳴画像法（functional magnetic resonance imaging: fMRI）や陽電子断層撮像法（positron emission tomography: PET）といった非侵襲的な脳機能イメージング技術は，ヒトを対象として，見る，聴く，会話する，そして思考するといった，特定の精神過程や高次認知機能に関係がある脳の領域の活動について，損傷のないまったく無傷な状態かつ本来の機能を保ったままの状態での観察を可能にしている。fMRI がヘモグロビンの酸化－還元状態の変化によるボールド信号を測定のもとにしているのとは異なり，PET は，プラスに帯電した電子である陽電子の放出核種により標識された化合物（分子プローブ）を用いる（図 9 の①）。体内における分子動態を通して標的分子の生理的機能や病態に関連した変化を明らかにするイメージング手法で，局所脳血流（regional cerebral blood flow: rCBF）や局所脳糖代謝率（local cerebral glucose utilization: LCGU）を測定することによって脳機能を検査できるだけでなく，神経伝達物質の受容体や合成酵素など，標的分子の機能に基づいた脳の神経化学的な側面を定量的に評価することにも長けたイメージング法である。

2．PET の計測原理と装置

　PET で使用される陽電子放出核種は，β＋壊変をする核種と称されるものであり，サイクロトロンで原子核にプロトンを付加することで生成される。たとえば，酸素に水素イオンを衝突させると ^{18}F になる。一般的に使用される核種は，^{11}C，^{18}F，^{15}O，^{13}N などであり，それぞれ 20 分，110 分，2 分，10 分と ^{3}H（12.3 年）や ^{14}C（5730 年）に比べ非常に短い半減期を示す。核への余剰なプロトンの取り込みで不安定となった核は，自発的に 2 つの粒子，中性子と陽電子に崩壊し，

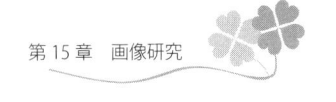

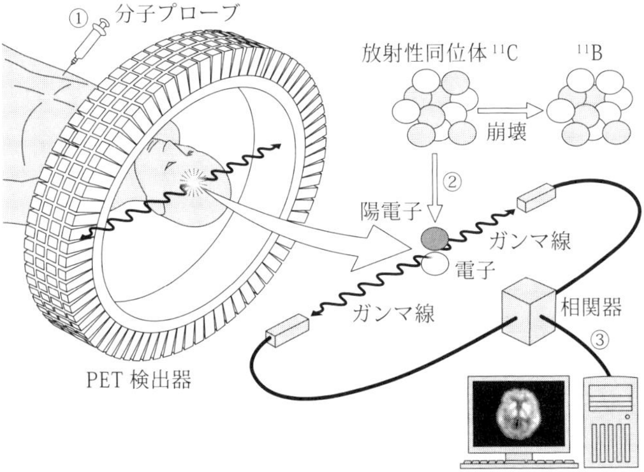

図9　PET を用いた分子イメージング

陽電子は最終的に電子と衝突し，衝突が互いの消滅と反対方向への2つのガンマ線，消滅ガンマ線（annihilation γ ray）の放出をもたらす（図9の②）。生体内に投与された陽電子放出核種より β＋壊変して放出された陽電子と自由電子の衝突によって生じた一対の 511 keV の消滅ガンマ線は，生体外に飛び出し光電子増倍管（PMT: photomultiplier）を組み込んだガンマ線検出器アレイを備えた CT スキャナーによって捉えられる。X線 CT では外部から X 線を照射して全体像を観察しているのに対して，PET では生体内部の放射性トレーサーを観察しており，同時計数検出器によって，それぞれが同時に検出された場合のみに1つのイベントとして記録され，その空間位置と定量的情報がコンピューター断層画像化される（図9の③）。しかし，実際に画像化される陽電子消滅の位置は，放射核のある場所から数 mm 程度離れている（たとえば，^{18}F では 2 mm，^{15}O では 3 mm 程度）。また時間分解能も使用した放射性核種や標識された化合物に応じて数分から数時間にもなり，これらのことが PET イメージの空間分解能，時間分解能の絶対的な制約となっている。たとえば，^{18}F で標識された FDG（フルオロデオキシグルコース）で糖代謝を測定する場合は1時間程度，^{15}O で標識された $H_2{}^{15}O$ で脳局所血流を測定する場合は1分程度必要である。また，CT や MRI は解剖学的な情報に優れておりおもに体の構造や組織の形態を観察するが，PET は生体の分子の機能を観察することに特化しており生体における分子イメージングを可能にしている。現在では，両者の利点を総合的に利用するために，PET と CT を一体化した装

置，PET/CT が主流であり，さらに最近では，MRI の中に PET を組み込んだ MR-PET が開発され，それぞれのモダリティの画像を重ね合わせた融合画像によって正確な位置情報が得られるだけでなく，MR-PET では，PET による局所糖代謝率と fMRI によるボールド効果といった，脳機能に関する 2 つの異なる情報を同時に収集することも可能となった（Wehrl et al., 2014）。

3．PET による脳機能計測

　PET では，^{15}O でラベルされた水（H$_2$^{15}O）を用いて，脳の機能マッピング（通常これは脳賦活実験と呼ばれる）が可能である。これは神経活動の増加によって引き起こされた局所脳血流の増大を計測することで，間接的に皮質下の神経活動を捉える方法である。H$_2$^{15}O を用いた局所血流の測定に要する時間は約 1 分程度であり神経活動の測定法としての時間分解能は低いが，^{15}O の物理的半減期は約 2 分であることから，PET スキャンを一定の間隔で繰り返し測定することも可能で，数種類のタスクを各々数回程度 PET スキャンし，個別に賦活部位を同定することも可能である。1980 年代には，レイクル Raichle, M., ポズナー Posner, M. らは，この方法を用いて，思考と言語に関する複雑な課題を遂行する被験者の脳活動を視覚化し，当時のヒトの高次認知機能の実証法に新しい道を拓いた（Petersen et al., 1988）。しかし，1990 年に小川誠二とタンク Tank, D. が，核磁気共鳴画像法（MRI）のボールド効果とその原理を発見して以来（Ogawa et al., 1990），H$_2$^{15}O を用いた方法は，ペースメーカーをもつ患者等，磁性体の問題などがない限りは空間解像度の高い fMRI が用いられることが一般的である。

　PET では，グルコースの類縁体である ^{18}F-FDG を用いることにより，脳の局所糖代謝率を測定することができる。^{18}F による標識合成でデオキシグルコース（DG）のもつ生物学的活性が失われることはなく，^{18}F-FDG はデオキシグルコースのように振る舞う。ただし，^{18}F の物理的半減期は 110 分で，^{18}F-FDG を用いたグルコース代謝の測定には最低でも 60 分程度の時間が必要であることから，この方法も局所脳血流の測定同様，神経活動の早い変化を捉えることはできない。しかし，脳におけるグルコース代謝率の変化はシナプス活動を強く反映していることから（Magistretti et al., 1996），神経細胞よりもむしろシナプスの機能に障害が起こるアルツハイマー病などの神経変性疾患等の患者の脳機能検査に用いられている。近年，安静時の fMRI 情報から領域間の機能的結合性（functional connectivity）を導出する方法が注目されているが（Hyder et al., 2010），同様の情報は ^{18}F-FDG-PET でも認められ，代謝的結合性（metabolic connectivity）として区別化され，

fMRI にはない定量性をもつことから，健常者だけでなく統合失調症やアルツハイマー病などの病態研究にも応用されている (Toussaint et al., 2012; Yakushev et al., 2013)。動脈血中における ^{18}F-FDG の動態情報を得ることにより定量的な糖利用能（CGU）を算出することも可能である。しかし，撮像と同時並行して連続的な動脈血採血を行う必要があり，侵襲性が高いことから現状はあまり行われていない。

4．多彩な PET プローブとその応用

S/N 比の高い PET 画像を得るためには，優れた PET カメラや画像再構成技術はもちろんのこと，分子プローブと呼ばれる標的分子を特異的に認識する化合物が重要である。アルツハイマー病の患者の脳では，病態の進行に伴う脳機能の低下の度合いや部位を ^{18}F-FDG を使って捉えることができるが，発症原因の 1 つとされる β アミロイド蛋白を特異的に認識する PET プローブ（たとえば，^{11}C-PiB, ^{18}F-AV-45）を用いて，β アミロイド蛋白の蓄積を測定することが可能である（Klunk et al., 2004）。β アミロイド蛋白の蓄積は，神経細胞死や認知症の症状に先行して起こることが知られていることから，これらの PET プローブによるイメージングはアルツハイマー病の早期診断や診断，薬の開発に応用されている。このように PET は，疾患特異的な生理活性物質（バイオマーカー）そのものや，それに特異的に結合する物質を標識することで，疾患の早期発見，診断および治療薬の開発の重要なツールにもなる。また PET では，中枢作用をもつ種々の特異的な薬物などを陽電子放出核種で標識して使用し，さまざまな脳内の神経伝達を定量的に評価することが可能であり，これまでにドーパミン作動性神経系，セロトニン作動性神経系を中心にさまざまな PET プローブが開発され，神経伝達機能の評価，精神・神経疾患の病態解明に使われている。PET では，血液のみならず，脳を含めた体内の各臓器への分布や代謝，排泄を定量的に数値化することができるが，さらにこれは単純化した数式（コンパートメント・モデル等）を使って薬剤の体内動態から受容体結合能の定量的な解析が可能である（図 10）。たとえば，パーキンソン病では，中脳の黒質ドーパミン細胞の変性，脱落により，投射先である線条体などで神経伝達物質であるドーパミン産生が減少し，手足が震える，筋肉がこわばる，動作が遅くなるなどの，運動障害が徐々に進行するが，^{18}F-FDG を使った脳のグルコース代謝を測定してもこのような脳の病変の進行を的確に捉えることはできない場合が多い。しかし，PET では，前シナプスに存在するドーパミントランスポーターやドーパミン合成酵素を，^{11}C-2-carbomethoxy-3-（4-fluorophenyl）

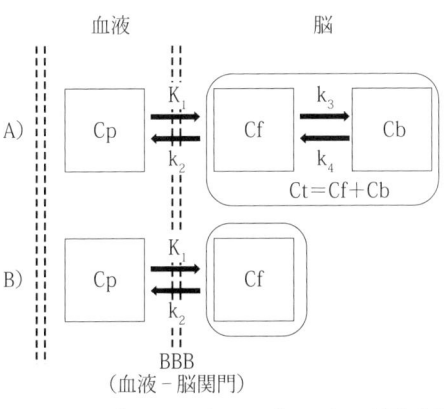

血液　　　　　　　脳

図 10　コンパートメント・モデルによる定量解析

(注)　A：特異結合する受容体が存在する対象領域（2 コンパートメント・モデル）と B：存在しない参照領域（1 コンパートメント・モデル）。Cp：血漿中，Cf：受容体に結合していないフリーのリガンド，Cb：受容体と結合しているリガンド，Ct：トータルのリガンドの放射能濃度，K1，k2，k3，k4：それぞれのコンパートメント間における移行速度定数。

tropane（^{11}C-CFT）や ^{18}F-fluoro-l-dopa（^{18}F-DOPA）など，それぞれに特異的な PET プローブを用いて，ドーパミン神経の変性を特異的かつ定量的に描出することが可能である。またドーパミン神経回路の機能不全は，薬物依存，注意欠陥多動性障害および統合失調症のような精神疾患の病因の根底にあると考えられている（Dichter et al., 2012）。このような疾患におけるドーパミンの関与を調べるために薬理学的負荷や神経心理的刺激による脳内状態の変化を PET を用いて定量的に捉える試みも行われている。ドーパミン受容体には，投与された PET プローブ以外に，本来脳内に存在する内因性ドーパミンも結合する。通常の PET 検査では，内因性ドーパミンの量は変化しないものと仮定しているが，さまざまな神経心理的刺激負荷によって脳内のドーパミン量を変化させると，内因性ドーパミンと PET プローブの間に受容体結合の競合が生じる。これを利用することで，内因性ドーパミンの増減を放射性リガンドの受容体結合量の変化として PET で体外計測するといった概念が提案されている（図 11）。たとえば，ドーパミン D2 受容体のアンタゴニストである ^{11}C-raclopride を用いた受容体結合量の統計解析によって，報酬系の活動を上昇させるタスクでは側坐核や尾状核における受容体結合能の低下，すなわち内因性ドーパミン遊離量の増加が起こることが明らかにされている（Jonasson et al., 2014）。

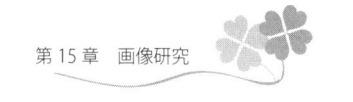

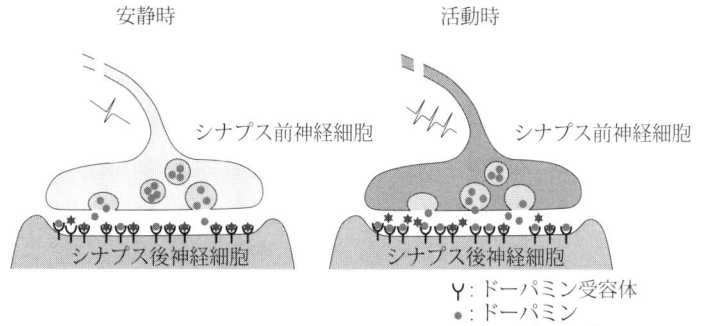

安静時　　　　　　　　　　　　　活動時

シナプス前神経細胞　　　　　　　　　　　シナプス前神経細胞

シナプス後神経細胞　　　　　シナプス後神経細胞

Y：ドーパミン受容体
●：ドーパミン
＊：PET プローブ

図11　シナプスにおけるドーパミンと PET プローブの競合仮説

（注）　シナプス間隙には，PET プローブと内因性ドーパミンが存在しドーパミン受容体へ結合に
　　　　おいて競合する。ドーパミンの遊離量の少ない安静時に比較して薬理学的負荷や神経心理的
　　　　刺激によってドーパミンの放出が増加すると競合により PET プローブの受容体結合が減少
　　　　する。このことを利用してドーパミンの遊離状態の変化を PET プローブの受容体結合量の
　　　　変化として計測することが可能である。

5. まとめ

　疾患には，1 つひとつにそれぞれ原因があり，それらの病態を明らかにして対
応策を講じる必要がある。特異的な分子や代謝を認識し，定量的に評価が可能な
PET による画像診断の進歩が，今後の病態解明や治療法の開発，治療薬の開発に
役立つと考えられ，さらなる発展が望まれる。

IV　MEG（脳磁図）

1. MEG とは

　脳磁図（MEG: Magnetoencephalogram）は，視覚，聴覚，体性感覚の知覚研究
からマルチモーダル（複数の感覚統合），認知，記憶，言語，音楽のヒトの高次機
能研究，さらには複数の脳領域間の機能的関連性の調べる研究や精神疾患による
脳活動の特徴抽出など幅広い分野で，非侵襲的脳機能計測法として利用されてい
る。これまでに，多様な脳機能計測装置が開発されているが，MEG は数 10 mm^2
の空間分解能，数ミリ秒の時間分解能を有し，時間変化する脳の電気的活動部位
や電流方向を推定できる。したがって脳活動が短時間で変化するような認知機能
などの研究に適している。MEG の発生機序は，興奮性シナプス後電位に伴い，錐

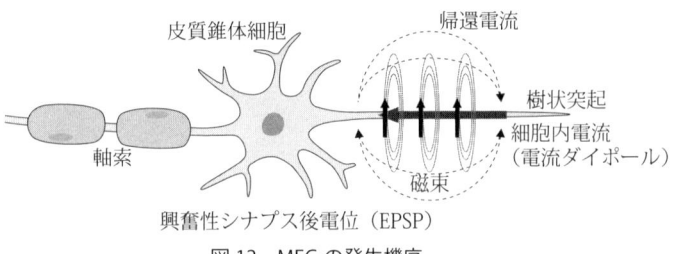

図12　MEG の発生機序

体細胞の樹状突起内に細胞内電流が流れ，この電流により，右ねじ方向に生じた磁場を磁気センサーにより計測したものである（図12）。しかし，1つの錐体細胞の活動を捉えているわけではない。2.5×10^4 個の神経細胞が，同期して活動した際の細胞内電流を1つの大きな電流双極子（電流ダイポール）として捉えている（Hari, 1990）。計測される MEG の大きさは，$10^{-13} \sim 10^{-12}$ T（テスラ）で地磁気の1億分の1以下と非常に微弱である。そのため磁気シールドルームを要し，かつ超伝導量子干渉素子（SQUID: Superconducting Quantum Interference Device）により計測する。

2．脳波との比較

　ここで，ヒトの電気的脳活動を計測する方法として，よく用いられる脳波と比較する。

　①　脳波は細胞内電流が細胞外に流れ出て，細胞内に戻る細胞外電流（帰還電流）を捉えたものである。計測対象は両者とも脳内に流れる細胞内電流であり，発生機序は同じであるが，電気と磁界では特性が異なる。脳波は，介在組織である頭蓋骨や頭皮などの影響を受け，脳波の計測から複雑な脳内の信号源を理解することが難しく局在性が悪い。これに対して MEG は，脳波に比べ介在組織の影響を受けにくいため，発生する磁場は，頭部表面に至るまで歪まない。そのため信号源の推定が正確である。さらに図13のような電流ダイポールが存在する場合，電流ダイポールに伴い図左に示したような磁場分布が現れる。脳磁界は電流ダイポールに最も近接したセンサーから最大の振幅が得られる。脳波では，同じ電流ダイポールを設定した場合，図右のような電位分布が現れ，基準電極を両耳朶電極とすると図の負の電位の付近の電極から，負の最大の振幅（ピーク）が得られ，正の電位に電極を置くと正の最大の振幅（ピーク）が検出される。磁界のこのような特性と距離の二乗に比例して減衰する特性から，脳磁界のセンサーの

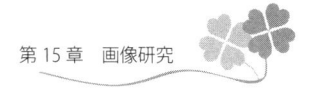

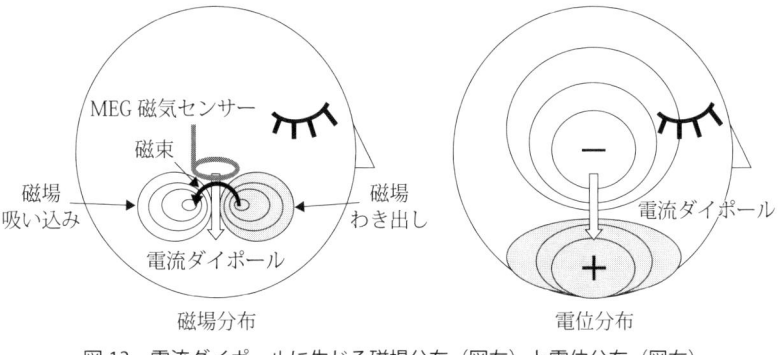

図 13　電流ダイポールに生じる磁場分布（図左）と電位分布（図右）

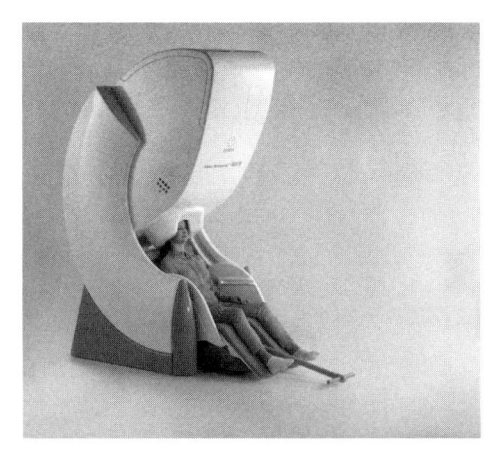

図 14　306 チャンネル全頭型脳磁界計測装置（VectorView, Neuromag 社製）（エレクタ（株）提供）

感度は近傍の神経活動に対して選択的に高くなる。したがって MEG は，大脳皮質に信号源がある場合の精密な測定に適していると言える。

②　脳波は，電位差（電圧）を計測している．そのため耳朶電極などの基準電極が必要となり，電極のインピーダンスが電位差に大きく影響を及ぼす。一方 MEG は，磁束密度の絶対量を計測しているため，電極ペーストなどを用いてインピーダンスを下げる作業を必要とせず，基本的には被験者が頭部を装置に入れるだけで計測できる（電極不要の非接触計測）。さらに多チャンネルで同時に頭部全体の脳活動を計測でき，Neuromag 社製脳磁界計測装置は，306 チャンネルを有する（図 14）。

③　MEG が計測できる神経活動には制約が存在する。頭皮表面に平行なコイル

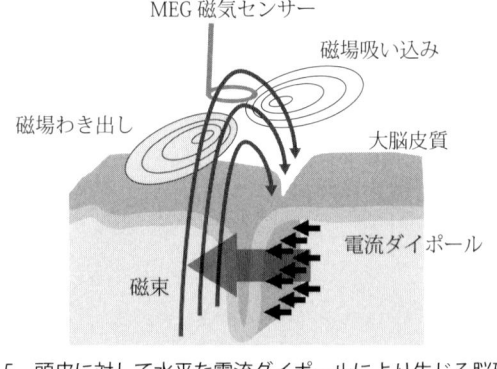

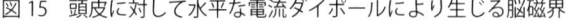

図 15　頭皮に対して水平な電流ダイポールにより生じる脳磁界

に対して計測できる電流双極子は，脳溝内に頭皮表面に平行に樹状突起が伸びている錐体細胞の活動である。一方，コイルに対して垂直の向きに伸びる脳回や樹状突起が平行に並んでいない活動を計測することはできない。しかし，視覚，聴覚，体性感覚，運動などの一次領野は，脳溝内に存在しており，頭皮に対して水平な電流が生じるため MEG の良い計測対象となる（図 15）。

　④　脳波計は MEG に比べ安価であり，かつ電極を直接頭皮に装着するため，被験者が軽く動いても計測できる。これにより比較的日常に近い環境にて計測できる。一方 MEG は，仰臥位または座位で計測し，頭部を動かすことはできない。また MEG は，磁気シールドルーム内での計測を要する。そのため脳波の計測に比べ，大がかりとならざるをえない。さらに運営上の問題として，液体ヘリウムなどのランニングコストが挙げられる。

3．計測時の注意点

　MEG は計測に際して，留意しなければならない点がいくつか存在する。MEG は非常に微弱な信号であり，シールドルーム内に金属（磁性体：鉄，ニッケルなど）を持ち込み，それが動くと大きなアーチファクトとなる。チャックのついた服やワイヤの入った下着などを被験者が身につけていた場合，呼吸のたびに同期して動くためアーチファクトが混入する。さらに刺激提示用の液晶モニタやスピーカー，またレスポンスキーなどの電子機器のシールドルーム内での使用にも注意が必要である。視覚刺激に関しては，シールドルーム外からプロジェクタで投影する。聴覚刺激に関しては，MEG からスピーカーを極力離し，イヤーチューブ等を用いて提示する。レスポンスキーに関しては，光スイッチを用いるなど工夫

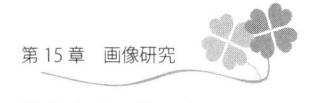

を要する。なお磁場の大きさは，単位面積を貫く磁束の数（磁束密度，T：テスラ，$1fT = 10^{-15}$ T）で表されるが，Neuromag 社 MEG の場合は差分型の検出コイルのために磁束密度とコイル間の距離の単位（fT/cm）となる。

4．MEG の解析

　計測した MEG データから活動源（信号源）を推定する方法に関して，種々の方法が提案されている。刺激提示により感覚野に生じる比較的大きな誘発反応は，ダイポールモデルによる推定が適している。視覚刺激提示後，潜時 100 ミリ秒の P100 m ピーク，聴覚刺激提示後，潜時 100 ミリ秒の N1 m ピーク，正中神経刺激後の潜時 20 ミリ秒の N20 m ピークがその例である（MEG の場合，数値の後に "m" をつける）。しかし感覚野で生じるダイポールの個数で推定方法が異なる。各センサーから計測された磁場から脳活動の部位と強度を推定する問題は MEG の逆問題と呼ばれる。逆問題は，脳磁界から脳内部の信号源の分布を推定する問題であり，推定解が無数に存在する（不良設定問題：一意に解をもたない）。そこで分布した信号源に，あるモデルを仮定して，そのモデルに最適解を求める。最も単純で広く用いられているものが，単一ダイポールモデル推定法である。この場合，計測された脳磁界から信号源を 1 個の電流ダイポールと仮定し，その強度，位置や向きを推定する。電流ダイポールの強度は，電流値と電流が流れる長さの積で与えられ，信号源の強度は，一般に [n Am] ＝ [10^{-9} Am] で示される。さらに推定の精度を表す指標として，g ＝ 1 −（実測値と予測値の誤差の分散)/(実測値の分散）で求められた適合度（g 値：Goodness of fit）により評価する（Hämäläinen et al., 1993）。

　一次および二次聴覚野由来の N1 m の信号源の推定は，領野に活動源が 1 つであるため，この単一ダイポールモデル推定法が適用される。一方，左右視野への視覚刺激は，それぞれ対側の後頭葉に投射される。全視野を視覚刺激すると左右の後頭葉が同時に反応するが，誘発反応の左右の起源は互いに密接しているため，脳波による信号源の分離は困難である。MEG では，マルチダイポールモデル推定法により，左右後頭葉の 2 つの信号源を推定することが可能である。同様に左右聴覚野の誘発反応の脳波の記録では，頭頂正中部で合成されるため，信号源の分離は容易ではない。一方 MEG は，高い空間分解能を要しているため，左右の聴覚野由来の信号源の分離は容易となる。そのため脳の聴覚機能の左右半球差（laterality）を検討する研究に広く用いられている。その際，聴覚の誘発反応は，交叉性優位（同側に比べ反対側の耳から提示された音に対して，誘発反応の振幅

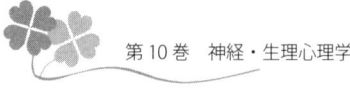

が大きくなる）の特徴を有する。MEG は，聴覚機能を研究対象とする研究には最適な計測手段である。

　高次脳機能が反映しさまざまな領域が活動する場合，ダイポールモデルの解法だけでは不十分と考えられる。このような場合には，分布電流モデルが用いられる。分布電流モデルの代表的な手法として最小ノルム推定法（MNE: Minimum Norm Estimation）がある。脳の空間的に格子点を設定し，すべての格子点上にダイポールを仮定して，電流源ベクトル（電流源の成分を並べたベクトル）のノルムを最小化することで最適化を行い，脳内の電流分布を推定する方法である（Uutela et al., 1999）。また MEG の時間情報を利用した信号源推定法として空間フィルタ（Beamformer）法が提案されている（Van Veen et al., 1997）。時系列データを使用し，脳の空間的に格子点の電流値（分散した電流分布）を再構成する方法であり，ダイポールの電流の時間分散の総和が最小になるように行列を計算する．この方法は，α，β，γ などの周波数成分に分けた脳の律動的活動の解析に適している。

　各々の方法で求められたダイポールは，正確に活動源を推定するために，各被験者の個人の脳の解剖画像の MRI と MEG の座標系を一致させることで重ね合わせてその位置を評価する（図 16；巻頭口絵）。

　MEG の臨床への応用として，てんかん手術の前の異常波の局在診断や，さらにその局在部位の近傍にある重要な脳機能を調べることが可能である。MEG を用いる利点として，脳波では検出できない異常波を観察できること，異常波の局在部位の特定が脳波より精度が高いことが挙げられる。また視覚，聴覚，体性感覚の機能評価や，言語優位半球の同定に応用されている。さらに心理学への例として，情動画像を提示時における感覚野における MEG の定常的な応答である視覚誘発定常応答（田中ら，2013）や体性感覚誘発定常応答（田中ら，2016）による情動の評価や，社会的脳機能の研究が報告されている（Hari et al., 2012）。

5．今後の MEG

　MEG の課題も近年徐々に改善されつつある。SQUID センサーの動作には，超伝導を維持するために液体ヘリウムを定期的に充填しなければならないが，ヘリウムの価格が近年上昇している。これらの対策として蒸発したヘリウムガスの再液化システムの実用化もされている。また最近では，光ポンピング原子磁束計（小林，2011; Boto et al., 2018）など，液体ヘリウムを必要としない高感度磁気センサーが開発され，より簡便で正確な脳機能評価への利用が期待されている。さら

にSQUIDセンサーを利用しているが，シールドルームを使用しないヘリウムフリーのMEGシステム（住友重機械工業株式会社製）も実用段階に至っている。MEGは，電極を必要とせず，空間・時間分解能に優れた非侵襲計測法である。そのため，これらの装置や解析方法の進展により，今後ヒトの脳機能解明への有効な手段として期待される。

◆学習チェック
□　MRIで測定できる解剖学的，機能的指標について理解した。
□　fMRIの測定原理を理解した。
□　NIRSは光を使ってどのような仕組みで脳活動を計測するか理解した。
□　NIRSはどのような利点と欠点をもつかを理解した。
□　PETの原理について理解した。
□　PETがどのような疾患の診断に使われるか理解した。
□　MRIやCTなど，他の画像診断技術とPETの違いについて理解した。
□　MEGの原理について理解をした。
□　MEGと脳波との違いについて理解をした。
□　MEGの計測・解析手順について理解をした。

より深めるための推薦図書
　宮内哲・星詳子・菅野巌ら（2016）脳のイメージング．共立出版．
　今泉敏・軍司敦子・皆川泰代ら（印刷中）聴覚・発話に関する脳活動観測のテクニック．コロナ社．
　酒谷薫監修，岡田英史・星詳子ら編（2013）NIRS—基礎と臨床．新興医学出版社．
　ヘリングWilliam, H.，江原茂監訳（2018）画像診断を学ぼう—単純X線からCT・MRI・超音波まで　第2版．メディカルサイエンス・インターナショナル．

文　　献
Boto, E., Holmes, N., Leggett, J. et al.（2018）Moving magnetoencephalography towards real-world applications with a wearable system. *Nature*, 555(7698); 657-661.
Dichter, G. S., Damiano, C. A. & Allen, J. A.（2012）Reward circuitry dysfunction in psychiatric and neurodevelopmental disorders and genetic syndromes: Animal models and clinical findings. *Journal of Neurodevelopmental Disorders*, 4(1); 1-41.
Hämäläinen, M., Hari, R., Ilmoniemi, R. J. et al.（1993）Magnetoencephalography-theory, instrumentation, and applications to noninvasive studies of the working human brain. *Reviews of Modern Physics*, 65; 413-497.
Hari, R.（1990）The neuromagnetic method in the study of the human auditory cortex. In: M. Hoke (Ed.): *Auditory Evoked Magnetic Fields and Electric Potentials* (Advances in Audiology, vol. 6). Karger, pp. 222-282.
Hari, R. & Salmelin, R.（2012）Magnetoencephalography: From SQUIDs to neuroscience. Neuroimage 20th anniversary special edition. *Neuroimage*, 61; 386-396.

Hyder, F. & Rothman, D. L.（2010）Neuronal correlate of BOLD signal fluctuations at rest: Err on the side of the baseline. *Proceedings of the National Academy of Sciences of the United States of America*, 107; 10773-10774.

今泉敏・軍司敦子・皆川泰代ら（印刷中）聴覚・発話に関する脳活動観測のテクニック．コロナ社．

Imfeld, A., Oechslin, M. S., Meyer, M. et al.（2009）White matter plasticity in the corticospinal tract of musicians: A diffusion tensor imaging study. *Neuroimage*, 46; 600-607.

Jonasson, L. S., Axelsson, J., Riklund, K. et al.（2014）Dopamine release in nucleus accumbens during rewarded task switching measured by [^{11}C]raclopride. *Neuroimage*, 99; 357-364.

Klunk, W. E., Engler, H., Nordberg, A. et al.（2004）Imaging brain amyloid in Alzheimer's disease with Pittsburgh Compound-B. *Annals of Neurology*, 55; 306-319.

小林哲生（2011）高感度光ポンピング原子磁気センサー．応用物理学会誌，80; 211-215.

Lloyd-Fox, S., Blasi, A. & Elwell, C. E.（2010）Illuminating the developing brain: The past, present and future of functional near infrared spectroscopy. *Neuroscience & Biobehavioral Reviews*, 34; 269-284.

Magistretti, P. J. & Pellerin, L.（1996）Cellular bases of brain energy metabolism and their relevance to functional brain imaging: Evidence for a prominent role of astrocytes. *Cereb Cortex*, 6; 50-61.

Maguire, E. A., Gadian, D. G., Johnsrude, I. S. et al.（2000）Navigation-related structural change in the hippocampi of taxi drivers. *PNAS*, 97; 4398-4403.

Minagawa-Kawai, Y., Cristià, A. & Dupoux, E.（2011）Cerebral lateralization and early speech acquisition: A developmental scenario. *Developmental Cognitive Neuroscience*, 1; 217-232.

Minagawa-Kawai, Y., Mori, K., Hebden, J. C. et al.（2008）Optical imaging of infants' neurocognitive development: Recent advances and perspectives. *Developmental Neurobiology*, 68; 712-728.

Nagase, A., Onoda, K., Foo, J. et al.（2018）Neural mechanisms for adaptive learned avoidance of mental effort. *Journal of Neuroscience*, 38; 2631-2651.

Ogawa, S., Lee, T. M., Kay, A. R. et al.（1990）Brain magnetic resonance imaging with contrast dependent on blood oxygenation. *Proceedings of the National Academy of Sciences of the United States of America*, 87; 9868-9872.

Petersen, S. E., Fox, P. T., Posner, M. I. et al.（1988）Positron emission tomographic studies of the cortical anatomy of single-word processing. *Nature*, 331(6157); 585-589.

Raichle, M. E. & Snyder, A. Z.（2007）A default mode of brain function: A brief history of an evolving idea. *Neuroimage*, 37, 1083-1090.

酒谷薫・岡田英史・星詳子ら（2013）NIRS—基礎と臨床．新興医学出版社．

田中慶太・荒木亮・片山翔太ら（2013）情動に伴う脳磁界視覚誘発定常応答の変調．生体医工学，51; 285-291.

田中慶太・安田誠一郎・栗城眞也ら（2016）視覚刺激による快—不快情動が体性感覚野に及ぼす影響の検討．電気学会論文誌 C，136; 1298-1304.

Toussaint, P. J., Perlbarg, V., Bellec, P. et al.（2012）Resting state FDG-PET functional connectivity as an early biomarker of Alzheimer's disease using conjoint univariate and independent component analyses. *Neuroimage*, 63; 936-946.

Uutela, K., Hämäläinen, M. & Somersalo, E.（1999）Visualization of magnetoencephalographic data using minimum current estimates. *Neuroimage*, 10; 173-180.

Van Veen, B. D., van Drongelen, W., Yuchtman, M. et al.（1997）Localization of brain electrical

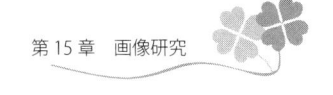

activity via linearly constrained minimum variance spatial filtering. *IEEE Transactions on Biomedical Engineering*, **44**; 867-880.

Wehrl, H. F., Wiehr, S., Divine, M. R. et al. (2014) Preclinical and Translational PET/MR Imaging. *Journal of Nuclear Medicine*, **55**(Suppl 2); 11-15S.

Yakushev, I., Chételat, G., Fischer, F. U. et al. (2013) Metabolic and structural connectivity within the default mode network relates to working memory performance in young healthy adults. *Neuroimage*, **79**; 184-190.

第 16 章

自律神経のメカニズムと測定法

朝比奈正人

⊶ Keywords　自律神経，自律神経反射，測定法，心循環系，心拍変動，精神性発汗，皮膚電気活動，皮膚血流，瞳孔，呼吸

　情動および認知と自律神経活動は密接な関係にあり，自律神経活動の評価は心理評価の指標となり，フィードバック療法にも利用される。本章では自律神経活動を心理学的側面から解釈するうえで役立つ基礎知識を提示し，心理学実験で利用できる自律神経活動の測定法について概説する。字数に限りがあり，具体的な測定方法については引用した成書および参考図書を参考にしていただきたい。

┃ I　自律神経のメカニズム

1．ホメオスタシスとアロスタシス

　フランスの生理学者ベルナール Bernard, C. は体内環境の恒常性が生命自立の条件であることを指摘し，米国の生理学者のキャノン（Cannon, 1929）は体内環境の恒常性を意味するホメオスタシスという用語を 1920 年代に提唱した。その後，この概念が広く普及したことで体内環境が常に一定であると考えがちであるが，実際は体内環境はダイナミックに変化する。キャノンもホメオスタシスの説明で「体内環境は変動しているが，概ね一定ではある」と述べている。一方，「体内環境は特定の平衡点を持つが，それは動的なものである」という体内環境の変動を重視したアロスタシスという概念を提唱したのはスターリングら（Sterling et al., 1988）である。たとえば深部体温（核心体温）は，睡眠初期には温熱性発汗が促進されて速やかに低下し，覚醒する時間が近づくと上昇し始め，日中は高く維持される（Aschoff, 1983）。つまり，体温調節の平衡点は日中と夜間で異なるのである。生理活動の日内変動はサーカディアン・リズムと呼ばれ，体温以外にも血圧，心拍数，副腎皮質ホルモン，抗利尿ホルモンなど自律神経系や内分泌系において広く観察される。このような日内変動を考慮して心理学実験で自律神経

活動を測定する際は同じ時間帯に実験を行うことが望ましい。

2．体内環境の動的変化

サーカディアン・リズムは 24 時間というゆっくりとした周期の変動であるが，情動は体内環境を秒単位で変化させる。たとえば怒りの感情とともに血圧は急激に上昇する。このような情動に伴う体内環境の変化の生理学的意義は，情動行動を遂行するうえで有益であるためと考えられる。たとえば不快な刺激（ストレス）に対して負の情動が惹起する情動行動としては，①対象に立ち向かう（fight），②対象から逃れる（flight），③じっとして危険が過ぎるのを待つ（freeze）などがあるが（Bracha, 2004），前二者においては，呼吸数，心拍出量，脳血流，筋血流，エネルギー産生は増加し，熱産生に伴う体温上昇を抑えるために皮膚血管の拡張と発汗が起こる。後者においては呼吸数，心拍出量，脳血流，筋血流，エネルギー産生は低下する。

体内環境の変化に関与するのは自律神経系と内分泌系である。自律神経系は素早く体内環境を調節するが，そのエネルギー消費は大きい。一方，自律神経系に比べて内分泌系の反応は遅いが，その効果は持続的で，エネルギー消費も少ない。このような特性を生かし，素早く体内環境を変化させる必要がある状況では自律神経系が働き，変化させた体内環境を長時間にわたり維持する場合には内分泌系が働く。自律神経・内分泌活動は心理学領域や精神科領域において情動やストレスの指標として用いられているが，情動の評価には短時間で変化する自律神経活動の記録が適している。

3．自律神経系の解剖と生理

自律神経活動を情動の指標に用いるには自律神経の特性を理解する必要がある。一般に神経系は中枢神経と末梢神経に分けられ，中枢神経は脳と脊髄からなる。末梢神経は体性神経系と内臓（自律）神経系に分類される（図 1）。体性神経は体性運動神経（遠心系）と体性感覚神経（求心系）に，内臓神経は内臓運動神経（遠心系）と内臓感覚神経（求心系）に分類され，さらに内臓運動神経は交感神経と副交感神経に分けられる。消化管神経は副交感神経に含める場合と副交感神経からは独立した自律神経系として扱う場合がある。自律神経系という用語は古典的には末梢内臓運動神経を指していたが，近年では末梢内臓感覚神経や内臓機能の調節に関与する複数の中枢神経領域も含めて自律神経系とすることが多い。

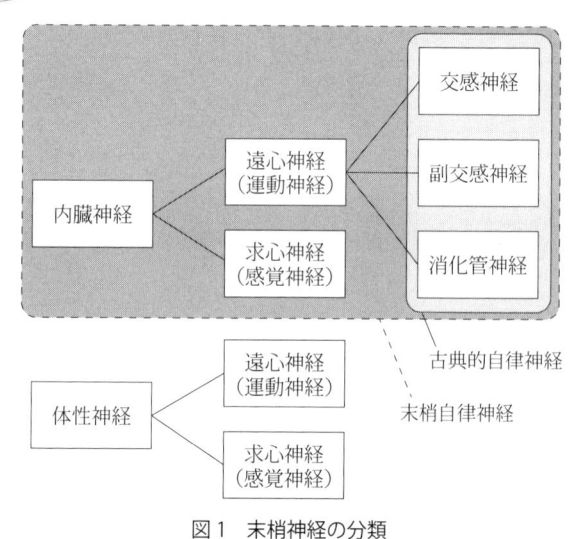

図1　末梢神経の分類

（注）　消化管神経は近年では副交感神経に含めることが多い。

　神経系は一般的に中枢と末梢に分類されるが，自律神経系は神経節（自律神経節）を基準として中枢，節前，節後に分類されることが多い。神経節とは末梢神経において神経細胞が集合した結節状の部分を意味する用語であり，自律神経節以外に感覚神経に存在する後根神経節がある。自律神経系の解剖学的模式図を図2に示す（鈴木ら，2015）。自律神経節には交感神経節と副交感神経節があり，交感神経節は胸椎の両側に位置し，鎖状に上下に連なっていて，これを交感神経幹と呼ぶ。交感神経中枢からの遠心路は脊髄を下行し，胸髄の脊髄中間外側核に存在する交感神経節前神経に達する。交感神経節前神経の軸索は交感神経節に存在する交感神経節後神経に到達し，交感神経節後線維は支配臓器に到達する。一方，副交感神経の節前神経は延髄または仙髄に存在し，副交感神経節は支配臓器近傍に位置する。

　自律神経系の主要な神経伝達物質はノルアドレナリンとアセチルコリンである（図3）。交感神経および副交感神経の節前神経の神経伝達物質はいずれもアセチルコリンである。アセチルコリンの受容体はニコチン受容体とムスカリン受容体に分類され，節前神経終末から分泌されたアセチルコリンは節後神経の細胞体に存在するニコチン受容体に結合し，情報を伝達する。節後神経の神経伝達物質は，交感神経はノルアドレナリン，副交感神経はアセチルコリンであるが，汗腺（エクリン腺）支配の交感神経節後神経の神経伝達物質は例外的にアセチルコリンであ

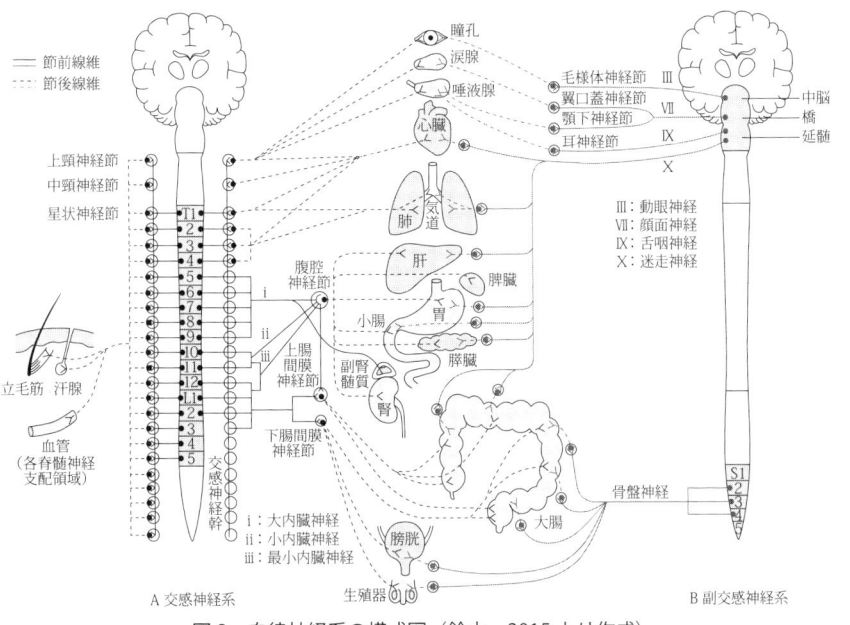

図2　自律神経系の模式図（鈴木，2015 より作成）

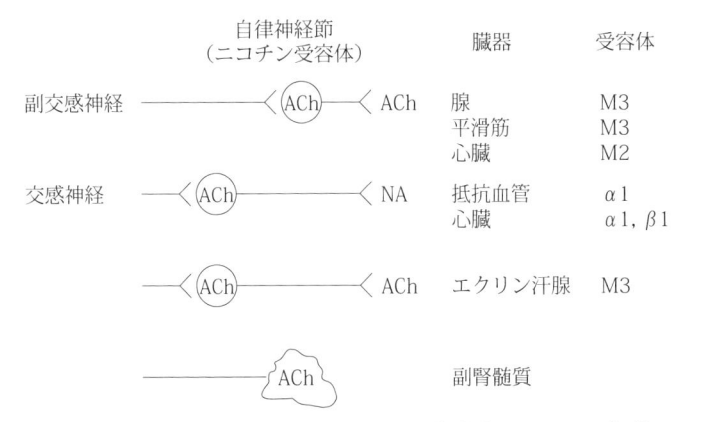

図3　自律神経系の神経伝達物質と受容体（朝比奈，2014 より作成）

（注）　Ach：アセチルコリン，NA：ノルアドレナリン。

る（朝比奈，2014）。自律神経系にはノルアドレナリンとアセチルコリン以外に，アデノシン3リン酸（ATP），一酸化窒素（NO），血管作動性腸ペプチド（VIP），ニューロペプチドY（NPY），サブスタンスP（SP），カルシトニン遺伝子関連ペプチド（CGRP）などの神経伝達物質が併存する（鈴木ら，2015）。

表1　自律神経におけるアドレナリン・アセチルコリン受容体の分布と作用

受容体			分布部位	作用
アドレナリン受容体	α受容体	α1	血管平滑筋 腸平滑筋 膀胱括約筋 瞳孔散大筋	収縮 弛緩 収縮 収縮
		α2	シナプス前膜・後膜	ノルアドレナリン分泌抑制
	β受容体	β1	心臓 腎臓	心拍数・心収縮促進 レニン分泌
		β2	血管 気管支	拡張 拡張
		β3	血管 心臓 排尿筋	弛緩 心収縮抑制 弛緩
アセチルコリン受容体	ニコチン受容体		自律神経節 副腎髄質	節後細胞脱分極 カテコラミン分泌促進
	ムスカリン受容体	M1	自律神経節	節後神経脱分極
		M2	心臓	心拍数・心房収縮抑制
		M3	排尿筋, 瞳孔括約筋 気管 外分泌腺（汗腺, 唾液線など）	収縮 収縮 分泌促進

　神経終末から放出された神経伝達物質はシナプス後神経や効果器に存在する受容体に結合して作用する。受容体は薬理学的特徴からサブタイプに分類され，ノルアドレナリン受容体はα受容体とβ受容体，さらにα受容体はα1とα2受容体サブタイプ，β受容体はβ1～β3受容体サブタイプに分類される。一方，アセチルコリン受容体にはムスカリン受容体とニコチン受容体があり，ムスカリン受容体はM1～M5受容体サブタイプに分類され，自律神経とその支配臓器にはおもにM1～M3が存在する（鈴木ら，2015）。表1に各受容体サブタイプの分布と作用を示す。交感神経活動により血管は収縮，心拍数・心収縮力は増大，気管は拡張，膀胱括約筋は収縮，排尿筋は弛緩，瞳孔は散大する。一方，副交感神経活動により心拍数・心収縮力は低下，瞳孔は縮小，排尿筋は収縮，気管は収縮する。このように交感神経と副交感神経は拮抗する作用をもつことが多いが，臓器によってはこのような解釈は成り立たない。たとえば唾液分泌は交感神経刺激と副交感神経刺激のいずれでも生じるし，汗腺には副交感神経は関与していない。

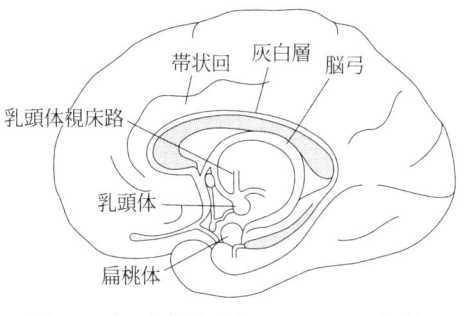

図4　ヒトの辺縁系（中野，2005より作成）

血管においては部位や種により異なるが，ヒトの手足の皮膚血管は交感神経のみで調節されていると考えられている。

4．自律神経中枢と情動

　中枢神経は脳と脊髄からなる。脳は大脳，間脳，脳幹，小脳からなり，脳幹は中脳，橋，延髄に分けられる。大脳皮質はその組織学的違いから等（新）皮質（isocortex）と不等（異）皮質（allocortex），そして等皮質と不等皮質の移行的構造を示す中間皮質（mesocortex）に分けられる。等皮質は体性感覚野，聴覚野，視覚野，運動野，連合野からなり，ヒトでは大脳の多くの部分を占める。不等皮質は古皮質と原皮質に区別され，古皮質には前嗅核，嗅結節，中隔，梨状葉，扁桃体が含まれ，原皮質には海馬が含まれる。

　自律神経と情動のいずれにおいても重要な脳の部位は辺縁系である。この用語は，1878年にブローカ Broca, P. がモンロー孔を中心として輪状に存在する脳梁を縁どる灰白質領域を大（脳）辺縁葉（le grand lobe limbique）と呼称したことに由来し，1952年にマクリーン（MacLean, 1952）より導入された。辺縁系は辺縁葉とそれに密接に関連する皮質下の諸核からなり，帯状回，脳梁灰白層，海馬，歯状回，海馬支脚（または海馬台），前海馬支脚，旁海馬支脚，内嗅野，前梨状皮質，中隔，嗅結節，扁桃核（とくに内側核と皮質核）などを含む（図4）。辺縁系は情動と関連するヤコブレフ（Yakovlev）の回路（前頭葉眼窩部皮質–前部側頭葉皮質–扁桃体–視床背内側核–前頭葉眼窩部皮質）および記憶と関連するパペッツ（Papez）の回路（海馬–乳頭体–視床前核–帯状回–海馬傍回–嗅内皮質–海馬）を内包する（中野，2005）。辺縁葉は肉眼解剖学に基づく用語であるが，辺縁系は機能と関連する生理解剖学的な用語である（小池，1981）。マクリーンは，当初は扁桃体も含めて自律神経系と関連する部位として「内臓脳」と

呼び，その後，「辺縁系」という用語に変更した。この経緯からわかるように，辺縁系は自律神経に重要な役割を果たしている。

　自律神経の中枢としては辺縁系に加えて視床下部や脳幹網様体がネットワークを形成していて，これは中枢性自律神経ネットワーク（central autonomic network）と呼ばれる。視床下部，脳幹網様体，辺縁系には，それぞれに役割分担がある。視床下部は，日内変動や季節変動などの比較的ゆっくりとした体外・体内環境の変化に対応して自律神経および内分泌活動を調節する。脳幹網様体は，物理的な体内・体外環境の急激な変化をモニターして速やかに反射的に対応するのに重要な役割を果たす。たとえば臥位から起立すると血液は下肢に下降して静脈にプールされるため，循環血液量が低下し，血圧が低下する。この血圧低下を頸動脈洞の圧受容器が感知し，延髄孤束核に情報が送られ，脳幹網様体の昇圧中枢である延髄腹外側の頭側領域が賦活され，血圧が維持される（鈴木ら，2015）。一方，認知，情動と関連する辺縁系は，自律神経系あるいは内分泌系を介して情動行動や感情に対応して体内環境を変化させる。たとえば，危険な状況を認知すると恐怖を感じ，情動行動として逃避行動が惹起され，これに対応できるように自律神経系を介して心拍数と呼吸数が増加し，筋肉に送られる血液および酸素が増加する。このように辺縁系は予想される情動行動に合わせて自律神経活動や内分泌活動を調節する。つまり，視床下部はゆっくりとした変化，脳幹網様体は素早い変化，辺縁系は近い未来の変化に対応しているように見える。

　辺縁系と関係が深い脳の部位に島皮質があり，これを辺縁系に含める考えもある（Brodal, 1981）。島皮質は体性感覚，内臓感覚，味覚，聴覚，嗅覚など身体に関わる情報を統合処理する部位である。この情報をもとに自律神経活動の調節が行われる。島皮質の左右の役割の違いについては議論がある。右が交感神経，左が副交感神経と密接に関連するとする報告があり，島皮質病変では左よりも右で突然死が多いとする報告があるが，これには異論もある（Nagai et al., 2010）。

5．自律神経反射

　自律神経活動はさまざまな刺激に反射性に反応し，自律神経反射と呼ばれる。自律神経反射には体性感覚刺激に反応する体性－内臓反射と内臓感覚刺激に反応する内臓－内臓反射がある。前者の代表例としては網膜への光刺激で瞳孔が縮瞳する対光反射や手の皮膚への寒冷刺激で血圧が上昇する寒冷昇圧反射などがある。後者の代表例としては頸動脈洞への刺激により血圧と心拍数が低下する圧受容器反射や肺の伸展刺激で心拍数が低下する呼吸性洞性不整脈などがある。自律神経

反射は，大脳，脳幹，脊髄（脊髄反射），末梢自律神経（軸索反射）などさまざまなレベルのものがある（鈴木ら，2015）。自律神経活動を情動の指標として記録する場合には，自律神経反射による自律神経活動の変化を識別する必要がある。

■ II　自律神経活動の測定法

1．心循環系

①心拍変動

　情動により心自律神経活動が変化することを利用して，心理学領域では心拍数を情動の指標に用いることが多い。心拍のペースメーカーは大静脈と右心房の境界近くにある洞房結節に存在し，その周期は 90 拍 / 分程度である。心臓支配の自律神経活動により洞房結節のリズムは変化し，心拍数は交感神経活動により増加し，副交感神経活動により低下する。安静時には副交感神経活動が優位であり，心拍数は洞房結節の本来のリズムより遅い 60 〜 80 回 / 分程度である。

　心拍の記録には心電図を用いるのが一般的である。心電図波形は P 波 − QRS 波 − T 波からなり（図 5A），振幅の大きい QRS 波形の頂点間隔である R − R 間隔が心拍の指標として解析に用いられることが多い。心電図の誘導法には双極誘導，単極誘導，12 誘導などがあり，自律神経評価では電極が少ない双極誘導が簡便で，I 〜 III 誘導のうち QRS 波が明瞭で R 波が上向きとなる第 II 誘導が適してる。第 II 誘導を記録する場合は，右手首（陰極）と左足首（陽極）に電極を装着し，右足首にアースをとる（図 5B）。体幹に電極を装着する場合は，電極を右鎖骨下（陰極）と左季肋部（陽極）に装着し，左鎖骨下にアースを置く（3 点法，図 5C）。生理・臨床領域で用いられる生体信号計測装置を用いて心電図波形データをサンプリング間隔 1 ミリ秒で経時的に PC に取り込み，PC ソフトで解析する。心電図以外の心拍の評価法としては後述の指尖脈波があるが，心電図の R 波に比べ波形の頂点が鈍で，精度は劣る。

　心拍は情動刺激のない安静臥位でも自律神経反射により変動し（図 5D），心拍（R − R 間隔）の変動を解析することで自律神経機能を評価でき，臨床では心拍変動（heart rate variability）検査と呼ばれる。心拍変動に関わる重要な自律神経反射には呼吸性洞性不整脈と圧受容器反射があり，いずれも内臓 − 内臓反射である。呼吸性洞性不整脈の反射経路は，肺伸展受容器 − 迷走神経求心路 − 延髄 − 迷走神経遠心路（副交感神経）− 心洞房結節の反射路からなり，副交感神経は吸気で抑制（頻拍），呼気で促進（徐拍）される。安静時の呼吸数は 12 〜 18 回 / 分であ

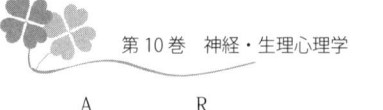

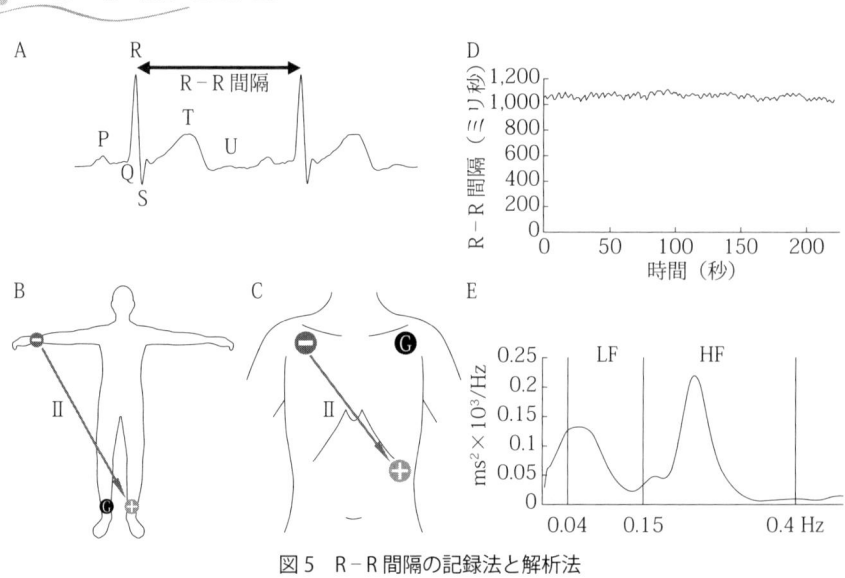

図5　R－R間隔の記録法と解析法

(注)　第2誘導の心電図（A）と電極装着部位（B, C）を示す。安静臥位での心電図R－R間隔
　　　（D）は変動しており，スペクトル解析（E）では変動のピークは呼吸周期である0.2 Hz付
　　　近にあることが示される。圧受容器反射による変動を含む0.04〜0.15 Hzをlow frequency
　　　（LF），呼吸性変動を含む0.15〜0.4 Hzをhigh frequency（HF）と呼び，LF/HFを交感神
　　　経と副交感神経のバランスを示す指標として用いる。

り，その呼吸周期に合わせたR－R間隔の変動が見られる。心拍の呼吸性変動（呼
吸性洞性不整脈）は，副交感神経の活動が優位な安静臥位で顕著で，立位などに
より交感神経の活動が優位となると不明瞭となる。呼吸性変動は加齢により変化
し，若年者で大きく，高齢者で小さい。変動が呼吸によるものかを判断するため
に同時に呼吸をモニターすることが推奨される。一方，心拍数の変動には圧受容
器反射を介した交感神経活動による成分も含まれている。圧受容器反射による変
動は呼吸性変動よりも周期が遅い。

　　R－R間隔の変動の解析法には古典的な時間領域（time domain）解析とパワー
スペクトル解析を用いた周波数領域（frequency domain）解析がある。時間領域
解析の指標には，平均R－R間隔の標準偏差，SDANN（5分ごとの平均R－R間隔
の標準偏差），RR_{50}（単位時間における連続するR－R間隔の差が50ミリ秒以上
を示す個数），CV_{R-R}（連続する100拍のR－R間隔のSD/平均R－R間隔×100
％）などがある。時間領域法の指標は，心副交感神経活動の変動をおもに反映す
る。時間領域解析は一定以上の時間の記録を要し，短時間で変化する情動の評価
には適していない。

　周波数領域解析を用いると心拍変動に含まれる副交感神経活動と交感神経活動を分離して評価できる。R–R 間隔のパワー・スペクトグラムでは呼吸周期を反映して 0.2 Hz 付近にピークが見られる（図 5E）。このピークを含む 0.15 〜 0.4 Hz（高周波数域：HF: high frequency）の積算パワー（面積）はおもに副交感神経活動を反映する。一方，圧受容器反射による心拍変動は Mayer 波と呼ばれ，0.1 Hz 程度の周期を示し，このピークを含む 0.04 〜 0.15 Hz の低周波数領域（LF: low frequency）は交感神経活動と副交感神経活動の成分を含んでいるとされる。このため，LF/HF 比が交感神経活動と副交感神経活動のバランスの指標として汎用される。LF よりも低い周波数の 0.003 〜 0.04 Hz は very low frequency，0.0001 〜 0.003 Hz は ultra very low frequency と呼ばれ，その変動の起源については諸説ある。

　スペクトル解析の古典的な方法に FFT 法があるが，この方法は周波数分解能が低く，収集データ数が少ないと周波数ピークを分離できない。情動による短時間の変化を評価するためには，収集データ数が少なくても明瞭な周波数ピークが得られる最大エントロピー法（maximum entropy method）が適している。心理領域の指標としては交感神経 / 副交感神経活動バランスを見る LF/HF が用いられることが多い。

　心拍変動を解釈する際に気をつけなければならないのは，この指標が自律神経活動の「強さ」を反映するものではなく，活動の「変動の大きさ」を反映するものである点である。自律神経活動が活発でも，活動の変動が小さければ，心拍変動は小さくなる。

②血　　　圧

　交感神経活動により血圧は上昇する。交感神経活動の古典的指標である血圧は，一般には血圧計を用いて間欠的に測定される。この場合，1 回の測定に数十秒かかり，短時間で変化する情動の評価には適していない。動脈にカテーテルを挿入してトランスデューサーで動脈圧を測定することで血圧（動脈圧）を連続的に記録できるが，侵襲的（観血的）である点が問題である。一方，非観血的血圧連続測定装置を用いると 1 拍 1 拍の血圧変化を非侵襲的に連続的に測定できる。その測定法には，トノメトリ法と指尖脈波を用いた方法がある。トノメトリ法は，手首で橈骨動脈に皮膚の上から圧センサーを押し当てることで橈骨動脈内の圧を測定するもので，精度は高いが，体動によりセンサーがずれやすい。指尖脈波を用いた機器は Finometer や Portapres の名称で販売されていて，体動に強いが，実

際に測定した血圧を基準にして指用カフで記録された脈波の波形から血圧を推定するもので，測定精度は若干劣るとされる（久保ら，2015）。

③脈　　波

　心室の収縮により血液が駆出されると大動脈壁が押し広げられ，その後，大動脈壁はもとに戻る。この大動脈壁の波動が末梢に伝わったものを脈波と呼ぶ。脈波は血管壁の性状についての情報を含み，血管壁の硬度・弾性の評価に用いられる。血管年齢など動脈硬化の指標として使われることが多いが，血管壁の硬度・弾性は交感神経による血管収縮も反映し，交感神経活動の指標にもなる。脈波には，動脈圧変化として捉える「圧脈波」と血液量の変動による体組織の容積変化として捉える「容積脈波」がある（朝比奈ら，2015）。

2．皮膚自律神経

①手掌発汗

　手掌の発汗は精神的負荷で誘発されるため精神性発汗と呼ばれ，古くから情動活動の指標に用いられてきた（Boucsein, 1992）。しかし，手掌発汗は深呼吸，運動負荷，手掌への触刺激など精神性的負荷以外の刺激でも誘発される（図 6）。また，臥位よりも座位で発汗量は増えるなど姿勢によっても発汗量は変化する。手掌発汗の記録を解釈する際は，このような生理学的特性を理解する必要がある（朝比奈，2007a）。

　精神性発汗の古典的指標として皮膚電気活動（EDA: electrodermal activity）がある。皮膚電気活動はおもにエクリン汗腺の活動による電気活動を反映すると考えられている。電気活動の指標としては皮膚電位を記録するものと，直流を通電して皮膚コンダクタンス（交流ではアドミッタンス）あるいは皮膚電気抵抗（交流ではインピーダンス）を記録するものがある（Boucsein, 1992）。脳神経内科領域では皮膚電位，心理・精神科領域では皮膚コンダクタンスを指標に用いることが多い。とくに刺激を与えずに内因性に変動する皮膚電位を皮膚電位水準（SPL: skin potential level）と呼び，刺激を与えたときの反応を見る場合を皮膚電位反応（SPR: skin potential response）と呼ぶ。脳神経内科領域では自律神経機能を評価するために電気刺激などの驚愕刺激を与えて皮膚電位反応を記録することが多く，これにより得られた波形を交感神経性皮膚反応（SSR: sympathetic skin response）と呼んでいる（朝比奈，2007a）。皮膚電位と同様に皮膚コンダクタンスも皮膚コンダクタンス水準（SCL: skin conductance level），皮膚コンダクタンス反応（SCR:

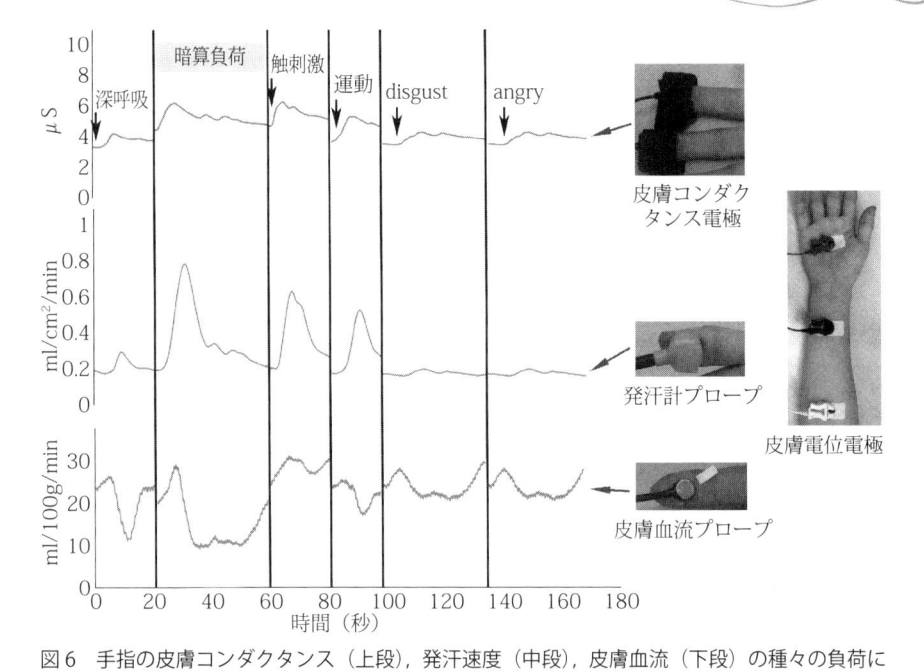

図6　手指の皮膚コンダクタンス（上段），発汗速度（中段），皮膚血流（下段）の種々の負荷に対する反応と電極・プローブ装着位置

（注）　深呼吸，暗算負荷，手掌への触刺激，上肢の等張運動，情動を誘発する写真（disgust，angry）で皮膚コンダクタンス，発汗は増加し，皮膚血流は低下する。皮膚電位の記録は電極装着部位を図に示すが（手掌に陽電極，前腕に陰電極，2電極間に基準電極），記録波形は提示していない。

skin conductance response）の用語が用いられる（Boucsein, 1992）。汗腺活動とともに皮膚電位は陰性に傾き，皮膚コンダクタンスは上昇する。皮膚電位測定は探査電極を手掌の測定したい部位に，基準電極を同側前腕部に装着する。皮膚コンダクタンスは指2本に電極を装着して測定することが多い（図6）。

　皮膚電気活動は簡便に記録できるが定性的であり，実際の発汗量を反映するものではない。一方，発汗量を定量できる機器に発汗計がある。皮膚にカプセル型の発汗計プローブを装着し（図6），カプセル内に空気を送って分泌された汗を蒸発させ，湿度計を用いて空気内の水分量を算出することで単位時間当たりの発汗量（発汗速度）を測定できる（朝比奈，2007a）。

②皮膚血流

　刺激の種類や測定部位により皮膚血流の反応は異なる。精神的刺激に鋭敏に反

243

応するのは手掌の皮膚血流である。手掌の皮膚血管を支配する神経は血管を収縮させる交感神経のみで，副交感神経の支配はないと考えられている。手掌の皮膚血流は暗算などの精神性負荷，情動刺激，深呼吸，等張運動，手掌への触刺激などの物理的負荷により一過性に低下し，この反応は皮膚血管運動反射（skin vasomotor reflex）と呼ばれる（図 6）。基礎皮膚血流は個人差が大きいため皮膚血流反応の指標としては基礎値に対する負荷時の血流低下量の％比率を用いる（朝比奈，2007b）。

皮膚血流の測定にはレーザードップラー血流計を用い，測定プローブを指先の掌側などに専用の両面テープで貼りつける（図 6）。また，レーザードップラー法と同様の原理であるレーザースペックル法を用いると，非接触性に二次元で皮膚血流を評価できる。

③皮膚温

交感神経活動による手掌皮膚血管の収縮と手掌発汗により皮膚温は低下するので，手の皮膚温の記録は交感神経活動の指標になる。しかし，皮膚温は皮膚血流や発汗のように短時間で変化しないので情動の評価にはあまり適さない。測定方法としては，温度センサー（サーミスター）を皮膚に貼りつけて継時的に記録したり，サーモグラフィーにより二次元的に評価する方法などがある。

3．瞳　　孔

副交感神経支配の瞳孔括約筋の収縮により瞳孔は収縮する。一方，交感神経支配の瞳孔散大筋により瞳孔は散大する。このため縮瞳は副交感神経活動，散瞳は交感神経活動を反映し，瞳孔の大きさは交感神経と副交感神経のバランスを反映する。瞳孔の調節の生理学的意義は，網膜に届く光量の調節である。瞳孔の反射性調節としては対光反射，近見反応がある。

対光反射は，網膜に光が到達すると網膜からの求心情報が中脳視蓋前域に到達し，Edinger Westphal 核に存在する瞳孔括約筋支配の副交感神経が興奮して縮瞳する。光刺激が一側であっても視神経求心線維は両側の中脳視蓋前域に投射するため，両側の縮瞳が生じる。近見反射は近くのものを見ようとすると眼球の輻輳，水晶体の調節，縮瞳が生じるものである。対光反射の中枢が中脳であるのに対して，近見反射の経路には大脳も含まれており，その発現には近見するという企図が必要である。

これらの反射により瞳孔径は変化するので，瞳孔径を情動の指標に用いる場合

は，瞳孔に入る光量を一定にし，視点が大きく動かないように配慮する必要がある。瞳孔径・瞳孔面積の経時的測定には，赤外線に感度を有する CCD カメラを用いたゴーグル型の電子瞳孔計を用いる（原，2015）。

4．呼　　吸

　呼吸は不安・ストレスで速くなることから情動の指標に用いられる。呼吸数をモニターする方法としては，エアフローセンサーを鼻孔と口の前に装着して気流を感知する方法と，胸郭と腹部に伸縮性のあるベルト型センサーを装着して胸郭・腹壁の動きをモニターする方法などがある。エアフローセンサーには，呼気による温度変化を検知するサーミスターと，気流による圧変化を検知する圧センサーがある。胸郭・腹壁の動きの検知法としては，センサーの伸縮により変化する電気抵抗をモニターするストレンゲージ法とセンサーの伸縮により生じる電流をモニターするインダクタンス法がある。胸郭に電極を装着し，呼吸に伴う胸郭のインピーダンス変化をモニターして呼吸波形を求める方法もある。

◆学習チェック
□　自律神経系の解剖を理解した。
□　自律神経系と内分泌系の生理学的役割を理解した。
□　情動と自律神経における辺縁系の役割を理解した。
□　自律神経の指標としての心拍変動の解析法を理解した。
□　精神性発汗の評価方法を理解した。

より深めるための推薦図書
　日本自律神経学会編（2015）自律神経機能検査 第5版．文光堂．
　鈴木郁子編著（2015）やさしい自律神経生理学．中外医学社．
　Robertson, D. ら編，髙橋昭・間野忠明監訳（2015）ロバートソン自律神経学 原著第
　　　3版．エルゼビア・ジャパン．
　梅田聡・小嶋祥三監修（2020）感情―ジェームズ／キャノン／ダマシオ（名著精選
　　　心の謎から心の科学へ）．岩波書店．

文　　献
朝比奈正人（2007a）交感神経性皮膚反応．In：日本自律神経学会編：自律神経機能検査 第4
　版．文光堂，pp. 243-248.
朝比奈正人（2007b）交感神経性皮膚血流反応．In：日本自律神経学会編：自律神経機能検査 第
　4版．文光堂，pp. 249-252.
朝比奈正人（2014）純粋自律神経不全症とアセチルコリン―研究史と現況．BRAIN and NERVE
　―神経研究の進歩，66; 539-550.

朝比奈正人（2015）脈波検査．In：日本自律神経学会編：自律神経機能検査 第 5 版．文光堂，pp. 112-115.

Aschoff, J.（1983）Circadian control of body temperature. *Journal of Thermal Biology*, 8; 143-147.

Boucsein, W.（1992）*Electrodermal Activity*. Plenum Press.

Bracha, H. S.（2004）Freeze, flight, fight, fright, faint: Adaptationist perspectives on the acute stress response spectrum. *CNS Spectrums*, 9; 679-685.

Brodal, A.（1981）*Neurological Anatomy in Relation to clinical Medicine*, 3rd Edition. Oxford University Press.

Cannon, W. B.（1929）Organization for physiological homeostasis. *Physiological Review*, 9; 399-431.

原直人（2015）瞳孔機能検査．In：日本自律神経学会編：自律神経機能検査 第 5 版．文光堂，pp. 429-432.

久保豊・八反丸美和・佐藤恭子（2015）血圧の観血的・非観血的連続測定機器．In：日本自律神経学会編：自律神経機能検査 第 5 版，pp. 102-105.

小池上春芳（1981）大脳辺縁系 改訂第 4 版．中外医学社．

Maclean, P. D.（1952）Some psychiatric implications of physiological studies on frontotemporal portion of limbic system (visceral brain). *Electroencephalography and Clinical Neurophysiology*, 4; 407-418.

Nagai, M., Hoshide, S. & Kario, K.（2010）The insular cortex and cardiovascular system: A new insight into the brain-heart axis. *Journal of the American Society of Hypertension*, 4; 174-182.

中野今治（2005）大脳辺縁系の線維連絡．*Clinical Neuroscience*, 23; 17-19.

Sterling, P. & Eyer, J.（1988）Allostasis: A new paradigm to explain arousal pathology. In: S. Fisher & J. Reason (Eds.): *Handbook of Life Stress, Cognition and Health*. John Wiley & Sons, pp. 629-649.

鈴木郁子・内田さえ・鍵谷方子ら（2015）やさしい自律神経生理学．中外医学社．

睡眠の生理

北村真吾

⚷ *Keywords*　　NREM 睡眠，REM 睡眠，徐波睡眠，二過程モデル，概日リズム，終夜睡眠ポリグラフ検査，睡眠負債，不眠症

■ Ⅰ　ヒトの睡眠の特徴

1．睡眠の構造

　睡眠は，ヒトにとって欠くべからざる基本的な行動であり，多くの生物を通じてよく保存されている表現型である。ヒトの睡眠は一様な状態ではなく，レム（rapid eye movement: REM）睡眠とノンレム（non-rapid eye movement: NREM）睡眠の 2 つの状態からなり，一晩の睡眠を通じて，周期的に入れ替わりながら出現する。NREM 睡眠はさらに睡眠深度に応じて分類され，浅い方から深い方の順に，3（N1 〜 N3）ないし 4（S1 〜 S4）段階に分類される。脳波において徐波（slow wave）が優勢な深い睡眠段階は，徐波睡眠（または深睡眠）とも呼ばれる。

　睡眠段階と覚醒を消灯時刻からの経過時間に対してプロットしたものが睡眠経過図（ヒプノグラム）である（図 1）。消灯から一定の時間（睡眠潜時）で入眠して浅い NREM 睡眠である睡眠段階 1（または N1）が出現した後，睡眠段階 2（N2）を経て最初の徐波睡眠に到達する。その後，再び浅眠化を示し REM 睡眠へと至る。最初の REM 睡眠が出現するまでには 80 から 100 分間かかる。その後は NREM 睡眠と REM 睡眠が周期的に入れ替わり，平均的な間隔はおおむね 90 分間である。通常，徐波睡眠は睡眠エピソードの前半に集中して出現し，後半になるとほとんど出現しない。そのため，出現時間は睡眠時間の長短の影響を受けにくく，毎夜，同程度の時間が出現する。一方，浅い NREM 睡眠である睡眠段階 1と 2（または N1 と N2）や REM 睡眠は後半になるほど出現時間が増加する。

　それぞれの睡眠状態は以下に特徴づけられる：NREM 睡眠は，睡眠紡錘波，K 複合，徐波など，皮質の広範囲にわたり同期した脳波と，低振幅の筋トーヌス（筋

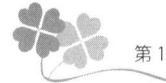
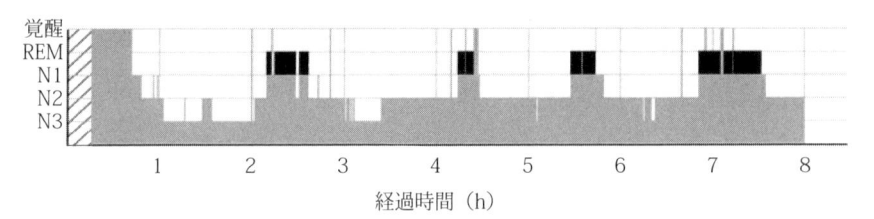

図1　睡眠経過図（ヒプノグラム）

（注）　消灯からの経過時間（横軸）により，覚醒・睡眠段階（縦軸）の変化を記述したもの。睡眠周期は平均90分程度を示し，深睡眠（S3・S4またはN3）は睡眠前半に，浅睡眠（S1・S2またはN1・N2）やREM睡眠は睡眠後半に優位に出現する。

緊張）や低い精神活動が特徴である。REM睡眠は，非同期の脳波と，筋トーヌスの消失，夢見体験が典型的に見られる。

2．睡眠の評価

①終夜睡眠ポリグラフ検査

　私たちは「眠っている」という自覚を強くもち，自身の覚醒と睡眠の状態の区別を容易に可能と感じるが，覚醒度が低い状態であったり，入眠期などの覚醒状態の遷移時には，実際にどの程度眠っていたか（または起きていたか）の鑑別が難しい。さらに他者の睡眠・覚醒状態となると観察のみではほとんど不可能である。「たしかに眠っている」という状態を客観的に評価するためには脳波の測定が必須となる。ヒトの睡眠では，終夜睡眠ポリグラフ検査（polysomnography: PSG）と呼ばれる手法が国際的にゴールド・スタンダードであり，PSGから得られた生体データから，睡眠段階や総睡眠時間，睡眠潜時，中途覚醒時間，睡眠効率（総睡眠時間の床上時間に対する割合）などの各種指標を評価する。PSGの実施には，睡眠段階判定のために必要な脳波，眼球電図，抗重力筋（オトガイ筋）筋電図，心電図の記録に加え，臨床的には睡眠障害鑑別のための鼻や口の気流，呼吸努力（胸部・腹部），血中酸素飽和度，いびき，足の筋電図などの測定も行い，睡眠時無呼吸症候群や周期性四肢運動障害などの診断を行う。

　PSGによる睡眠・覚醒の評価は，通常，日本睡眠学会認定検査技師などの訓練された者が，睡眠判定国際基準（Rechtschaffen et al., 1968; American Academy of Sleep Medicine, 2007）に従って，一定間隔（通常は30秒）の時間単位であるエポックごとに，最も特徴が優位に見られる段階として視察的に判定を行っていく。各睡眠段階の特徴は以下の通りである。覚醒中の脳波では低振幅の混合周

波数が見られ筋電図は一定の筋緊張を維持するが，安静閉眼時には，脳波はα波（8〜13 Hz）が優位な活動を示す。入眠期になると，脳波は低振幅化し周波数が低い方へとシフトし，α波が消失し，θ波（4〜7 Hz）が優位となる。また眼球電図には緩徐眼球運動という低周波の波形が出現する。筋電図では筋緊張の低下が見られる。睡眠段階 2（または N2）に至ると，脳波上は θ 波優位な状態が続くが，睡眠紡錘波（数秒間続く 11〜16 Hz の紡錘上の振動，スピンドルとも呼ぶ）やK複合（0.5 秒以上持続する明瞭な二相性波で，通常は前頭皮質で最大となる）といった波形が特徴的に見られるようになる。さらに深い NREM 睡眠である睡眠段階 3・4（N3）の徐波睡眠になると，δ波（0.5〜3 Hz）が出現し，とくに 75 μV 以上の振幅をもった徐波が優位となる。NREM 睡眠の中では，睡眠深度が深まるほど筋緊張も低下する。一方，REM 睡眠では，脳波上は睡眠段階 1（N1）や覚醒時に近い低振幅混合波が見られ，その名の通り急速眼球運動が特徴的に見られる。また，筋緊張は著名に減少する。

　PSG は上記の通り，脳波を中心に生体信号に基づいて睡眠を客観的・定量的に測定するゴールド・スタンダードであるが，実施するためには電気的にシールドした脳波室と高価な脳波計に加え，訓練された臨床検査技師や患者の宿泊が必要となるため，時間や費用の負担が大きい。また，普段の睡眠環境とは異なる検査室等での宿泊であることに加え，多数のセンサーを体に装着した状態で睡眠をとることになるため，自然な睡眠の状態とはいいがたい。通常，PSG の 1 日目の結果は浅眠化や睡眠潜時の延長，中途覚醒の増加による睡眠効率の低下などが見られ，「第一夜効果」（first-night effect）と呼ばれる。そのため，睡眠障害の鑑別だけでなく PSG で個人の睡眠の量や質を正確に評価する場合には，適応夜として 1〜2 夜の PSG を実施後に評価することが必要となる。

②その他の睡眠評価手法

　PSG は実施制約の大きさや高いコストにより，1 日〜数日程度の評価に限定されてしまう。しかし，睡眠のタイミングや量は環境や生活行動などに応じて日々異なることから，個人の睡眠習慣を適正に評価するためには一定期間にわたる睡眠パターンの情報を得ることが重要である。たとえば，睡眠不足の個人では，一般に社会的制約（仕事や学校など）の影響が強い平日には十分な睡眠がとれず，週を通じて蓄積された睡眠不足を週末の寝だめ（睡眠延長）で解消するという顕著なパターンが見られる。これらの理由から，高コストで特殊な環境下でのみ実施可能な PSG は，日々の睡眠の評価には適さない。

在宅で実施可能な簡易 PSG 機器も存在するが，最も広範に利用されている在宅での客観的睡眠評価手法は活動量計（アクチグラフ）を利用するアクチグラフィである。活動量計には複数の加速度計が搭載されており，手首や腰に装着することで，一定間隔（1分など）の加速度に見られる活動量の多寡を記録していく。睡眠と覚醒では活動量が異なるという関係を利用し，機器ごとに確立された睡眠・覚醒判定アルゴリズムに基づき，活動量から睡眠時間などを定量していく。アクチグラフィによって判定された睡眠と PSG との一致率はおおむね 90％程度と高い（Sadeh, 2011）。

主観的睡眠評価としては，日々の睡眠のタイミング（就床時刻，睡眠潜時，覚醒時刻，離床時刻など）を記録する睡眠日誌や，全般的な睡眠の状態を評価する質問紙があり，後者ではピッツバーグ睡眠質問票（Pittsburgh Sleep Quality Index: PSQI）が代表的である。

■ II　睡眠の調節機構

1. 二過程モデル

私たちヒトは昼行性の動物であり，日中に活動し，夜間に休息としての睡眠をとる。この睡眠は日中の活動内容や先行覚醒継続時間，前夜の睡眠時間にかかわらず，日々同様なタイミングで眠気が生じ，高い規則性，すなわち 24 時間のリズムをもつ。一方，徹夜を行うと翌日の日中には強い眠気を覚え，その後の睡眠は通常よりも長くなるという補償的な関係，すなわち恒常性の側面ももつ。このように，ヒトの睡眠の調節にはリズムと恒常性の 2 つの性質が備わっており，両者の作用により睡眠が調節されると考える二過程モデル（Two-Process Model）が現在広く受け入れられている（Daan et al., 1984；図 2）。

二過程モデルでは，内因性で生得的な生物時計調節機構（プロセス C）と，覚醒時間の長さに依存する睡眠恒常性維持機構（プロセス S）という 2 つの機構を想定しており，この 2 つのプロセスの相互作用で睡眠の開始と終了が決定されると考えられている。プロセス S は覚醒時間や睡眠時間に応じて睡眠傾向が増加・減少する砂時計型の過程であり，恒常性（ホメオスタシス）により一定に維持される。そのため，覚醒時間が長くなるほど睡眠傾向は高まり，睡眠時間が長くなるほど睡眠傾向は低下する。通常は覚醒時間と睡眠時間は拮抗し，起床時には睡眠傾向がリセットされる。一方，日常生活でも見られる全断眠（徹夜）や睡眠負債（睡眠不足）の状態では覚醒時間が睡眠時間よりも優勢となり，睡眠傾向が増

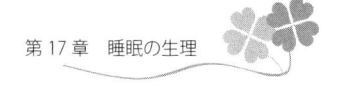

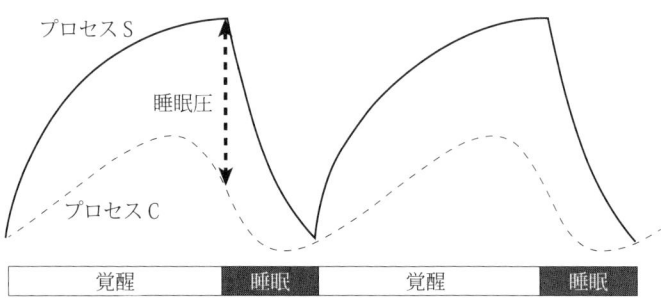

プロセス S

睡眠圧

プロセス C

| 覚醒 | 睡眠 | 覚醒 | 睡眠 |

図 2　睡眠調節の二過程モデル（Daan et al., 1984 を改変）

（注）　覚醒・睡眠経過時間に応じて増減する恒常性機構であるプロセス S と，概日リズムに応じて時間依存的に増減する生物時計機構であるプロセス C の相互作用によって決定される睡眠圧が一定以上になったときに睡眠が開始される。

強され，その不足分を補完するように働く。また，午睡は覚醒時間を中断し睡眠傾向を減少させるためその後の覚醒度が亢進するが，夜間の主睡眠までの覚醒時間が短縮することで睡眠傾向が十分に高まらず入眠困難を経験することにつながる。プロセス S は徐波活動（Slow Wave Activity: SWA）によく反映されるが，その実体について，現在のところ確立したものはない。

　プロセス C を駆動する生物時計の中枢は，視床下部前部に存在する視交叉上核（suprachiasmatic nuclei: SCN）という左右一対の小さな神経核である。SCN では，時計遺伝子と呼ばれる一連の遺伝子群が，相互に転写・翻訳を制御し合い，約 24 時間の自律的な発振を行う。そのため，外部環境の時間的な手がかりがなくとも，規則的な約 24 時間のリズムが生み出される。SCN は種々の生理・行動機能を制御しており，睡眠・覚醒をはじめ，体温や血圧などの生理機能や，メラトニン，コルチゾール，甲状腺刺激ホルモンなどの内分泌機能などにも同様の約 24 時間のリズムが見られる。生物時計が生み出すこの約 24 時間のリズムを，「概日リズム」（サーカディアン・リズム）と呼ぶ。概日リズムはその名の通り，24 時間とはやや異なる周期をもち，ヒトの場合，約 1 時間の個人差が見られるが，平均的には 24 時間よりもやや長い（Duffy et al., 2011）。そのため，補正されなければ日々のリズムが徐々に遅れていってしまい，外界の 24 時間の明暗サイクルとそれに基づく社会的スケジュールから逸脱していってしまう。生物時計には外界の時間的手がかりによって時刻合わせを行い周期を補正する仕組みが備わっており，これを同調と呼ぶ。ヒトの場合，網膜に入射する光が，網膜視床下部経路を

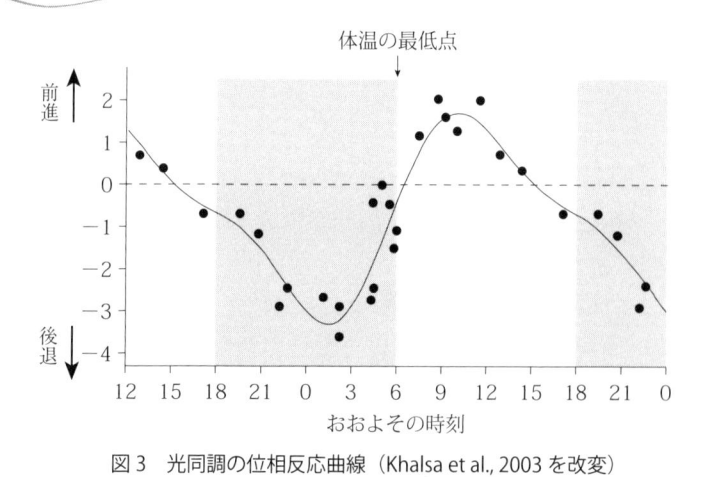

図 3　光同調の位相反応曲線（Khalsa et al., 2003 を改変）

（注）　縦軸は翌日の概日リズム位相の変化（h）を表す。夜の光は概日リズム位相を後退させ，
　　　体内時計を夜型方向へ変化させる。

介して直接的に SCN へと伝達され，時間的手がかりとして生体の概日リズムを外
界の 24 時間周期に同調させる。同調に寄与する光情報は視覚系とは異なる経路
で処理されるため，メラトニン抑制や対光反射などと併せて光の非視覚作用と呼
ばれる。光の非視覚作用では，桿体や錐体よりも，メラノプシンを光受容器とし
て含む内因性光感受性網膜神経節細胞が中心となる。メラノプシンは 480 nm の
短波長光（青色光）に最も反応し，長波長になるほど反応が減弱するため，光の
非視覚作用は青色光ほど強い。

　光による同調は概日リズムの位相（時刻）に応じて作用が異なり，深部体温の
底点（おおむね明け方に位置する）を境に，底点より前では位相後退（夜型化）
を，底点より後では位相前進（朝型化）を生じる。この関係を位相反応曲線と呼
ぶ（Khalsa et al., 2003；図 3）。前述の通り，ヒトの平均的概日リズム周期は 24
時間よりも長いため，通常は朝の光を浴びることで概日リズムが 24 時間に同調
する。一方，夜間の電子機器や LED 照明の使用は夜型化を強めてしまう。

　1 日の中の睡眠傾向はプロセス S とプロセス C の相互作用で説明されるため，朝
の起床直後に最も覚醒度が高く，入眠直前に最も低いという単純な関係ではなく，
複雑な変化を示す。一方，覚醒継続時間を一定にすると体内時計の時刻（概日リ
ズム位相）に依存した睡眠傾向が見られ，明け方に最も強く，次いで午後の早い
時間帯にも眠気の亢進が存在する。これはポストランチ・ディップ（post-lunch
dip）と呼ばれ，当初消化活動に関連する覚醒度の一時的な低下と考えられていた

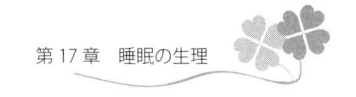

が，食事分散摂取でも生じることから約 12 時間のリズムの関与も想定されている（Lack et al., 1996）。また，覚醒水準が最も亢進するのは日中ではなく夜間の前半（おおむね 19 〜 21 時頃）であり，この時刻帯は深部体温の頂点位相付近と一致し，覚醒維持時間帯（wake maintenance zone）や睡眠禁止時間帯（sleep forbidden zone）と呼ばれる。そのため，習慣的な入眠時刻を早めることはこの睡眠が最もとりづらい時間帯にかかることになり，困難を伴う。

2．睡眠の神経基盤

ヒトの睡眠・覚醒状態は，脳幹，間脳，終脳にわたる複数の領域によって調節されている。

1940 年代に行われた初期の研究で，モルッツィ Moruzzi, G. とマグーン Magoun, H. は，橋と中脳との間の領域を刺激すると覚醒状態になることを発見し，これを網状体賦活系と名づけた。また，さまざまなレベルでの脳の切断や領域の除去を行うと覚醒・睡眠状態に変化が見られる。延髄や橋を切断しても前脳は覚醒様の脳波を示すが，中脳の上丘と下丘の間で切断すると，前脳は睡眠様の脳波を示す。このことは，脳幹，とくに中脳に覚醒を生み出す神経細胞群が存在していることを示している。一方，睡眠様状態を呈した前脳から視床下部の視索前野を除去すると，連続的な覚醒様の脳波が得られることから，視索前野が睡眠状態の生成に重要な領域であることがわかる。

覚醒中枢には乳頭結節核のヒスタミン作動性，前脳基底部・背外側被蓋核・脚橋被蓋核のコリン作動性，青斑核のノルアドレナリン作動性，縫線核のセロトニン作動性，視床下部外側部のオレキシン作動性ニューロンなどが含まれ，大脳皮質や視床皮質への広範な投射を有する（Saper et al., 2005）。このうち，背外側被蓋核・脚橋被蓋核からの投射系は網様体賦活系の背側経路に，青斑核からの系は腹側経路に相当する。一方，睡眠の中枢は視床下部の腹外側視索前野の GABA/ ガラニン作動性ニューロンである。

NREM 睡眠中枢と覚醒中枢は相互に抑制的な神経投射をもち，覚醒系の活動が低下すると，脳波上の NREM 睡眠パターンの基礎となる皮質内・視床皮質回路の同期放電が促進されるという相互抑制的な（フリップフロップ）回路となっている。

III　睡眠負債

1．推奨される睡眠時間

　睡眠は恒常性であるプロセス S によって，必要量を維持できるよう日々調節される。これまでの疫学研究などで睡眠の過不足が種々の健康リスクとなることが報告されているが，その必要量については，現在のところ確定した見解はなく，また，個人間だけでなく個人内でも変化する。その要因の 1 つは発達と加齢であり，実際，睡眠時間は年齢によって異なることが知られる（Ohayon et al., 2004）。生まれてからしばらくの睡眠は昼夜の区別がなく，1 日を通じて睡眠が出現する。1 日の睡眠時間の合計は 14 〜 16 時間にもなり，そのほとんどが静睡眠（REM）睡眠である。その後，徐々におもな睡眠が夜に固定され，1 歳頃には，昼に 1 回の仮眠，夜に 1 回の主睡眠を示す。生理的な必要性に基づく昼の仮眠は 4 〜 5 歳頃にはほぼ消失するといわれており，5 歳児頃に夜間 1 回のみの睡眠へと移行する。その後，深睡眠（睡眠段階 3・4，N3）の減少と中途覚醒時間の増加により睡眠時間は漸減し，高齢者では典型的に 6 〜 7.5 時間未満の夜間睡眠と 1 回の昼寝に分かれる。

　2015 年にアメリカ国立睡眠財団（National Sleep Foundation）が 18 名の専門家のコンセンサスとして睡眠時間の推奨値を提案している（Hirshkowitz et al., 2015；図 4）。この基準によると，新生児（0 〜 3 月齢）は 14 〜 17 時間，乳児（4 〜 11 月齢）は 12 〜 15 時間，幼児（1 〜 2 歳）は 11 〜 14 時間，就学前児（3 〜 5 歳）は 10 〜 13 時間，学童（6 〜 13 歳）は 9 〜 11 時間，10 代（14 〜 17 歳）は 8 〜 10 時間，若年成人（18 〜 25 歳）と成人（26 〜 64 歳）は 7 〜 9 時間，高齢者（65 歳以上）は 7 〜 8 時間が「推奨」（Recommended）とされ，さらに 1 〜 2 時間の短いか長い時間も「おそらく適当」（May be Appropriate）として扱われ，それ以外の睡眠時間が「推奨しない」（Not Recommended）とされている。

2．睡眠の不足

　現代社会では科学技術の発展により，行動の範囲が空間的にも時間的にも拡大され，とくに人工照明の恩恵により陽の光に左右されない生活時間を送ることが可能となった反面，規則性の乱れや日中の活動量の低下，夜勤や交代制勤務などの労働形態の多様化，短期間での時差移動，社会の複雑化によるストレスなどで，

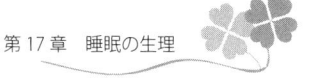

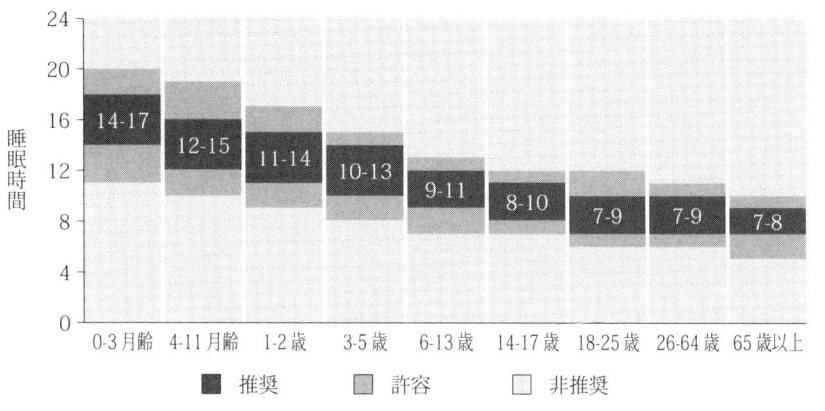

図 4　年代別の睡眠時間推奨値（Hirshkowitz et al., 2015 より作成）

（注）　18 名の専門家のコンセンサスにより 312 本の論文から決定された。推奨値に幅があることに留意。

十分な睡眠をとることができない人が増加している。

　総務省統計局が 1996 年から 5 年に一度 10 歳以上の一般住民を対象として実施している社会生活基本調査（総務省統計局, 2016）によれば，2016 年の平均睡眠時間は 7 時間 40 分であり，男性（7 時間 45 分）よりも女性（7 時間 35 分）で短い。また，1996 年の 7 時間 47 分（男性：7 時間 55 分，女性：7 時間 40 分）から 20 年間にわたって一貫して減少傾向を示している。同様に，NHK が行っている国民生活時間調査（NHK 放送文化研究所, 2015）によると，1970 年には約 8 時間であった平日の睡眠時間は 2015 年では 7 時間 15 分と 45 分の短縮が見られ，土曜，日曜の睡眠も減少が見られる。

　睡眠障害や睡眠不足は私たちの精神や身体に悪影響を及ぼし，その結果として甚大な産業事故や交通事故を招く。これまで，アラスカでのタンカー事故，スペースシャトル・チャレンジャーの墜落，アメリカのスリーマイル島やロシアチェルノブイリでの原発事故など，睡眠不足によるヒューマンエラーを原因とする大きな産業事故が諸外国で発生しており，世界的シンクタンクであるランド研究所が推定した睡眠不足に関連した経済的損失は全世界で 15 兆円にも達すると報告されている（Hafner et al., 2017）。推奨される 7 〜 9 時間の睡眠時間に対して，6 〜 7 時間の睡眠は 1.5％の生産性損失が，6 時間未満の睡眠は 2.4％の生産性損失が生じるとされ，日本の場合，年間 60 万日，483 万時間の生産性が不十分な睡眠によって余計に失われるとされる。

　睡眠が不足すると，背外側前頭前野（DLPFC）の活動低下やデフォルト・モー

ド・ネットワーク（DMN）の不安定性を背景とした認知機能の障害が見られる。睡眠不足がアルコールによる酩酊と近似した影響を及ぼすことを示した研究がある。ドーソンら（Dawson et al., 1997）は，覚醒してから 17 時間後（朝 7 時に起床する者では深夜 0 時に相当）では，血中アルコール濃度 0.05％（0.25 mg/L）時と同等程度にパフォーマンスが低下していることを示した。血中アルコール濃度 0.05％時には交通事故の危険率が未飲酒時に比較して 2 倍になるといわれる。長時間労働による眠気の増大や精神運動パフォーマンスの低下が運転能力にとってきわめて危険であることがわかる。一晩の徹夜（全断眠）だけでなく持続的な睡眠制限（部分断眠）でも睡眠が不足し，これを睡眠負債と呼ぶ。系統的な実験研究により，6 時間睡眠での睡眠負債は 1 週間で全断眠 1 夜に，2 週間で全断眠 2 夜に匹敵する持続的注意の低下を引き起こすことが示されている（Van Dongen et al., 2003）。また，数日間の部分断眠による睡眠負債でも代謝異常や炎症性反応，免疫機能低下を惹起する。これまでの研究で，睡眠不足は報酬感受性，リスクテイク，衝動性の傾向を有意に増加させることや，過剰な情動的反応やネガティブ・バイアスが生じることが示されている。

　実際には，睡眠の不足だけでなく，過剰な睡眠も問題であり，死亡率や心血管疾患，肥満，抑うつなどに対する睡眠時間のリスクは 7 〜 8 時間を底とする U 字や J 字の関係を示すことが知られる。

IV　睡眠障害

　睡眠障害は病的な睡眠・覚醒状態を示すものであり，2014 年に出版された睡眠障害国際分類 第三版（ICSD-3；American Academy of Sleep Medicine, 2014）では，「不眠症」「睡眠関連呼吸障害群」「中枢性過眠症群」「概日リズム睡眠・覚醒障害群」「睡眠時随伴症群」「睡眠関連運動障害群」「その他の睡眠障害」の 7 群に大別され，50 以上の睡眠障害の診断的特徴，臨床的経過，予後，疫学，病態生理などが記述されている。

1．不眠症の特徴

　ICSD-3 や DSM-5 精神疾患の診断・統計マニュアルにおいて，不眠症（不眠障害）の診断基準は，時間や環境の設定が睡眠にとって適切であるにもかかわらず，不眠症状（入眠障害，睡眠維持困難，早朝覚醒）に加え，疲労や注意力の低下，日中の眠気などといった日中の機能障害が生じており，週 3 回以上の頻度の愁訴

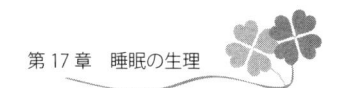

と 3 カ月以上の持続を伴い，その他の睡眠障害ではよく説明できないものとされる。いずれも，いくつかの亜型をもつ。

　この診断基準に見られる通り，不眠症診断の主要素は主観的な睡眠の問題と日中の機能障害である。不眠症患者では PSG で睡眠潜時の増加や睡眠効率の減少が認められる傾向にあるが，夜間に眠れないというだけであれば，たんに短時間睡眠者の場合もあるため，定量的な診断基準を用いることは必ずしも有効でない。とくに，客観的指標では不眠症状が認められず主観的な訴えのみが見られるような，主観と客観の乖離が見られる「睡眠状態誤認」の患者が一部に存在する。また，睡眠は加齢に伴いタイミングや時間を大きく変える行動であるため，それぞれの年齢階層の標準的な範囲についても考慮する必要がある。

　日本人を対象にした不眠に関する疫学調査によれば，入眠障害，睡眠維持困難，早朝覚醒の 3 つの不眠症状のうち，いずれか 1 つ以上を訴える者を不眠症と定義した場合，20 歳以上のおよそ 6 人に 1 人が該当する（Itani et al., 2016）。また，とくに睡眠維持困難と早朝覚醒は高齢者ほど高い。

　不眠症の存在は種々の身体疾患や精神疾患の罹患リスク上昇と関連し，なかでも気分障害との関連が深い。

2．不眠症の病態生理

　不眠症状は睡眠時無呼吸症候群や restless legs 症候群，概日リズム睡眠・覚醒障害など多くの睡眠障害で経験される。また，気分障害をはじめとした精神疾患や疼痛を伴う身体疾患，服用している薬剤，温湿度や騒音といった寝室環境など，不眠症の要因となるものは多い。初期診断で，これらの要因の鑑別を行うことが効果的な治療を行ううえで重要となる。鑑別によってこれらの要因を除外して残るのが，過去に精神生理性不眠症と呼ばれたものである。不眠症の患者では，生理的な過覚醒状態にあると考えられ，健常群と比較して，夜間の深部体温や糖質コルチコイドの上昇が見られる。ポジトロン CT を使った脳画像研究では，不眠者が健常者と比べて上行性網様体賦活系，視床，扁桃体，前頭前野などの覚醒に関連した部位の代謝活性が入眠期においても低下しにくいことを明らかにし，これは不眠症者の過覚醒素因を反映しているものと考えられた（Nofzinger et al., 2004）。その他，海馬や帯状回，デフォルト・モード・ネットワークなどでも機能低下が見られ，こうした変化が不眠症患者の認知機能障害や気分障害との関連に寄与している可能性がある。

　不眠症の病態モデルには複数あるが，スピールマン Spielman, A. J. らの 3P モデ

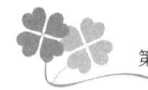

ルは経験的に理解しやすい。3P モデルでは，不眠症の発症機序として，素因因子（Predisposition），増悪因子（Precipitation），遷延因子（Perpetuation）という 3 つの因子によって発症すると仮定されている。素因因子には不眠症につながる神経基盤などの遺伝的特徴や不安傾向といった心理的要因が含まれる。増悪因子はストレスフルな状況であり，不眠状態が急性の悪化に関連する。遷延因子は，一過性に生じた不眠状態を維持強化してしまう行動的対処であり，ベッド内での不適切な覚醒などが挙げられる。

3．不眠症の評価と治療

　不眠症は種々の要因によって生じるため，環境因や身体疾患，薬剤，その他の睡眠障害などに問題がある場合はその要因への対処がまず求められる。不眠症は前述した通り，患者本人の訴えに基づくものであるため，PSG などの客観的評価よりも不眠重症度質問票（Insomnia Severity Index: ISI）やアテネ不眠尺度（Athens Insomnia Scale: AIS）といった不眠尺度による評価が一般的である。

　不眠症治療の第一歩は睡眠衛生と呼ばれる，睡眠環境（寝室の温湿度や光，音など）や生活習慣の見直し（運動・食事習慣や飲酒喫煙・カフェインの適切な使用など），誤った睡眠に関する知識（睡眠に対する過度なこだわりなど）の是正である。不適切な睡眠衛生が継続していると，薬物療法などを行っても効果が見られにくい。

　薬物療法では，ベンゾジアゼピン受容体作動薬が主流であり，脳内の $GABA_A$ 受容体に作用することで催眠・鎮静作用をもたらす。古典的なベンゾジアゼピン系睡眠薬は依存や健忘，筋弛緩作用などの有害作用が問題であったため，$GABA_A$ 受容体のサブユニットへ選択的に作用する非ベンゾジアゼピン系睡眠薬（Z-drugs と呼ばれる）の使用が増加してきている。近年，ベンゾジアゼピン受容体以外に作用する新たな睡眠薬が上市されている。メラトニン受容体作動薬は催眠作用だけでなく概日リズム調節作用も有するため，概日リズム睡眠・覚醒障害などにも効果が期待できる。オレキシン受容体拮抗薬は，覚醒系のニューロンを抑制することで生理的な睡眠を誘導する。

　認知行動療法（Cognitive Behavioral Therapy for Insomnia: CBT-I）は非薬物療法として有効性が確立されている（Trauer et al., 2015）。CBT-I は不眠症に対して睡眠衛生指導をはじめ，リラクセーション法や睡眠スケジュール法，認知的介入により，睡眠改善につなげる心理療法である。比較的実施の負担が大きいものの，副作用が少なく，治療効果が長期にわたるメリットが挙げられる。

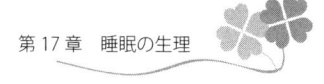

◆学習チェック

- □　睡眠を調節する恒常性・概日リズムの 2 つの過程について理解をした。
- □　睡眠負債の影響について理解をした。
- □　不眠症の特徴と治療について理解をした。

より深めるための推薦図書

Kryger, M., Roth, T. & Dement,. C. (2017) *Principle and Practice of Sleep Medicine*, 6th Edition. Elsevier.

内山真（2019）睡眠障害の対応と治療ガイドライン 第 3 版．じほう．

日本睡眠学会編（2020）睡眠学 第 2 版．朝倉書店．

文　　献

American Academy of Sleep Medicine（2007）*The AASM Manual for the Scoring of Sleep and Associated Events: Rules, Terminology and Technical Specifications*. American Academy of Sleep Medicine.

American Academy of Sleep Medicine（2014）*International Classification of Sleep Disorders*, 3rd Edition (ICSD-3).

Daan, S., Beersma, D. G. & Borbely, A. A.（1984）Timing of human sleep: Recovery process gated by a circadian pacemaker. *American Journal of Physiology*, 246(2 Pt 2); R161-183.

Dawson, D. & Reid, K.（1997）Fatigue, alcohol and performance impairment. *Nature*, 388(6639); 235.

Duffy, J. F., Cain, S. W., Chang, A. M. et al.（2011）Sex difference in the near-24-hour intrinsic period of the human circadian timing system. *Proceedings of the National Academy of Sciences of the United States of America*, 108(Suppl 3); 15602-15608.

Hafner, M., Stepanek, M., Taylor, J. et al.（2017）Why sleep matters — the economic costs of insufficient sleep: A cross-country comparative analysis. *RAND Health Quarterly*, 6(4); 11.

Hirshkowitz, M., Whiton, K., Albert, S. M. et al.（2015）National Sleep Foundation's updated sleep duration recommendations: Final report. *Sleep Health*, 1(4); 233-243.

Itani, O., Kaneita, Y., Munezawa, T. et al.（2016）Nationwide epidemiological study of insomnia in Japan. *Sleep Medicine*, 25; 130-138.

Khalsa, S. B., Jewett, M. E., Cajochen, C. et al.（2003）A phase response curve to single bright light pulses in human subjects. *The Journal of Physiology*, 549(Pt 3); 945-952.

Lack, L. C. & Lushington, K.（1996）The rhythms of human sleep propensity and core body temperature. *Journal of Sleep Research*, 5(1); 1-11.

NHK 放送文化研究所（2015）2015 年国民生活時間調査．

Nofzinger, E. A., Buysse, D. J., Germain, A. et al.（2004）Functional neuroimaging evidence for hyperarousal in insomnia. *American Journal of Psychiatry*, 161(11); 2126-2128.

Ohayon, M. M., Carskadon, M. A., Guilleminault, C. et al.（2004）Meta-analysis of quantitative sleep parameters from childhood to old age in healthy individuals: Developing normative sleep values across the human lifespan. *Sleep*, 27(7); 1255-1273.

Rechtschaffen, A. & Kales, A.（1968）*A Manual of Standardized Terminology, Techniques and Scoring System for Sleep Stages of Human Subjects*. UCLA Brain Information Service/Brain Research Institute.

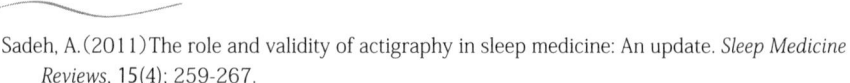

Sadeh, A. (2011) The role and validity of actigraphy in sleep medicine: An update. *Sleep Medicine Reviews*, 15(4); 259-267.

Saper, C. B., Scammell, T. E. & Lu, J. (2005) Hypothalamic regulation of sleep and circadian rhythms. *Nature*, 437(7063); 1257-1263.

総務省統計局（2016）平成 28 年社会生活基本調査.

Trauer, J. M., Qian, M. Y., Doyle, J. S. et al. (2015) Cognitive behavioral therapy for chronic insomnia: A systematic review and meta-analysis. *Annals of Internal Medicine*, 163(3); 191-204.

Van Dongen, H. P., Maislin, G., Mullington, J. M. et al. (2003) The cumulative cost of additional wakefulness: Dose-response effects on neurobehavioral functions and sleep physiology from chronic sleep restriction and total sleep deprivation. *Sleep*, 26(2); 117-126.

■索　引

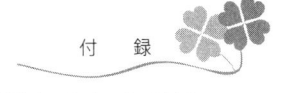

付録

大学及び大学院における必要な科目

○大学における必要な科目
A．心理学基礎科目
　①公認心理師の職責
　②心理学概論
　③臨床心理学概論
　④心理学研究法
　⑤心理学統計法
　⑥心理学実験
B．心理学発展科目
（基礎心理学）
　⑦知覚・認知心理学
　⑧学習・言語心理学
　⑨感情・人格心理学
　⑩神経・生理心理学
　⑪社会・集団・家族心理学
　⑫発達心理学
　⑬障害者・障害児心理学
　⑭心理的アセスメント
　⑮心理学的支援法
（実践心理学）
　⑯健康・医療心理学
　⑰福祉心理学
　⑱教育・学校心理学
　⑲司法・犯罪心理学
　⑳産業・組織心理学
（心理学関連科目）
　㉑人体の構造と機能及び疾病
　㉒精神疾患とその治療
　㉓関係行政論
C．実習演習科目
　㉔心理演習
　㉕心理実習（80 時間以上）

○大学院における必要な科目
A．心理実践科目
　①保健医療分野に関する理論と支援の展開
　②福祉分野に関する理論と支援の展開
　③教育分野に関する理論と支援の展開
　④司法・犯罪分野に関する理論と支援の展開
　⑤産業・労働分野に関する理論と支援の展開
　⑥心理的アセスメントに関する理論と実践
　⑦心理支援に関する理論と実践

　⑧家族関係・集団・地域社会における心理支援
　　に関する理論と実践
　⑨心の健康教育に関する理論と実践
B．実習科目
　⑩心理実践実習（450 時間以上）
　※「A．心理学基礎科目」，「B．心理学発展科
　　目」，「基礎心理学」，「実践心理学」，「心理学
　　関連科目」の分類方法については，上記とは
　　異なる分類の仕方もありうる。

○大学における必要な科目に含まれる事項
A．心理学基礎科目
①「公認心理師の職責」に含まれる事項
　1. 公認心理師の役割
　2. 公認心理師の法的義務及び倫理
　3. 心理に関する支援を要する者等の安全の確保
　4. 情報の適切な取扱い
　5. 保健医療，福祉，教育その他の分野における
　　公認心理師の具体的な業務
　6. 自己課題発見・解決能力
　7. 生涯学習への準備
　8. 多職種連携及び地域連携
②「心理学概論」に含まれる事項
　1. 心理学の成り立ち
　2. 人の心の基本的な仕組み及び働き
③「臨床心理学概論」に含まれる事項
　1. 臨床心理学の成り立ち
　2. 臨床心理学の代表的な理論
④「心理学研究法」に含まれる事項
　1. 心理学における実証的研究法（量的研究及び
　　質的研究）
　2. データを用いた実証的な思考方法
　3. 研究における倫理
⑤「心理学統計法」に含まれる事項
　1. 心理学で用いられる統計手法
　2. 統計に関する基礎的な知識
⑥「心理学実験」に含まれる事項
　1. 実験の計画立案
　2. 統計に関する基礎的な知識
B．心理学発展科目
（基礎心理学）
⑦「知覚・認知心理学」に含まれる事項
　1. 人の感覚・知覚等の機序及びその障害
　2. 人の認知・思考等の機序及びその障害
⑧「学習・言語心理学」に含まれる事項
　1. 人の行動が変化する過程
　2. 言語の習得における機序
⑨「感情・人格心理学」に含まれる事項

1. 感情に関する理論及び感情喚起の機序
2. 感情が行動に及ぼす影響
3. 人格の概念及び形成過程
4. 人格の類型，特性等

⑩「神経・生理心理学」に含まれる事項
1. 脳神経系の構造及び機能
2. 記憶，感情等の生理学的反応の機序
3. 高次脳機能障害の概要

⑪「社会・集団・家族心理学」に含まれる事項
1. 対人関係並びに集団における人の意識及び行動についての心の過程
2. 人の態度及び行動
3. 家族，集団及び文化が個人に及ぼす影響

⑫「発達心理学」に含まれる事項
1. 認知機能の発達及び感情・社会性の発達
2. 自己と他者の関係の在り方と心理的発達
3. 誕生から死に至るまでの生涯における心身の発達
4. 発達障害等非定型発達についての基礎的な知識及び考え方
5. 高齢者の心理

⑬「障害者・障害児心理学」に含まれる事項
1. 身体障害，知的障害及び精神障害の概要
2. 障害者・障害児の心理社会的課題及び必要な支援

⑭「心理的アセスメント」に含まれる事項
1. 心理的アセスメントの目的及び倫理
2. 心理的アセスメントの観点及び展開
3. 心理的アセスメントの方法（観察，面接及び心理検査）
4. 適切な記録及び報告

⑮「心理学的支援法」に含まれる事項
1. 代表的な心理療法並びにカウンセリングの歴史，概念，意義，適応及び限界
2. 訪問による支援や地域支援の意義
3. 良好な人間関係を築くためのコミュニケーションの方法
4. プライバシーへの配慮
5. 心理に関する支援を要する者の関係者に対する支援
6. 心の健康教育

（実践心理学）
⑯「健康・医療心理学」に含まれる事項
1. ストレスと心身の疾病との関係
2. 医療現場における心理社会的課題及び必要な支援
3. 保健活動が行われている現場における心理社会的課題及び必要な支援

4. 災害時等に必要な心理に関する支援
⑰「福祉心理学」に含まれる事項
1. 福祉現場において生じる問題及びその背景
2. 福祉現場における心理社会的課題及び必要な支援
3. 虐待についての基本的知識

⑱「教育・学校心理学」に含まれる事項
1. 教育現場において生じる問題及びその背景
2. 教育現場における心理社会的課題及び必要な支援

⑲「司法・犯罪心理学」に含まれる事項
1. 犯罪・非行，犯罪被害及び家事事件についての基本的知識
2. 司法・犯罪分野における問題に対して必要な心理に関する支援

1. 職場における問題（キャリア形成に関することを含む。）に対して必要な心理に関する支援

（心理学関連科目）
㉑「人体の構造と機能及び疾病」に含まれる事項
1. 心身機能と身体構造及びさまざまな疾病や障害
2. がん，難病等の心理に関する支援が必要な主な疾病

㉒「精神疾患とその治療」に含まれる事項
1. 精神疾患総論（代表的な精神疾患についての成因，症状，診断法，治療法，経過，本人や家族への支援を含む。）
2. 向精神薬をはじめとする薬剤による心身の変化
3. 医療機関との連携

㉓「関係行政論」に含まれる事項
1. 保健医療分野に関係する法律，制度
2. 福祉分野に関係する法律，制度
3. 教育分野に関係する法律，制度
4. 司法・犯罪分野に関係する法律，制度
5. 産業・労働分野に関係する法律，制度

㉔「心理演習」に含まれる事項
（略）

㉕「心理実習」に含まれる事項
（略）

執筆者一覧

梅田　聡（うめださとし：慶應義塾大学文学部）＝編者

小嶋祥三（こじましょうぞう：京都大学名誉教授）

一谷幸男（いちたにゆきお：東京成徳大学応用心理学部）

緑川　晶（みどりかわあきら：中央大学文学部）

坂田省吾（さかたしょうご：広島大学総合科学部）

鈴木匡子（すずききょうこ：東北大学大学院医学系研究科）

軍司敦子（ぐんじあつこ：横浜国立大学教育学部）

河村　満（かわむらみつる：奥沢病院名誉院長，昭和大学医学部名誉教授）

赤池　瞬（あかいけしゅん：国立精神・神経医療研究センター病院脳神経内科）

菊池雷太（きくちらいた：汐田総合病院神経内科）

大槻美佳（おおつきみか：北海道大学大学院保健科学研究院）

寺澤悠理（てらさわゆうり：慶應義塾大学文学部）

朴　白順（ぱくぺくすん：京都大学大学院人間・環境学研究科）

月浦　崇（つきうらたかし：京都大学大学院人間・環境学研究科）

前島伸一郎（まえしましんいちろう：金城大学）

大沢愛子（おおさわあいこ：国立長寿医療研究センターリハビリテーション科）

田渕　肇（たぶちはじめ：慶應義塾大学医学部，医療法人康生会）

武田克彦（たけだかつひこ：文京認知神経科学研究所）

坂爪一幸（さかつめかずゆき：早稲田大学教育・総合科学学術院）

片山順一（かたやまじゅんいち：関西学院大学文学部）

小野田慶一（おのだけいいち：追手門学院大学心理学部）

皆川泰代（みながわやすよ：慶應義塾大学文学部）

尾上浩隆（おのえひろたか：京都大学大学院医学研究科附属脳機能総合研究センター）

田中慶太（たなかけいた：東京電機大学理工学部）

朝比奈正人（あさひなまさと：脳神経内科津田沼）

北村真吾（きたむらしんご：国立精神・神経医療研究センター精神保健研究所睡眠・覚醒障害研究部）

監修　野島一彦（のじまかずひこ：九州大学名誉教授・跡見学園女子大学）
　　　繁桝算男（しげますかずお：東京大学名誉教授・慶應義塾大学）

編者略歴
梅田　聡（うめださとし）
慶應義塾大学文学部教授。
1998年，慶應義塾大学大学院社会学研究科博士課程単位取得退学。2002年，博士（心理学）。

主な著書：『感情―ジェームズ／キャノン／ダマシオ（名著精選 心の謎から心の科学へ）』（共監修，岩波書店，2020），『共感（岩波講座 コミュニケーションの認知科学 第2巻）』（共編，岩波書店，2014），『「あっ，忘れてた」はなぜ起こる―心理学と脳科学からせまる』（岩波書店，2007）ほか

公認心理師の基礎と実践⑩［第10巻］
神経・生理心理学

2021年3月20日　初版発行

監 修 者　野島一彦・繁桝算男
編　　者　梅田　聡
発 行 人　山内俊介
発 行 所　遠見書房
製作協力　ちとせプレス（http://chitosepress.com）

〒181-0002 東京都三鷹市牟礼6-24-12
三鷹ナショナルコート004
TEL 0422-26-6711　FAX 050-3488-3894
tomi@tomishobo.com　http://tomishobo.com
郵便振替　00120-4-585728

印刷・製本　モリモト印刷

ISBN978-4-86616-060-3 C3011

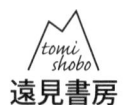

子どものこころの世界
あなたのための児童精神科医の臨床ノート

小倉　清著

本書は名児童精神科医の旧著『こころの世界』（1984）に大幅加筆した復刻版。一般・初学者に向け，子どもの心の問題をわかりやすく解き明かした。小倉臨床のエッセンスが満載。1,800 円，四六並

プレイセラピー入門
未来へと希望をつなぐアプローチ

丹　明彦著

「子どもの心理療法に関わる人には，必ず手に取って読んで欲しい」（田中康雄先生）。プレイセラピーと子どもへの心理療法の基本と応用を描いた1冊。センスを高めるコツ満載。2,400 円，四六並

母子関係からみる子どもの精神医学
関係をみることで臨床はどう変わるか

小林隆児著

発達障害を知り尽くした児童精神科医が，母親や家族の問題を浮かび上がらせ，調整し，子どもたちの生きやすい環境を創造する関係療法をわかりやすく伝える。専門家必読。2,200 円，四六並

家族心理学──理論・研究・実践
ソバーン＆セクストン著／若島・野口監訳

アメリカで一番優れた家族心理学の教科書が邦訳刊行。家族の心理的，文化的，社会的な問題から家族療法まで，家族に関わるすべての心理学を網羅したファーストチョイスに足る1冊。ベテランから入門者まで必読。3,700 円，A5 並

物質使用障害への
条件反射制御法ワークブック
長谷川直実・平井愼二著

大好評の「条件反射制御法ワークブック：物質使用障害編」がパワーアップして増補改訂・題名変更！　条件反射制御法はこれらの改善を図る治療法として注目を浴びています。1,200 円，B5 並

物語がつむぐ心理臨床　オンデマンド版
こころの花に水をやる仕事

三宅朝子著

成田善弘 推薦！「私はこの本を読みながら，自分のみた患者のことを思い浮かべた」。心理療法のなかで何が行われているのか。読む心理臨床の実際。好評につきオンデマンド化！2,000 円，四六並

臨床家のための実践的治療構造論
栗原和彦著

本書は，治療構造論を時代に合わせて大転換を行い，長年の臨床実践と多くの事例等をもとに詳解したものです。密室だけで終わることのなくなった公認心理師時代の新しい心理支援の方向性を見出す必読の1冊。3,200 円，A5 並

事例で学ぶ生徒指導・進路指導・教育相談
小学校編［改訂版］

長谷川啓三・花田里欧子・佐藤宏平

学校教員にとって授業や学級経営とともに重要な「生徒指導」「進路指導」「教育相談」の基本と実践をまとめた1冊。必須の心理学的な知識が満載し，新たに改訂。2,800 円，B5 並

事例で学ぶ生徒指導・進路指導・教育相談
中学校・高等学校編［第3版］

長谷川啓三・佐藤宏平・花田里欧子編

思春期特有の心理的課題への幅広い知識や現代社会における家庭の状況等の概観，解決にいたったさまざまな事例検討など，生きた知恵を詰めた必読の1冊が新たに3訂。2,800 円，B5 並

短期療法実戦のためのヒント 47
心理療法のプラグマティズム

（東北大学）若島孔文著

短期療法（ブリーフセラピー）の中核にあるのは「プラグマティズム」。この本は，この観点から行ってきた臨床を振り返り，著者独特の実用的な臨床ヒントをまとめた書。2,200 円，四六並

価格は税抜です

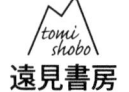

自閉女（ジヘジョ）の冒険
モンスター支援者たちとの遭遇と別れ
（自閉症当事者）森口奈緒美著
自閉症の当事者文学として衝撃を与えた
『変光星』『平行線』の森口さんの自伝の
最新作です。今回の『自閉女の冒険』は
30歳前後から現在までの20年にわた
る物語。1,800円，四六並

自衛隊心理教官と考える 心は鍛えられるのか
レジリエンス・リカバリー・マインドフルネス
藤原俊通ほか著
この本は，自衛隊という組織で，長年心
理教官として活動してきた著者らが「心
の強さ」をテーマにまとめたもの。しな
やかに，したたかに生きるためのヒント
が詰まった一冊。2,200円，四六並

来談者のための治療的面接とは
心理臨床の「質」と公認資格を考える
増井武士著
心理面接はどうあるべきなのか？　その
質を担保する「資格」「資質」はいかに
あるべきか？　新たな10年を見据える
心理臨床の実践論。神田橋條治先生，激
賞の1冊。1,700円，A5並

ライフデザイン・カウンセリングの入門から実践へ
社会構成主義時代のキャリア・カウンセリング
日本キャリア開発研究センター　監修
編集：水野修次郎・平木典子・小澤康司・
国重浩一　働き方が変わり新たなライフ
デザインの構築が求められる現代，サビカ
ス＋社会構成主義的なキャリア支援の実
践をまとめた1冊。2,800円，A5並

こころを晴らす55のヒント
臨床心理学者が考える 悩みの解消・
ストレス対処・気分転換
竹田伸也・岩宮恵子・金子周平・
竹森元彦・久持 修・進藤貴子著
臨床心理職がつづった心を大事にする方
法や考え方。生きるヒントがきっと見つ
かるかもしれません。1,700円，四六並

教師・SCのための
学校で役立つ保護者面接のコツ
「話力」をいかした指導・相談・カウンセリング
（SC・話力総合研究所）田村 聡著
ブックレット：子どもの心と学校臨床
（3）保護者対応に悩む専門職ために臨
床心理学の知見をいかした保護者面接の
コツを紹介！　1,600円，A5並

スクールカウンセリングの新しいパラダイム
パーソンセンタード・アプローチ，PCAGIP,
オープンダイアローグ
（九州大学名誉教授・東亜大学）村山正治著
ブックレット：子どもの心と学校臨床
（1）SC事業を立ち上げた著者による飽
くなき好奇心から生まれた新しい学校臨
床論！　1,600円，A5並

ブリーフセラピー入門
柔軟で効果的なアプローチに向けて
日本ブリーフサイコセラピー学会 編
多くの援助者が利用でき，短期間に終結
し，高い効果があることを目的にしたブ
リーフセラピー。それを学ぶ最初の1冊
としてこの本は最適。ちゃんと治るセラ
ピーをはじめよう！　2,800円，A5並

ひきこもり、自由に生きる
社会的成熟を育む仲間作りと支援
（和歌山大学名誉教授）宮西照夫著
40年にわたってひきこもり回復支援に
従事してきた精神科医が，その社会背景
や病理，タイプを整理し，支援の実際を
豊富な事例とともに語った実用的・実践
的援助論。2,200円，四六並

中釜洋子選集　家族支援の一歩
システミックアプローチと統合的心理療法
（元東京大学教授）中釜洋子著
田附あえか・大塚斉・大町知久・大西
真美編集　2012年に急逝した心理療法
家・中釜洋子。膨大な業績の中から家族
支援分野の選りすぐりの論文とケースの
逐語を集めた。2,800円，A5並

価格は税抜です